"十一五"国家科技支撑计划黑龙江省农村卫生适宜技术推广项目
"十一五"国家科技支撑计划严重胎儿结构异常影像学筛查和诊断新技术的研究

胎儿畸形
产前超声检查技术

Antental Diagnosis Ultrasound of
Fetal Abnormalities

主　编　田家玮　孙立涛

副主编　杜国庆　任　敏　刘宇杰

编　者（按姓氏笔画为序）

王　影　田家玮　孙立涛　刘宇杰

刘娜娜　任　敏　闫　琪　宋秀珍

杜国庆　吴　娟　郝淑艳　郭　强

郭振彬　窦新颖

科学技术文献出版社

Scientific and Technical Documents Publishing House

北　京

（京）新登字130号

内 容 简 介

　　本书通过对胎儿发育的生理和病理过程描述，结合理论与实践，较全面地阐述了胎儿正常的和病理的解剖结构；按照畸形发生的类别，系统地阐述了常见畸形的病理特征、超声诊断要点及操作技巧。其中重点描述了胎儿的神经管畸形和心脏畸形特征，同时还介绍了胎儿附属物胎盘、脐带和羊水的异常超声图像，并且简单地介绍了其他相关学科的诊断方法和产科处理原则。全书共36万字，374幅图；图文并茂、言简意赅、内容翔实，是一本具有实用价值的临床参考用书。适于超声工作者、医学院校影像专业师生，以及妇产科医师使用。

　　科学技术文献出版社是国家科学技术部系统惟一一家中央级综合性科技出版机构，我们所有的努力都是为了使您增长知识和才干。

前　言

　　胎儿畸形是指胎儿在外形或体内有可识别的结构或功能上的异常。畸形严重者可造成胎儿、婴幼儿死亡，生存者亦生活质量差甚至早亡，给家庭和社会带来巨大的精神压力和沉重的经济负担。我国每年有80万～100万例的畸形儿出生，尤以先心病居多，约占20万。超声检查作为一种无创伤性技术，在产前诊断胎儿畸形中突显出独特的优越性——简便、快捷、有效、准确，现已成为胎儿畸形产前诊断的重要手段。它不仅可以显示胎儿正常形态结构，实时观察胎儿在宫内的运动、行为及胎儿的血流动力学变化，而且能对胎儿的主要结构畸形进行诊断和筛查。近几年，随着超声仪器分辨力的提高、彩色多普勒超声和三维超声的广泛应用，以及超声从业人员理论水平及操作技能的提高，产前超声诊断工作发展迅速，已成为产前筛查不可或缺的方法。然而，受我国国情所限，地区之间、各医院之间的技术水平发展不平衡，部分三甲、二甲医院，尤其是在县、乡镇医院，产前超声诊断方面存在着许多问题。我们在两个"十一五"国家科技支撑计划《黑龙江省农村卫生适宜技术推广项目》和《严重胎儿结构异常影像学筛查和诊断新技术的研究》课题支持下，针对中国国情和黑龙江省产前超声诊断现状存在的问题编写本书，目的是为提高基层医院超声产前诊断水平，并在本项技术推广中起到积极的推动作用。

　　全书共36万字，374幅图；按系统全面地阐述了临床常见的胎儿畸形及其胎儿附属物胎盘、脐带和羊水异常的病理特征，以及超声诊断要点。书中病例由哈尔滨医科大学附属第二医院超声医学科提供。其内容翔实、深入浅出、言简意赅、图文并茂，注重临床实用性和新颖性。编者在丰富的临床实践基础上参阅了大量文献资料，毫无保留地将诊断分析方法和病例图片，包括某些少见病例奉献给广大读者。注重基础理论、基本技能和基本操作，是本书的一大特点。为了避免实际操作中的漏诊和误诊，还简练地介绍了不同胎儿畸形检查的操作技巧、注意事项和处理原则。总之，这是一部实用性很强的临床参考书，适于超声工作者、医学院校影像专业师生，以及妇产科医师阅读。

　　在本书编写过程中，宁春平、王旭东、黄文燕、付秀婷、张传菊同志参与整理图片、校对书稿等工作，在此表示感谢！

田家玮　张丹阳

2010.8 于冰城

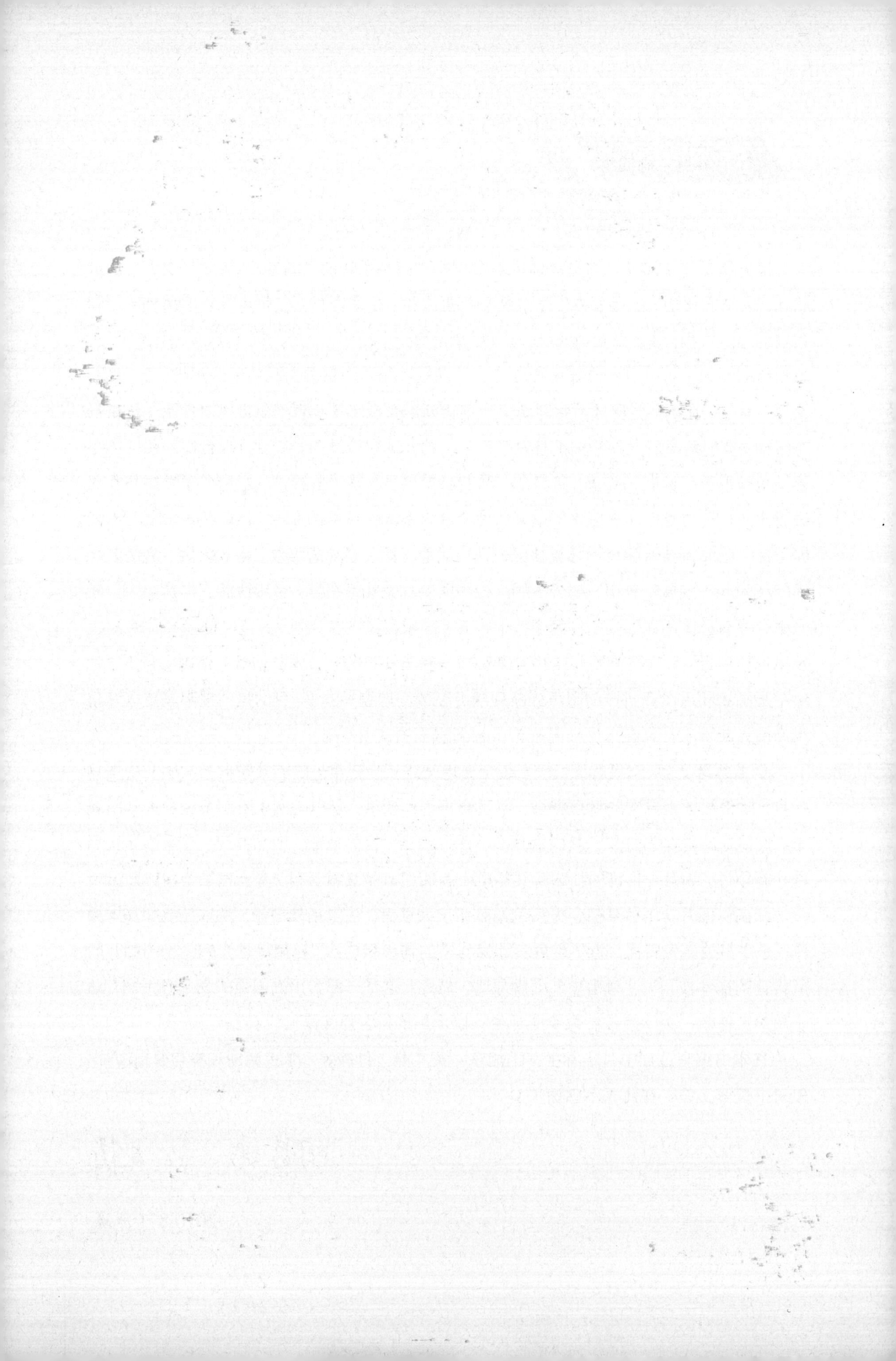

目 录

第一章

胚胎学简介

第一节　生殖细胞和受精

（一）精子的发生和成熟

精子是在睾丸的生精小管内产生的，从青春期开始，生精小管的精原细胞不断分裂增殖，由精原细胞经过一系列发育阶段发展成为精子的过程称为精子的发生。这一过程可分为三个阶段：第一阶段：精原细胞经过数次有丝分裂，增殖分化为初级精母细胞；第二阶段：初级精母细胞进行DNA复制，经过两次成熟分裂，经短暂的次级精母细胞阶段，变为精子细胞，在此过程中，染色体数目减少一半，故又称减数分裂；第三阶段：精子细胞不再分裂，由圆形的精子细胞变态发育为蝌蚪状的精子，精子的染色体组型为23，Y。在人类，从一个精原细胞到精子形成需64~75天。精子在女性生殖管道内可存活1~3天，但其受精能力只维持20 h左右（图1-1）。

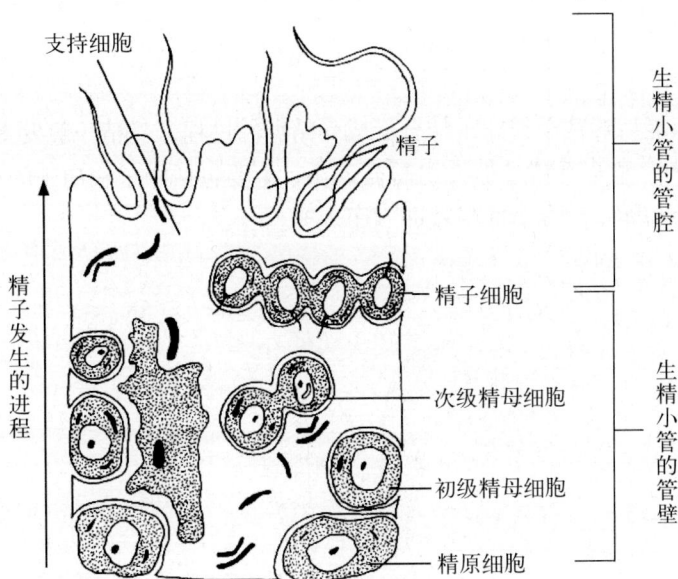

图 1-1　精子发生图

（二）卵子的发生和成熟

卵子是在卵巢内产生的。青春期后，卵巢发生周期性变化，一般每月从卵巢内排出一个卵子，其发生过程与精子相似。卵泡的发育一般可分为原始卵泡、初级卵泡、次级卵泡和成熟卵泡四个阶段。成熟卵泡是卵泡发育的最后阶段。传统认为，人原始卵泡发育成熟排卵是在一个月经周期的增生期内完成的（约10～15天）。近年来研究显示，原始卵泡发育至成熟排卵需跨几个周期才能完成。从初级卵泡后期至成熟排卵约需85天。若排出的次级卵母细胞不与精子结合，该细胞则在24 h内退化。成熟的卵子成圆球形，染色体组型为23，X（图1-2）。

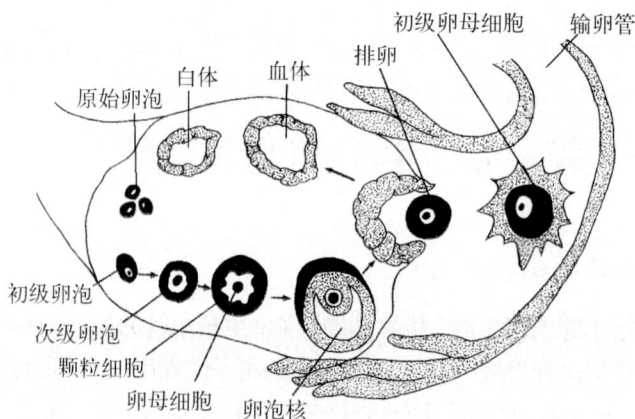

图1-2　卵子发生图

成熟卵泡破裂，卵母细胞自卵巢排出的过程称排卵。一般每28～38天排卵一次，两个卵巢轮流排卵，多数人每次排1个卵，偶尔排2个卵。排卵是一个多因素参与的复杂过程。主要依赖于神经内分泌的调节。

（三）受精

受精是成熟获能后的精子与卵子结合形成受精卵的过程。受精一般发生在输卵管壶腹部，排卵后的12 h之内。整个受精过程大约需要24 h。主要包括卵子和精子的运行，精子的获能和顶体反应，最后与卵子结合形成受精卵（图1-3）。

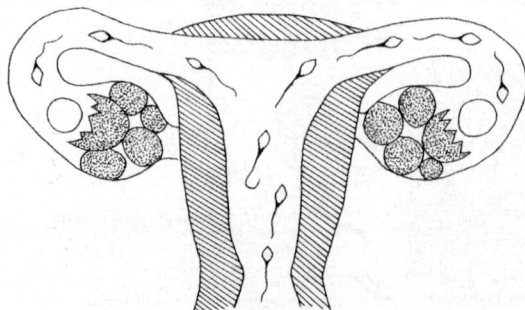

图1-3　受精过程

第二节　人胚早期发生

(一) 卵裂与胚泡形成

受精卵进行的有丝分裂称卵裂，随着卵裂进行，细胞数目迅速增加，受精后72 h细胞紧密相贴，形似桑葚，称桑葚胚，其外周仍有透明带包裹。在卵裂的同时，由于输卵管平滑肌的节律性收缩，使受精卵逐渐向子宫方向移动，桑葚胚时已经进入子宫腔内，细胞继续分裂，数目增多，在第5天时形成胚泡，其周围的细胞排列成单层，称滋养层，胚泡中的腔称内细胞群。覆盖在内细胞群外面的滋养层为极端滋养层，其将参与胎盘的形成。

(二) 二胚层时期

1. 胚泡的植入　第2周内的主要变化是胚泡逐渐地全部植入子宫内膜 (着床)，内细胞群分化形成内外胚层，滋养层初步分化形成早期绒毛膜。

胚泡植入后，子宫内膜的功能层称蜕膜，可将蜕膜分为三部分：基蜕膜为胚泡与子宫肌层之间的蜕膜，参与胎盘的形成；包蜕膜为覆盖在胚泡表面的蜕膜；壁蜕膜为除去基蜕膜与包蜕膜以外的蜕膜，它与胚泡没有直接联系，壁蜕膜与包蜕膜之间为子宫腔。

2. 二胚层的形成　第2周时，内细胞群的细胞逐渐形成内外胚层，并同时形成卵黄囊、羊膜腔及胚外中胚层。

内细胞群朝向胚泡腔的细胞形成一层整齐的立方形细胞，称内胚层。同时在细胞滋养层内面形成由一层扁平细胞构成的膜，称胚外体腔膜，该膜与内胚层相连形成初级卵黄囊。第2周末，由内胚层周缘细胞沿胚外体腔膜向下生长，形成一个单层立方上皮构成的囊，称次级卵黄囊。初级卵黄囊逐渐退化。

在内胚层形成的同时，在内胚层细胞的上方出现一层柱状细胞称外胚层，外胚层与滋养层之间出现一腔隙，称羊膜腔，羊膜腔底壁外胚层与卵黄囊顶壁的内胚层相贴形成一盘状结构，称胚盘，为胚体发育的原基。

由滋养层发生一些疏松排列的细胞分布于羊膜、卵黄囊与滋养层之间，称胚外中胚层。第2周末，在胚外中胚层内也出现了一些小的腔隙，并逐渐融合成一个大腔，称胚外体腔，胚外体腔扩大时，一部分胚外中胚层连于胚盘尾端与滋养层之间，称体蒂。

(三) 三胚层时期

第3周人胚的主要特征是：原条出现、中胚层形成及三胚层的分化。

第3周初，胚盘的外胚层细胞增殖，并由胚盘两侧向尾侧中轴线迁移，形成一条细胞增厚区称原条，原条决定了胚盘的头尾方向，原条出现侧为尾端，其前方为头端。原条头端的细胞增殖较快，形成结节增厚区，称原结。原条细胞继续增殖，向深部迁移，出现沟状凹陷，称原沟。原沟底部细胞继续增殖，在内、外胚层之间呈翼状扩展，形成胚内中胚层。最后与胚外中胚层相连。第3周末，胚盘的形状由圆盘状变为头侧略大、尾侧略小的鞋底形，胚盘的尾侧连于体蒂（图1-4）。

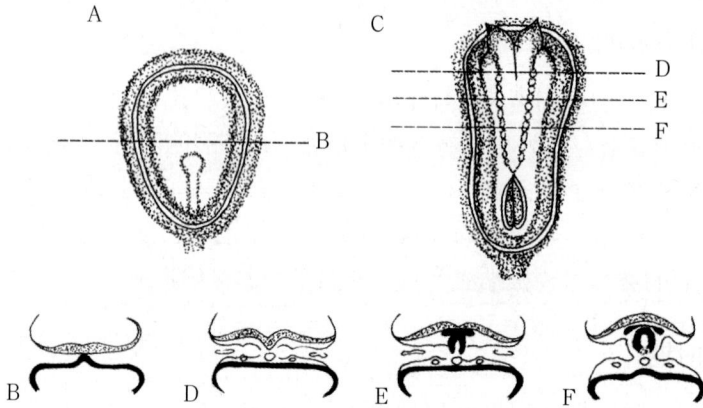

图1-4　原条形成图

（四）体节期

体节期主要指在第4周内胚盘由鞋底形变为圆柱状胚体。三胚层向不同方向分化，形成一些器官的原基：在胚体背部两侧可见明显的体节；头部的腹外侧鳃弓明显；晶状体板及耳板已形成；上下肢芽相继出现。

（五）胚胎完成期

第5~8周胚体外形有明显的变化，至第8周末初具人形，主要器官、系统在此期内形成，称器官发生期。此期的主要变化为：由于神经管头端部分生长迅速，胚体头部向腹侧弯曲，呈"C"形，继之，躯干变直头部逐渐抬起；眼、耳、鼻出现，颜面部逐渐形成；肢芽出现，逐渐生长形成上、下肢；尾突渐不明显，直至消失；形成明显的脐带；心、肝隆起明显；头颈部渐分明；外生殖器发生，但不能分辨性别；神经肌肉已发育，故胚胎能进行轻微运动（图1-5）。

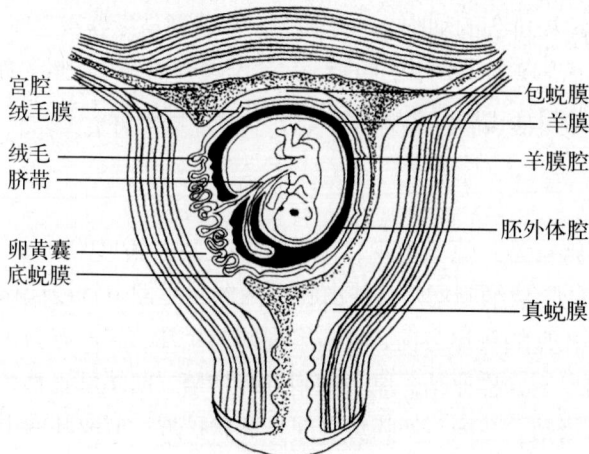

图1-5　人胚胎发育图

此期是人体外形，以及内部器官、系统原基发生的重要时期，此期内对致畸因子的影响极其敏感，是易发生先天性畸形的时期，在此期内孕妇应特别注意避免与致畸因子接触，防止胎儿畸形的发生。

第三节　胎儿期

胚胎从第9周起，各器官生长发育、组织和细胞的分化及其功能逐渐完善，已初具人形，称为胎儿。

（一）胚胎龄测定和预产期的计算

1．胚胎龄的测定

常用两种方法：胚胎的月经龄和受精龄。

月经龄（妊娠龄）：妊娠时间通常从孕妇最末一次月经的第一天算起，至分娩为止，共280天左右，以28天为一个妊娠月，共10个月。

受精龄（胎龄）：是从受精日开始算起，应为38周，266天。

2．预产期计算　胎儿出生日是从末次月经的第1天算起到280天或40周。预产期是按末次月经第一天算起，月份加9或减3，天数加7。

（二）胎儿发育

（1）8周的胎儿会踢或伸直双腿，还能把手臂上下移动。

（2）10周的胎儿可以做出很多手臂和腿的动作。

（3）22周的胎儿可以做出手部和手指的动作，可以抓、擦、拍自己的脸和鼻。

（4）从大约25周起，胎儿的视网膜发育完全，胎儿时而睁开眼睛，时而闭上眼睛。

（5）搔抓这个动作，胎儿很早就开始了，但在子宫里的最后3个月，可以更好地做出这个动作，可以抓手、脚、手指、脚趾，抓得最多的是脐带。

（6）11周的胎儿就可以把拇指放进嘴里。

（7）第12周，胎儿可以做出打哈欠的动作。

以上这些动作实时超声均可以显示，三维超声更能够直观清晰地显示。

（孙立涛　宋秀珍）

第二章

产科总论

第一节　超声检查总论

（一）产科超声检查准备工作

（1）对于早期妊娠者，妊娠晚期出血，怀疑前置胎盘者，妊娠合并宫颈机能不全、宫颈肌瘤者需要适当充盈膀胱。

（2）中、晚孕期常规和系统检查，一般不需要充盈膀胱。

（3）经腹产前超声检查常用的体位是仰卧位，必要时可采用左、右侧卧位；经阴道检查则采用截石位。

（二）产科超声检查仪器

目前，彩色多普勒超声诊断仪均能适用于常规的产科检查，但其分辨力的高低，直接影响到超声图像质量及诊断结果。因此对于系统性胎儿畸形筛查最好采用高档的具有高分辨力的彩色多普勒超声诊断仪，以免遗漏一些小的罕见的畸形，以及心脏畸形。探头频率一般选择 3～6 MHz。

（三）产科超声检查方法

（1）经腹部超声　经腹部超声检查是最常用的检查方法，可应用于整个妊娠期。

（2）阴式超声检查　适用于早期妊娠和晚期妊娠观察宫颈、胎儿先露结构。由于阴式超声频率较高，而且由于操作不当会造成孕妇的早产，因此，在行此项检查时，首先向患者解释阴式超声检查的必要性和风险性，取得患者同意后方能进行检查。

（3）经会阴超声检查　对于不接受阴道超声检查者，可以行会阴超声检查，能取得类似阴道超声检查的效果，观察宫颈和胎先露的部位。

（4）超声造影　超声造影能清晰地勾勒出子宫肌壁和胎盘灌注血管床的灌注特征，提高对脏器的分辨力和对微血管的显示率，主要用于胎盘早剥、植入等疾病的诊断。

（四）超声检查技术

目前临床所用的超声技术都可以在产科检查中应用,在产科检查中较常用的类型有如下四种:

（1）二维超声　是最为常用的超声检查方法,是其他检查方法的基础,亦是系统胎儿筛查的主要方法,主要用来观察组织器官的形态并测量大小。

（2）多普勒超声　多普勒技术的应用源于血管内红细胞流动造成的频移,能够显示组织器官内的血管分布情况并测量血流信息。包括频谱多普勒、彩色多普勒血流显像和能量多普勒技术。因此,通过多普勒技术,可以了解胎儿的血液循环结构及特点,对胎儿心脏畸形等循环系统的发育异常诊断有重要的价值。

（3）M型超声　主要用于早孕期胎儿心率的检测和胎儿心脏结构测量和运动的观察。

（4）三维超声成像法（包括实时三维超声）　三维超声成像技术可以同时获得冠状面、矢状面和横断面的图像信息及表面结构信息,对胎儿表面和骨骼畸形等显示优于二维超声,可以补充二维成像的不足,提高胎儿畸形筛查的诊断率。

第二节　超声检查适应证

（一）产科适应证

一般来说,在妊娠期间,笔者建议产妇进行3～5次超声检查:首先是早孕期6～8周,判断是否是宫内妊娠,妊娠时间;然后是11～14周,主要是估测胎龄,进行颈项透明层（neck transparent layer,NT）值的测量,初筛胎儿畸形;其次是18～24周,主要进行胎儿结构系统筛查;最后是28～32周的超声检查不仅能明确胎位,还可以进一步筛查胎儿畸形。在分娩前,亦建议产妇进行超声检查,主要目的是评价胎儿、胎盘成熟度及羊水量,为顺利分娩做准备。

1.早期妊娠

（1）明确是否妊娠及妊娠位置,排除异位妊娠,初步判断妊娠龄。

（2）阴道出血、下腹部疼痛原因的鉴别,判断是否宫内妊娠或宫外妊娠,是否是妊娠流产,观察胚胎是否存活。

（3）观察妊娠是否合并葡萄胎及恶性滋养细胞肿瘤等疾病,观察子宫、双侧附件及盆腔情况。

（4）多胎妊娠的判断,早孕期可以较准确地判断多胎是一卵多胎,还是异卵多胎。

（5）超声监视下的早期妊娠取绒毛、胚胎移植、宫内节育器定位和取出。

（6）可以进行NT值的测量,初步筛查胎儿畸形。

2.中、晚期妊娠

（1）确定胎龄,判断胎儿是否存活。

（2）妊娠过程是否合并葡萄胎以及盆腔疾病等。

（3）系统筛查胎儿各结构是否存在异常。

（4）妊娠合并高血压以及某些慢性疾病等对胎儿生长发育影响的评估，判断胎儿是否存在宫内生长迟缓。

（5）多胎妊娠的判断以及是否合并双胎输血综合征等疾病。

（6）观察胎盘、羊水，脐带的情况，胎盘定级、定位，排除前置胎盘、胎盘肿瘤等。

3．胎儿生理功能的观察

（1）胎动（fetal movement, FM）　胎动包括胎儿头、躯干与四肢的运动，开始于妊娠7～10周，一般妊娠17～18周孕妇可感觉，而超声检查在早期妊娠时即可观察到胚胎的运动，一般23～25次/h。胎动次数个体差异很大，孕妇自觉胎动次数与胎儿监护或超声观察下的胎动数相差较大，晚期妊娠时胎动的观察是胎儿监护和生物物理评分的重要指标。

（2）吞咽运动（swallowing movement）　有报道，超声观察胎儿吞咽动作最早是妊娠10周5天。妊娠16周开始，超声可以观察到胎儿的吞咽运动，吞咽的频率及间歇无一定规律。吞咽时偶尔可观察到胎儿反吐羊水动作。胎儿的吞咽动作促进了消化道的生长发育。彩色多普勒超声能显示羊水在口鼻中的流动。

（3）胎儿呼吸样运动（fetal breathing movement, FBM）　为中晚期妊娠时胎儿的自主呼吸运动。胎儿在14周后即有呼吸样运动，16周后逐渐明显，30～34周后呼吸样运动较典型，但不规则，36周后呼吸样运动次数更多更有力。胎儿呼吸样运动对促进肺成熟具有帮助价值。FBM有三种形式：①喘息样呼吸运动：胸廓运动幅度大而急促，无明显规律性，频率7～22次/min，见于胎儿宫内窘迫、妊娠高血压综合征、胎儿睡眠状态；②快速规则呼吸样运动：胸廓运动幅度小，运动较规则，频率在22～26次/min，见于妊娠32周后正常安静时胎儿；③快速不规则呼吸样运动：胸廓运动节律不规则，幅度小，频率在22～26次/min，见于胎儿快速眼球运动睡眠时。正常胎儿呼吸样运动，受宫内外许多因素的影响。

（4）呃逆（hiccup）　是胎儿正常生理现象，由胎儿的横膈肌痉挛所致。它是胎儿呼吸功能发育的早期阶段一种特殊形式的胎儿呼吸运动。呃逆的时间没有规律，每天1～5次不等。有学者认为，呃逆样运动是胎儿早期的呼吸运动，有助于胎儿肺血管的发育。

（5）哈欠样运动　妊娠晚期常可观察到胎儿在宫内的哈欠样运动，冠状面扫查时可见胎儿张大嘴，持续数秒后关闭。胎儿的哈欠样运动也可促进肺的成熟。

（二）高危妊娠影响因素

1．母亲方面

（1）高龄孕妇（>35岁）。

（2）孕早期服用可能影响胎儿的药物，孕期有感染性疾病史（尤其是风疹病毒感染史）。

（3）母血生化测定异常，有反复流产和死胎史。

（4）母体有代谢内分泌疾病史（糖尿病、苯丙酮尿症等），自身免疫性疾病史。

（5）有长期饮酒或吸烟史，长期接触有害环境及有害物质（放射线、化学物质等）史。

(6)曾有胎儿畸形孕、产史。

2．胎儿方面

（1）胎儿染色体异常。

（2）宫内发育迟缓、羊水过多或过少。

3．家族史 家族直系亲属中有患先天性畸形、遗传性疾病或有染色体异常。

第三节 正常妊娠超声表现

人胚胎从受精起发育经历38周，可分为三个时期，早期妊娠：12周+6天之前；中期妊娠：13～27周+6天；晚期妊娠：28～40周。

一、早期妊娠的超声表现

早期妊娠时超声检查的主要目的：①诊断是否妊娠。②了解胚胎是否存活，位于宫内还是宫外妊娠。③胎龄的估算。

（一）早期妊娠声像图特征

1．子宫增大，内膜增厚 内膜厚度不对称，由于着床部位向宫腔内隆起，称为蜕膜内征(intradecidual sign, IDS)(图2-1)。

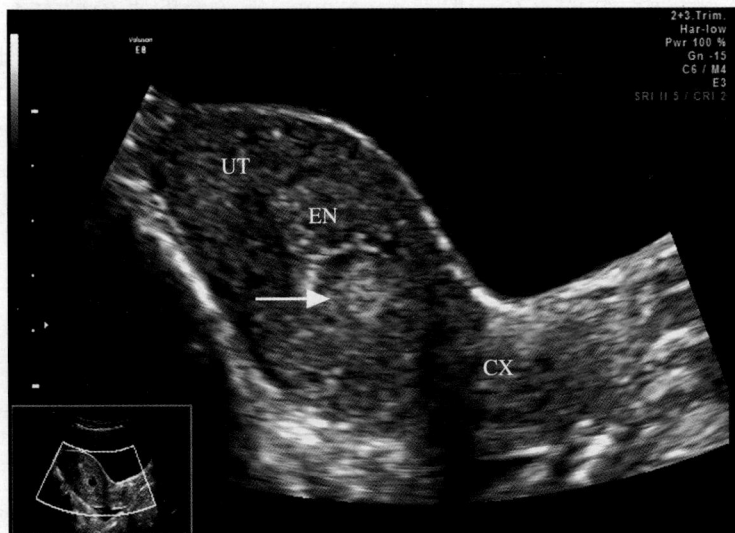

图2-1 早期妊娠声像图
显示子宫稍增大，内膜增厚（蜕膜内征，↑）
UT：子宫；EN：内膜；CX：宫颈

2．妊娠囊（gestational sac, GS） 是妊娠最早期超声发现的标志，一般为圆形或卵圆形无回声结构，呈"双环"征(图2-2)，位置在子宫的中上部。阴式超声检查在停经30天左右可以发现；而经腹部超声检查要在35～40天方能显示。早期绒毛膜囊壁厚度均匀、强度一致。

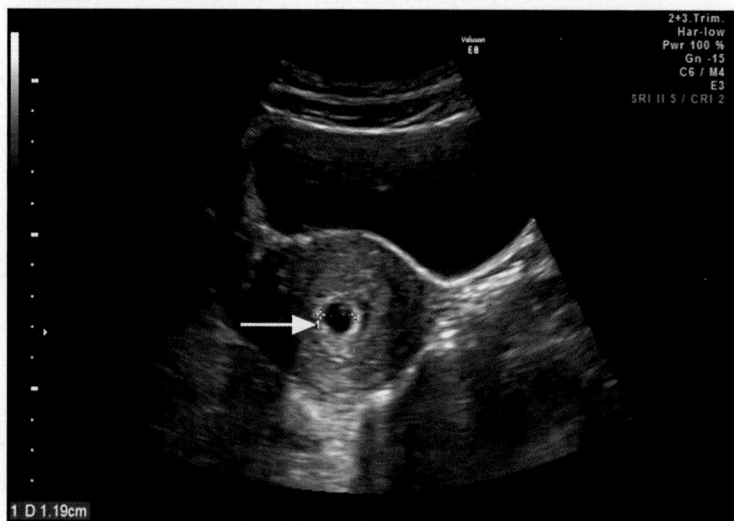

图2-2 早孕期子宫横切面
经阴式超声显示妊娠囊呈"双环"征（↑）
+…+：妊娠囊大小

3. **卵黄囊（yolk sac, YS）** 指位于妊娠囊中圆形或椭圆形无回声结构，是超声明确妊娠的第一个解剖结构。它的直径一般在3～5 mm，卵黄囊的直径最大不应超过8 mm。经腹部超声可在停经6周左右显示，而阴式超声多在停经5周左右显示(图2-3)。卵黄囊过大（≥8 mm）、过小（≤3 mm）或不显示，均提示妊娠预后不良(图2-4)。

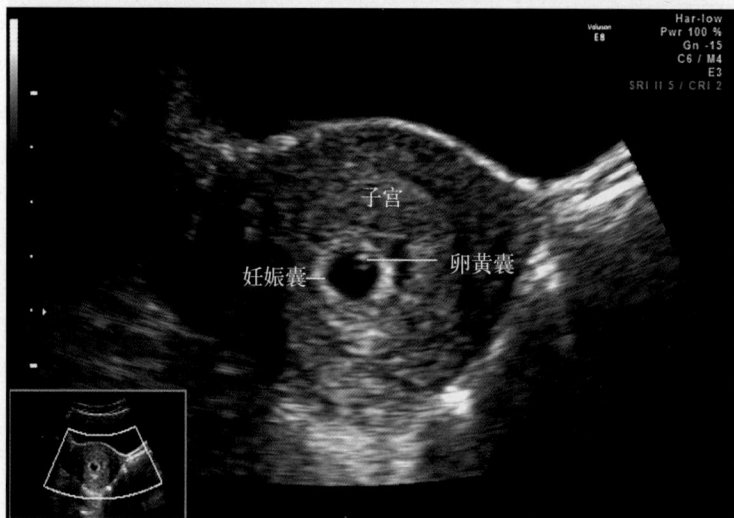

图2-3 早孕期子宫横切面
宫内可见妊娠囊回声，其内可见卵黄囊结构

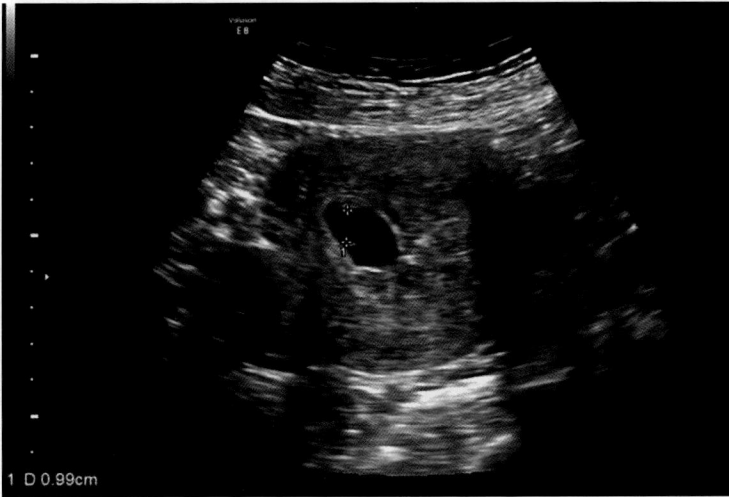

图 2-4　早孕期声像图

显示卵黄囊过大，直径大于 8 mm

4．羊膜囊及胚外体腔　羊膜腔在受精后 2 周时开始形成，呈无回声，7 周时内容为 3~5 ml，羊膜菲薄。一般在高频超声检查下可以看见羊膜。羊膜与绒毛膜间腔隙为胚外体腔，一般在受精后第 2 周末出现。16 周时羊膜与绒毛膜完全融合(图 2-5)。

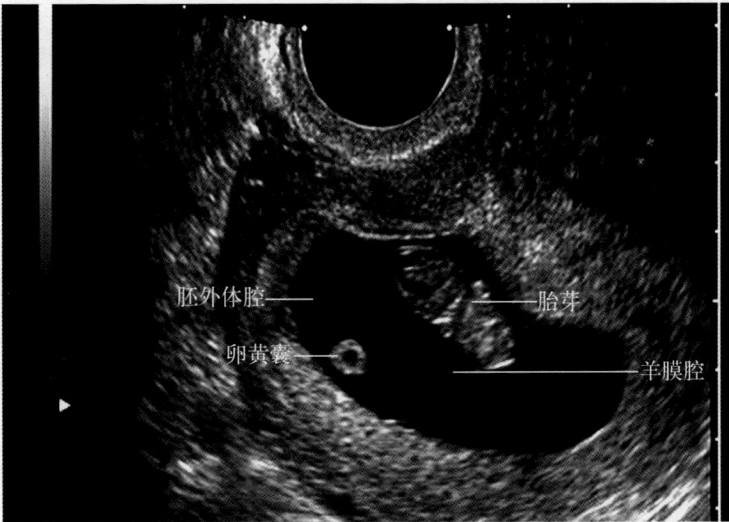

图 2-5　早孕期声像图

经阴式超声显示羊膜囊及胚外体腔

5．胚芽及原始心管搏动　胚芽表现为致密的稍高回声结构。经腹部超声多在妊娠 6 周左右显示，阴式超声可于 5 周左右显示。当胚芽直径大于 2 mm 时，超声检查应显示胚胎结构，同时可见原始心管搏动。经腹部超声一般在妊娠初期 6~7 周可以观察到胚芽及原始心管搏动(图 2-6)。

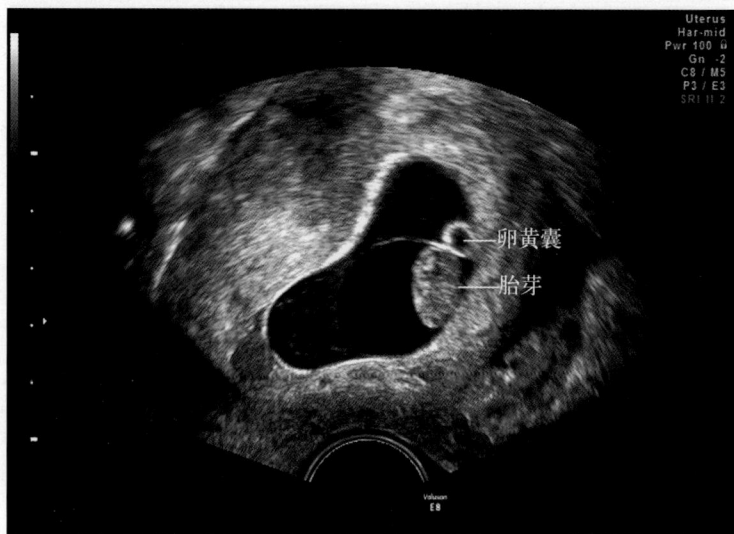

图 2-6　早孕期声像图

经阴式超声显示稍高回声的胚芽

　　胚胎在妊娠 5 周时出现头、尾分极，在 8 周时超声可显示胚胎头、尾极；10 周时颅骨骨化中心出现；11～12 周胚胎初具人形并进入胎儿阶段。12 周生理性中肠疝恢复到腹腔，生理性中肠疝最大横切面横径不超过 7 mm（图 2-7）。

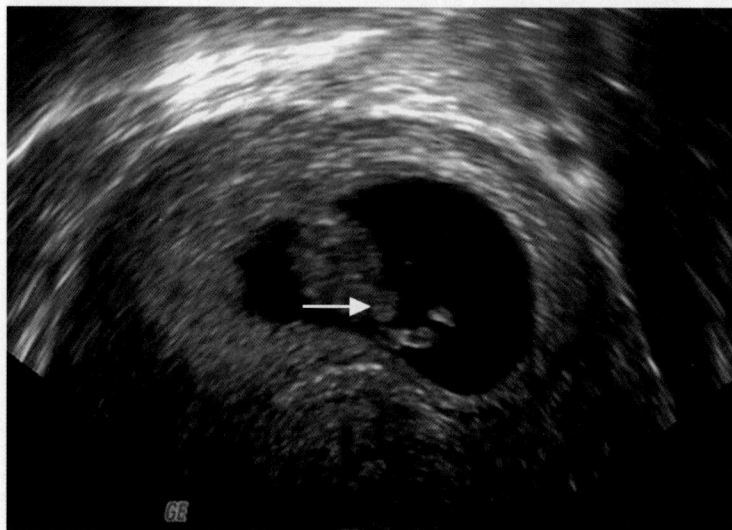

图 2-7　早孕期声像图

生理性中肠疝（↑）

　　6．胎盘及脐带　胎盘在妊娠 6 周开始形成，超声检查一般在 8～9 周时可以观察到半月形胎盘等回声结构。早期妊娠后期经高频超声可较早探及脐带彩色血流信号(图 2-8)。

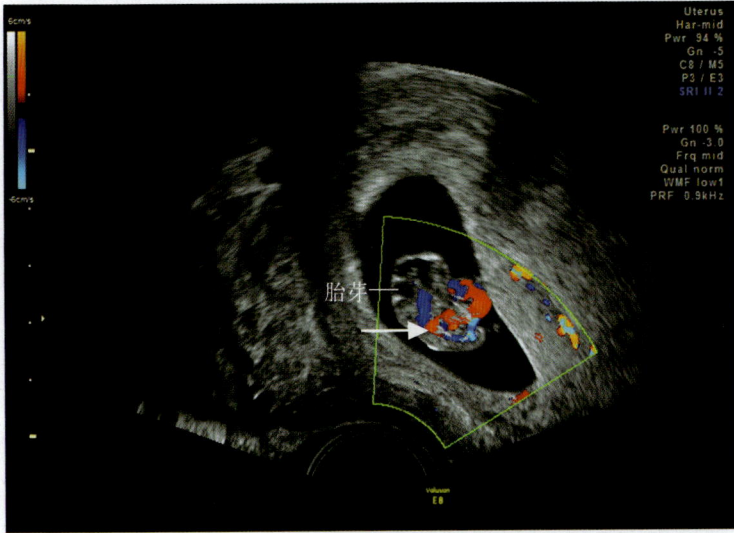

图 2-8　早孕期 8 周左右声像图
彩色多普勒检查可见脐带内血流信号（↑）

7. 多普勒超声脐动脉血流　孕 12 周之前脐动脉无舒张期血流（图 2-9）。

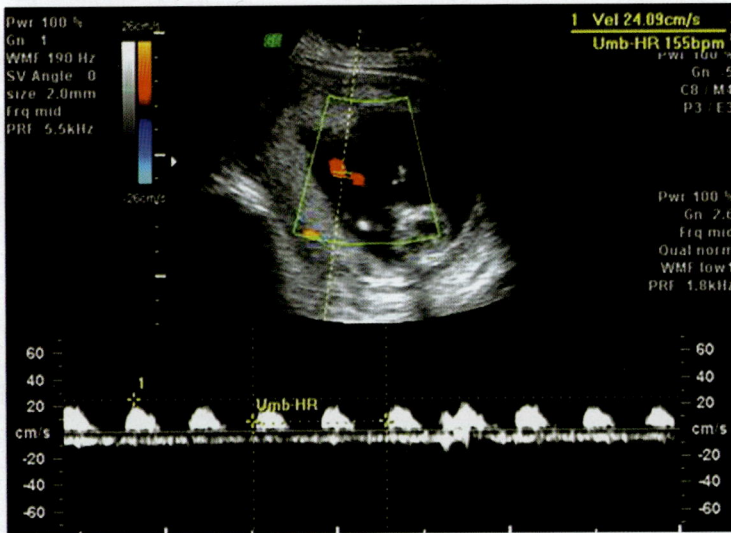

图 2-9　早孕期声像图
脉冲多普勒显示脐动脉内无舒张期血流

8. 附件　早期妊娠超声检查时，往往可见孕妇一侧卵巢中妊娠黄体的存在，表现为囊性、囊实性和实性，彩色多普勒血流显像表现为局部血流丰富，阻力指数显著降低（图 2-10）。

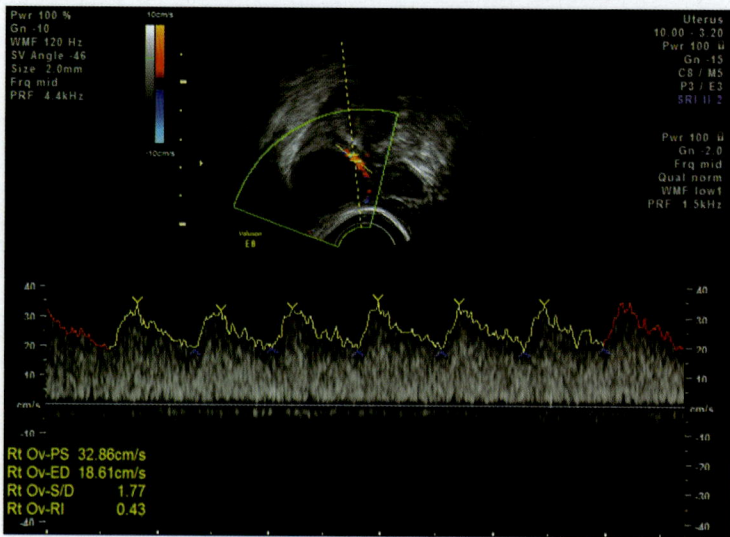

图 2-10　早孕期频谱多普勒
显示妊娠黄体内低阻力血流信号

（二）早期妊娠胎龄的估测

1. 妊娠囊（gestational sac，GS）

妊娠龄（天）= 妊娠囊平均内径（mm）+30

妊娠龄（周）= 妊娠囊平均内径（cm）+3

2. 头臀长（crown-rump length，CRL）

妊娠龄(天) = 头臀长（mm）+42

妊娠龄(周) = 头臀长（cm）+6.5

（三）颈项透明层的测量及意义

1. 颈项透明层(neck transparent layer，NT)　是指在早孕期利用超声观察到胎儿颈后的皮下积液（参见图2-9）。不论颈后皮下的积液有否隔壁、是否局限于颈部，均一律使用"透明层"一词。

2. 意义

（1）染色体及其他病变与NT的厚度而非形态相关。

（2）中孕期，透明层通常会消退，但在少部分个案中，会变为颈部水肿或水囊瘤。

3. 颈项透明层超声表现及测量

（1）超声特征　后颈部皮下的细窄无回声区。

（2）测量标准

1）在测量胎儿NT时，所使用的超声仪器必须具备高分辨力、图像回放功能。

2）游标尺需准确至 0.1 mm 的量度。

3）测量皮肤至皮下组织内缘距离，重复测量3次取其平均值。

4）应在正中矢状切面或小脑切面上进行测量（图2-11，图2-12）。经腹超声检查可成功测量95%；胎儿的 NT 其余的则需进行阴式超声。经腹与阴式探查的结果相近。

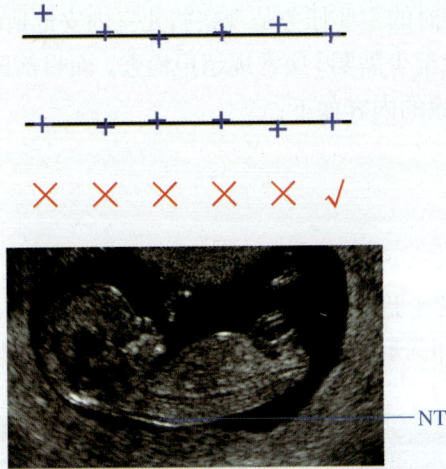

图 2-11 NT 测量方法示意图

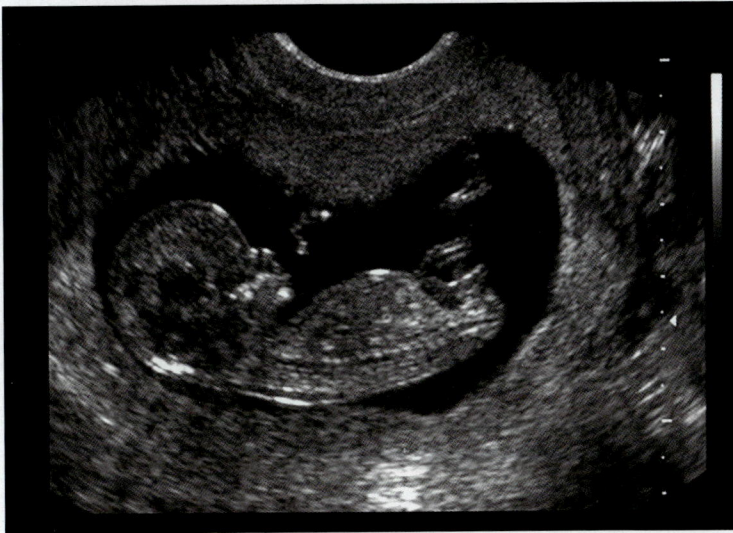

图 2-12 标准正中矢状切面

5）NT 测量适用于10周+1天～13周+6天或头臀长在45～84 mm。

4．NT 厚度测量的正常范围 孕周10周，NT < 1.8 mm；孕周11周，NT < 1.9 mm；孕周12周，NT < 2.1 mm；孕周13周，NT < 2.2 mm；一般采用10～13周，NT < 2.5 mm，通常不超过3 mm。

二、中、晚期妊娠超声检查及测量切面

中、晚孕期是胎儿各个器官系统逐渐发育完成的阶段，也是畸形部位表露的时段，因此，中晚期妊娠时超声检查的主要目的是了解各组织器官生长发育是否符合孕周，以及探测脏器形态发育是否异常。晚期妊娠时的主要任务是观察胎儿宫内安危情况和生长发育水平。在中、晚期妊娠期间，正常孕妇一般至少需要3次常规超声检查。而目前国内筛查胎儿畸形的最佳检查时间为18~24周。主要观察的内容如下：

（一）头颅

【丘脑水平横切面】

1．扫查方法　将探头置于胎头，声束切面垂直于脑中线扫查。

2．标准切面　外形呈卵圆形，颅骨对称，可清晰显示以下结构（图2-13）。

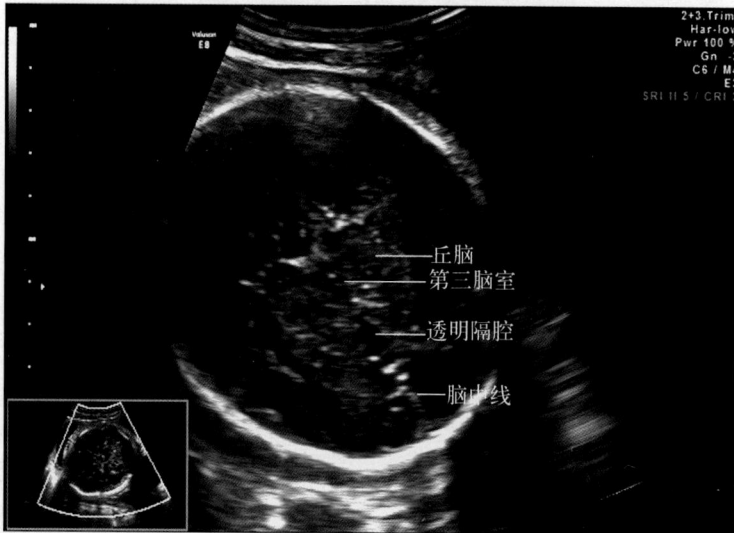

图2-13　胎头丘脑水平横切面
显示丘脑、第三脑室、透明隔腔和脑中线

（1）脑中线　居中，不连贯。

（2）透明隔腔（cavity of septum pellucidum, CSP）　在脑中线的前1/3，为长方形，正常测量值小于10 mm。

（3）丘脑　图像中央可见中线两侧对称分布的卵圆形低回声结构即丘脑。

（4）第三脑室　两侧丘脑中间的狭隙为第三脑室，正常小于2 mm。

（5）大脑及大脑外侧裂。

3．测量指标

（1）双顶径（biparietal diameter, BPD）

● 测量方法

方法 1：测量近端颅骨骨板外缘至远端骨板内缘之间的距离（图 2-14）。

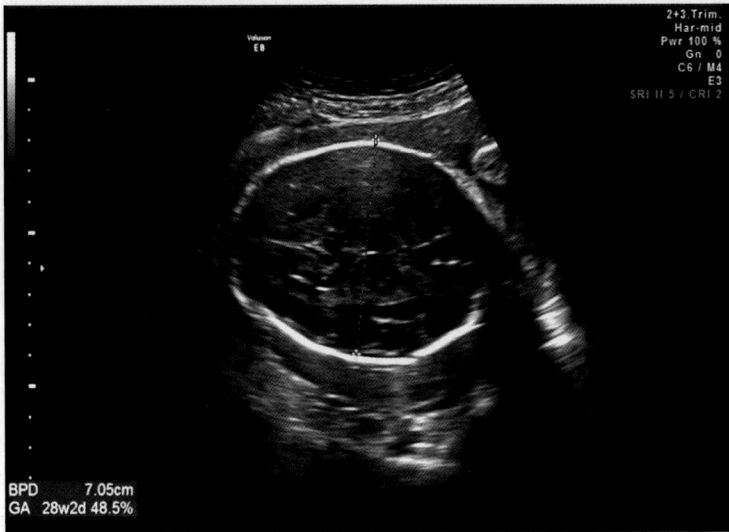

图 2-14 双顶径测量方法之一
从近端颅骨骨板外缘至远端骨板内缘之间

方法 2：测量远近两侧颅骨骨板强回声中点之间的距离（图 2-15）。

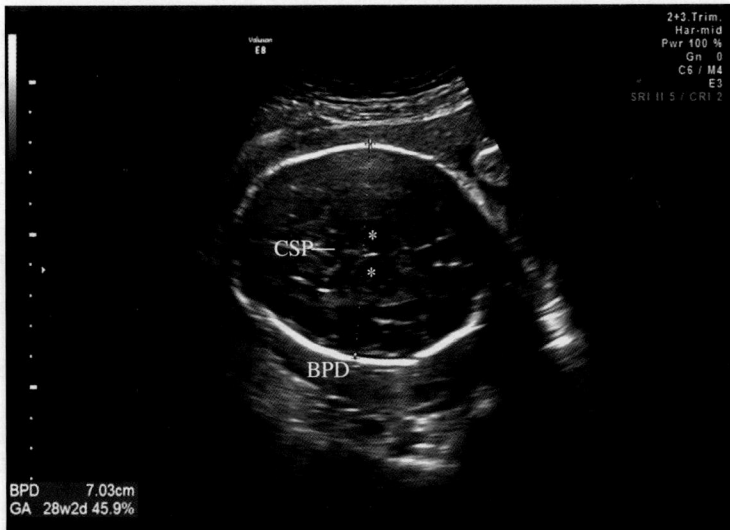

图 2-15 双顶径测量方法之二
两颅骨板强回声中点间距离。CSP：透明隔腔；BPD：双顶径；＊：丘脑

方法 3：测量近端颅骨骨板内缘至远端颅骨外缘的距离（图 2-16）。

● 正常值及注意事项

1）测量时不包括颅骨外的软组织。

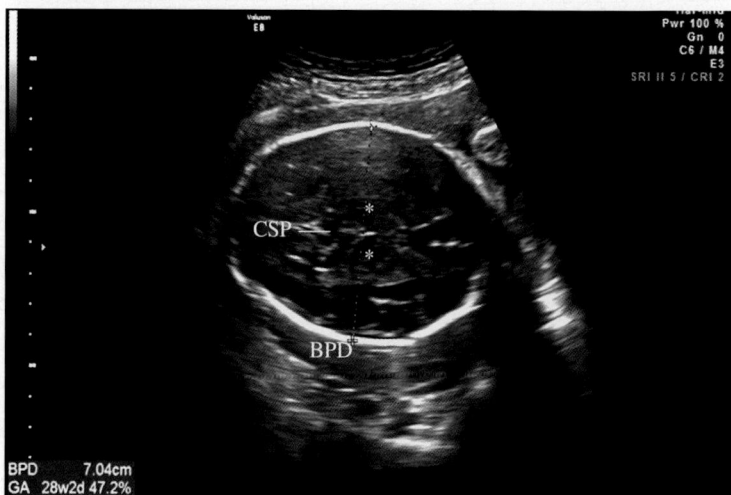

图 2-16　双顶径测量方法之三

从近端颅骨板内缘测至对侧颅骨板外缘。CSP：透明隔腔；BPD：双顶径；＊：丘脑

2）孕 31 周前，BPD 平均每周增长 3 mm，孕 31～36 周平均每周增长 1.5 mm，孕 36 周后平均每周增长 1 mm。

3）受胎方位和不同头形或胎头入盆等因素影响，双顶径可出现较大偏差。

4）孕 12～28 周，测量值最接近孕周。

（2）头围（head circumfrence，HC）

● 测量方法

1）分别测量头颅长轴和短轴的颅骨外缘到外缘的距离，或颅壁中点的距离，即枕额径（occipitofrontal diameter，OFD）和双顶径（BPD）。

HC＝（BPD+OFD）× 1.6

2）采用椭圆功能键沿胎儿颅骨图像外缘直接测出头围长度或者手动描绘头围长度（图2-17）。

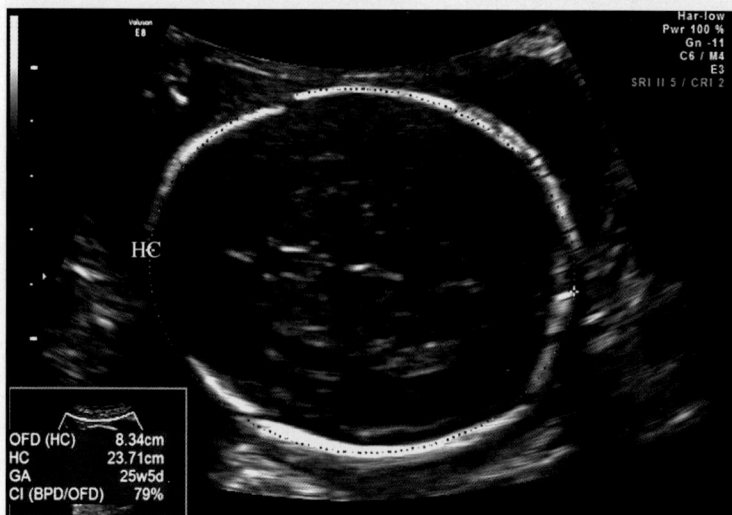

图 2-17　头围的测量方法

● 正常值及注意事项　　测量值不包括颅骨外的头皮及软组织。

（3）透明隔腔（cavity of septum pellucidum, CSP）内径

● 测量方法　　光标分别置于透明隔的前后缘中点，测量两点间的距离。

● 正常值及注意事项

1）正常小于 10 mm。

2）当透明隔腔消失时，应考虑到胼胝体缺如畸形和全前脑畸形。

【侧脑室体部切面】

1．扫查方法　　获得丘脑水平横切面后,声束切面平行向胎头方向稍移动。

2．标准切面　　颅骨强回声呈椭圆形，较丘脑水平横切面略小（图 2-18）。在此切面可以清晰显示以下结构：

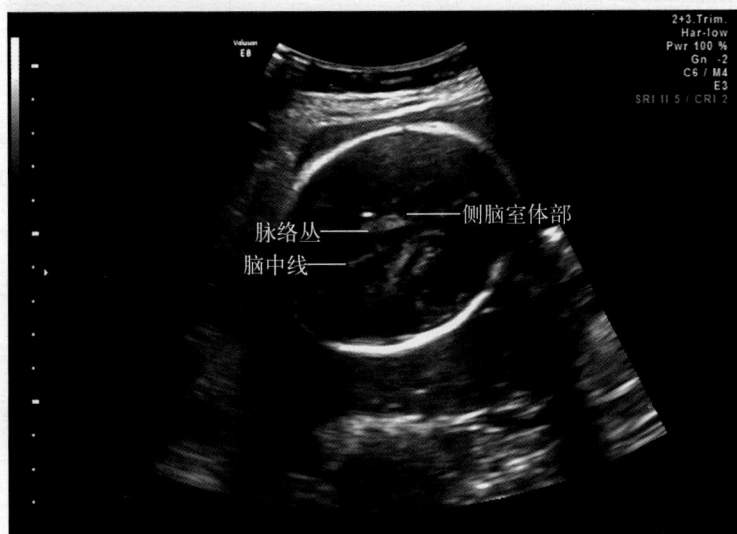

图 2-18　侧脑室体部横切面
显示脑中线、侧脑室体部及其内的脉络丛

（1）侧脑室后(额)角呈无回声，内有强回声脉络丛，但未完全充满后角。

（2）两侧丘脑对称地位于图像中央脑中线两旁。

（3）脑中线显示清晰并连续。

（4）侧脑室额角内侧壁几乎与大脑镰平行，枕角向两侧分开离脑中线较远。

3．测量指标　　侧脑室后(额)角内径。

● 测量方法　　光标分别置于侧脑室后(额)角前后缘，测量侧脑室后角的最宽径线（图 2-19）。

● 正常值及注意事项

1）正常侧脑室后角内径均小于 10 mm。

2）中孕期，由于侧脑室内脉络丛呈强回声，其远侧的大脑皮质回声低或者极低，应注意与脑室扩张或脑积水相区别。

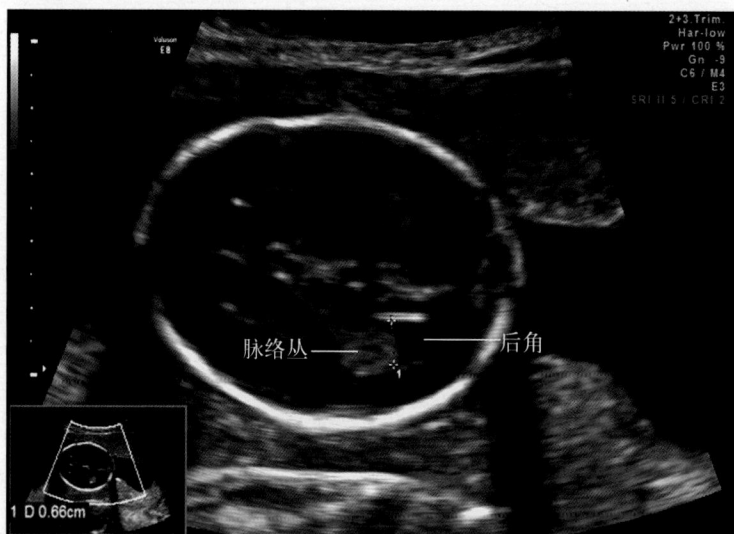

脉络丛 —— —— 后角

图 2-19 侧脑室后角的测量方法（光标所示）

3）常用侧脑室后角内径来判断脑室是否扩张。正常胎儿在任何孕周侧脑室后角内径均应 ≤ 10 mm,若测值为 10～15 mm，则提示脑室扩张（ventriculomegaly），≥ 15 mm，提示脑积水（hydrocephalus）。

【小脑横切面】

1．扫查方法　获得丘脑切面后声束平行向尾侧移动。

2．标准切面

（1）颅骨强回声环呈椭圆形，应同时清晰显示小脑半球及前方的透明隔，且小脑半球呈饱满的"蝶"状或"板栗"状，左右两侧对称。

（2）孕中晚期可以显示出一条条排列整齐的强回声小脑裂。

（3）两侧小脑半球间有强回声的蚓部相连，蚓部前方有第四脑室，后方有小脑延髓池（图 2-20）。

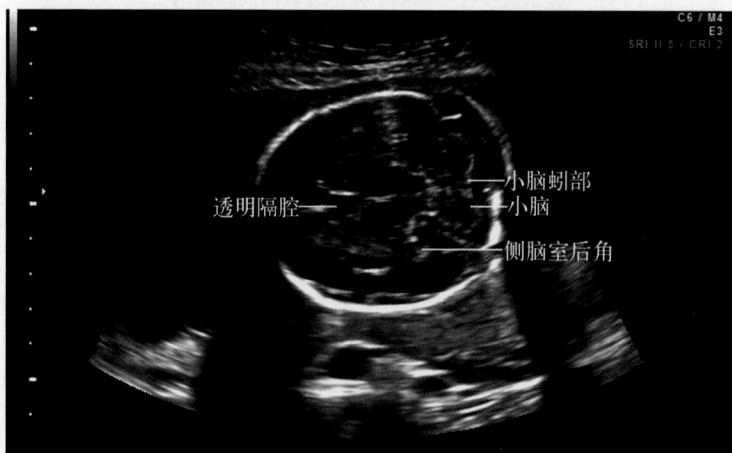

透明隔腔 —— —— 小脑蚓部
—— 小脑
—— 侧脑室后角

图 2-20 小脑水平横切面
显示透明隔腔、小脑、小脑蚓部和侧脑室后角

3. 测量指标

(1) 小脑横径

● 测量方法　两小脑半球外缘间垂直于脑中线的最大径（图2-21）。

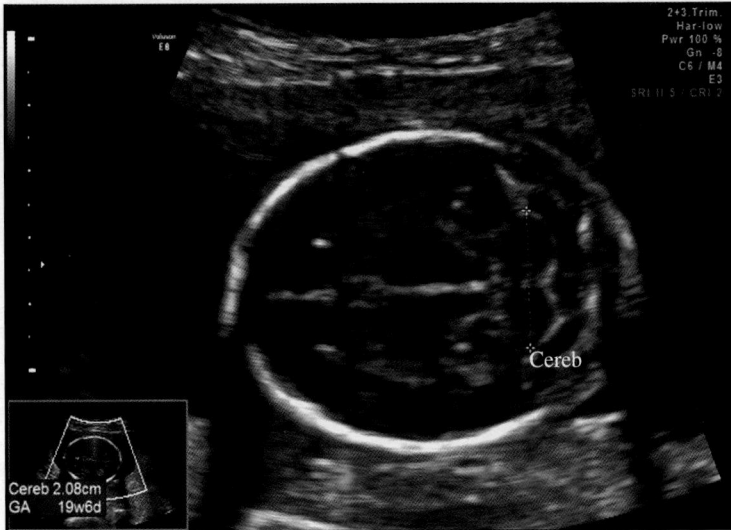

图 2-21　小脑横径的测量方法

Cereb：小脑

● 正常值及注意事项　小脑横径随孕周增长。孕24周前小脑横径（以毫米为单位）等于孕周；孕20~38周平均增长速度为1~2 mm/周。孕24周后，小脑横径值明显大于孕周，孕38周后平均增长速度为0.7 mm/周。孕36周后，由于颅骨骨化及胎位影响，小脑半球不易显示。

(2) 小脑延髓池宽度

● 测量方法　小脑蚓部后缘到枕骨内侧壁之间的距离（图2-22）。

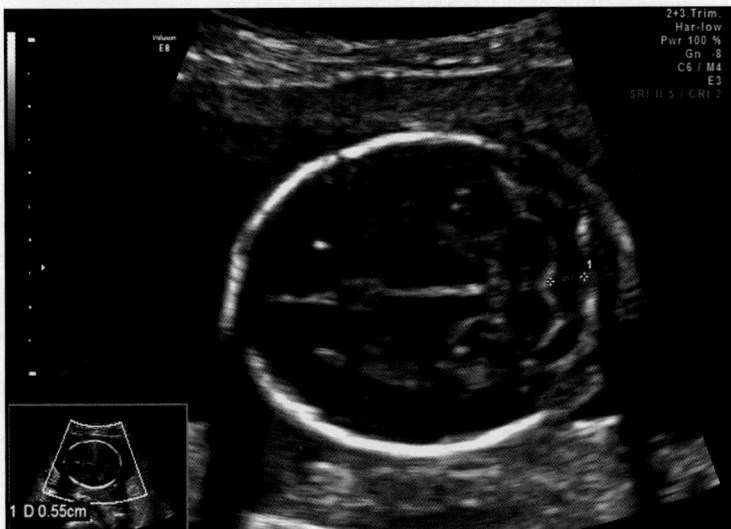

图 2-22　小脑延髓池宽度的测量方法（光标所示）

● **正常值及注意事项** 正常值应小于 10 mm。增宽时应考虑到 Dandy-Walker 综合征的可能，应注意观察小脑蚓部是否完整。

（3）颈后皮肤皱褶（nuchal trnslucency）

● **测量方法** 测量枕骨外缘至胎头皮肤外缘之间的距离。也可在胎儿矢状切面，显示出脊柱长轴后，在后颈部凹陷处测量（图 2-23）。

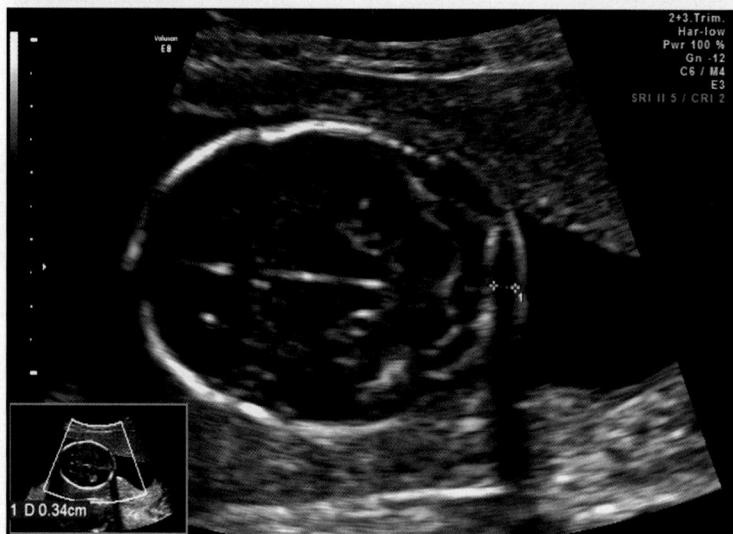

图 2-23 颈后皮肤皱褶厚度测量方法（光标所示）

● **正常值** 孕 14～20 周，测量值应该小于 6 mm。≥ 6 mm 考虑为异常。

【近颅顶部横切面】

1．**扫查方法** 获得侧脑室切面后，声束切面继续向胎儿颅顶方向平行移动。

2．**标准切面** 颅骨呈小而类圆形强回声环（图 2-24）。

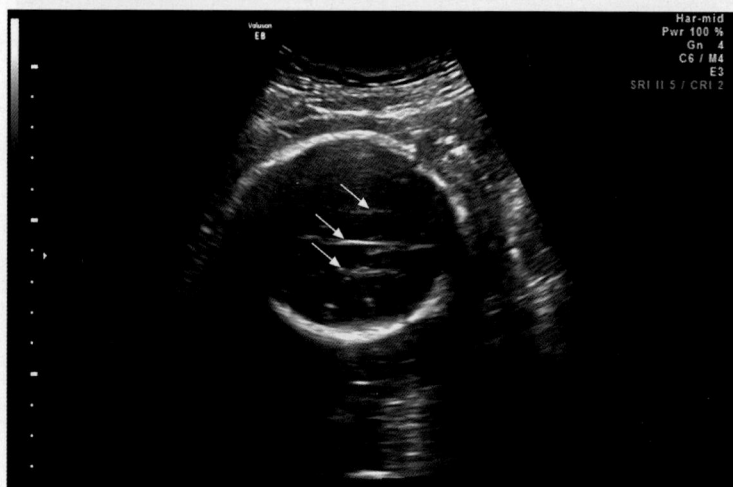

图 2-24 近颅顶部横切面
显示脑中线和双侧的侧脑室顶部为三条平行线样回声（↑）

（1）大脑镰和大脑中央裂居中，连接前后，呈线状强回声，称为脑中线。

（2）中线外侧的无回声为侧脑室顶部。

（3）体部外侧的强回声为大脑白质深静脉，引流侧脑室周围白质的静脉血流。

【颅底横切面】

1. 扫查方法　获得丘脑水平横切面后，声束切面略向颅底方向平行移动即可。

2. 标准切面　可见到大脑脚、第三脑室、侧脑室下角和大脑 Willis 环等结构。彩色多普勒可见双侧大脑中动脉从该动脉环对称发出，向大脑两侧偏前方走行（图 2-25，图 2-26）。

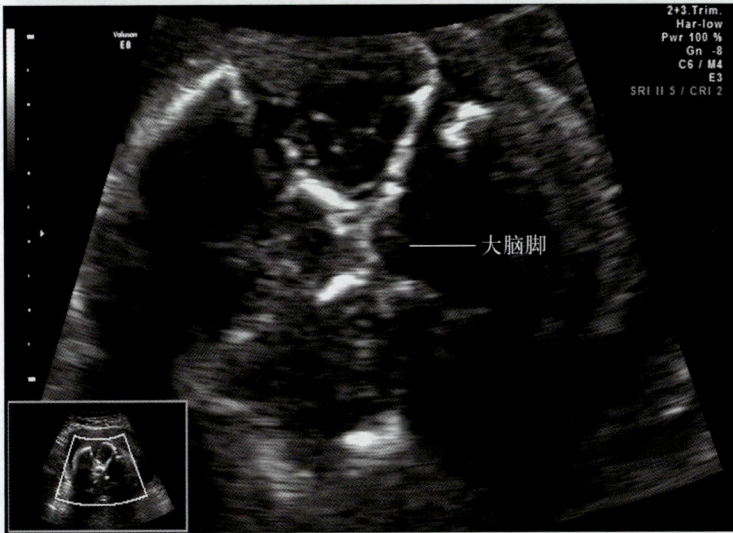

图 2-25　颅底水平横切面
显示颅底部的骨性结构及中心的大脑脚

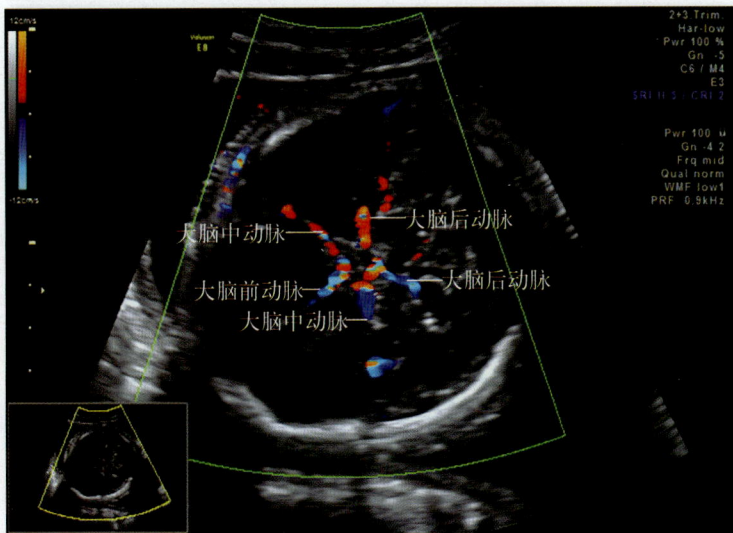

图 2-26　颅底水平横切面
显示颅底动脉环

3．测量指标　大脑中动脉频谱：声束与血管长轴夹角小于30°，用自动包络法和手动法均可进行测量（图2-27）。

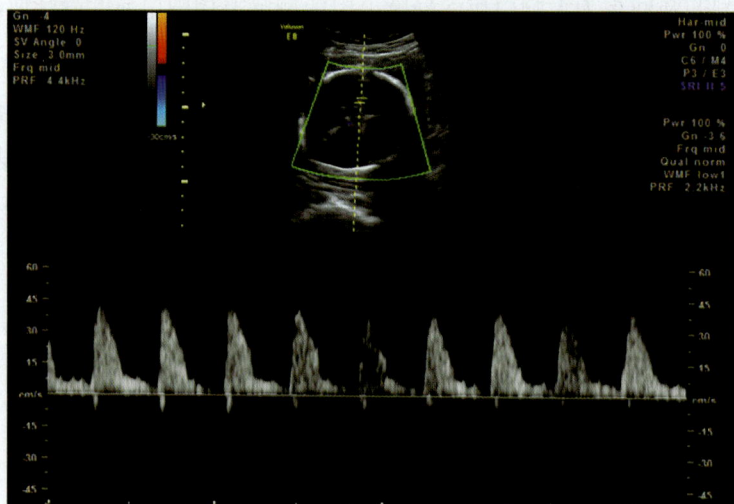

图2-27　大脑中动脉的血流频谱
显示大脑中动脉血流阻力较高

【颅脑正中矢状切面】

1．扫查方法　当胎儿体位适合时，顺脊柱纵切至颅部即可获得。

2．标准切面

（1）胼胝体呈月牙形低回声结构或两条平行的强回声带，位于透明隔之上。其前方为膝部，中段为干部，后方为压部。孕12周时，胼胝体从头侧开始发育，至19周左右胼胝体完全形成（图2-28）。

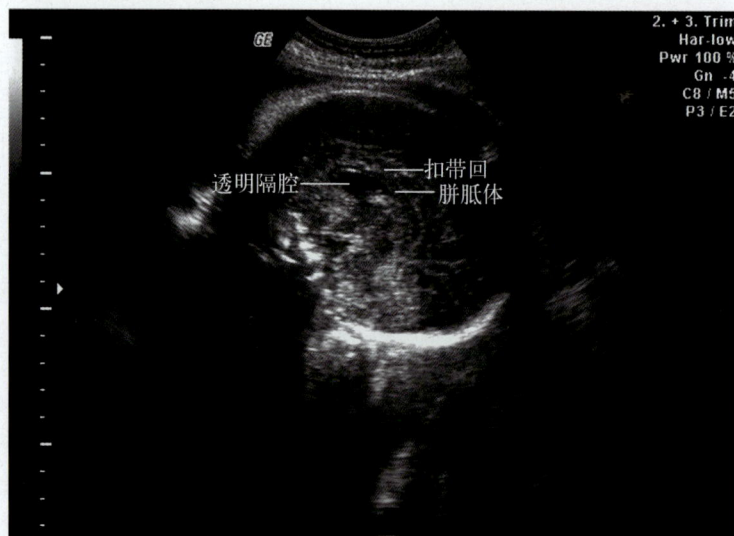

图2-28　颅脑正中矢状切面
显示胼胝体、扣带回及透明隔腔

（2）胼胝体上方为扣带回（gyrus cinguli）；越接近足月，扣带回越明显。

（3）可显示第三脑室、第四脑室、小脑蚓部及小脑延髓池。

（4）不显示任何侧脑室结构。

【旁正中矢状切面】（侧脑室矢状切面）

1．扫查方法　获得颅脑正中矢状切面后，向侧方平行移动探头即可。

2．标准切面

（1）侧脑室呈"C"形，开口向面部（图2-29）。

（2）脉络丛位于侧脑室内，表现为"C"形的均质强回声。

（3）低回声的丘脑位于"C"形中央。

（4）"C"的周边为大脑组织。

（5）侧动探头可显示侧脑室的前角、体部、后角及下角。

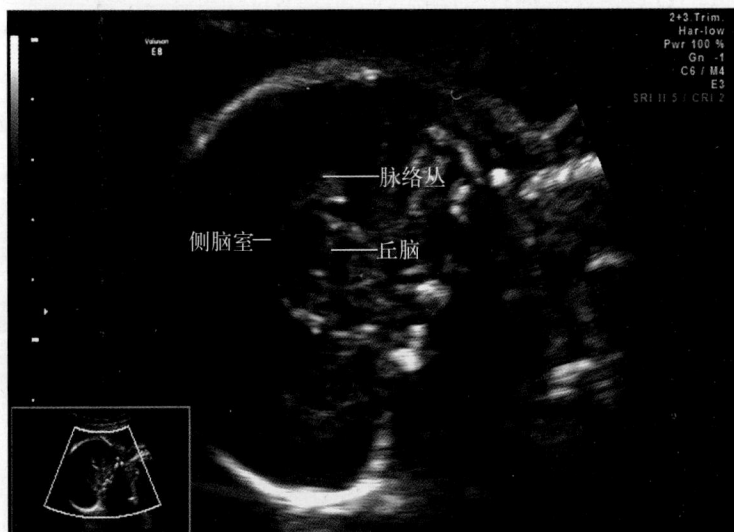

图2-29　旁正中矢状切面
显示"C"字形的侧脑室体部及其下方的丘脑

【侧脑室前角冠状切面】

1．扫查方法　显示丘脑切面后，再旋转90°即冠状切面。

2．标准切面　除了显示额叶以外，还可以看到以下结构：

（1）侧脑室前角　内充满液体，呈裂隙样无回声暗区。

（2）胼胝体　位于中央，呈薄带状低回声。

（3）扣带回　呈低回声，位于胼胝体上方。

（4）透明隔腔　在双侧侧脑室前角之间，胼胝体的下方，呈无回声结构（图2-30）。

（5）尾状核　是位于侧脑室前角的外下方，并与其紧邻的低回声结构。

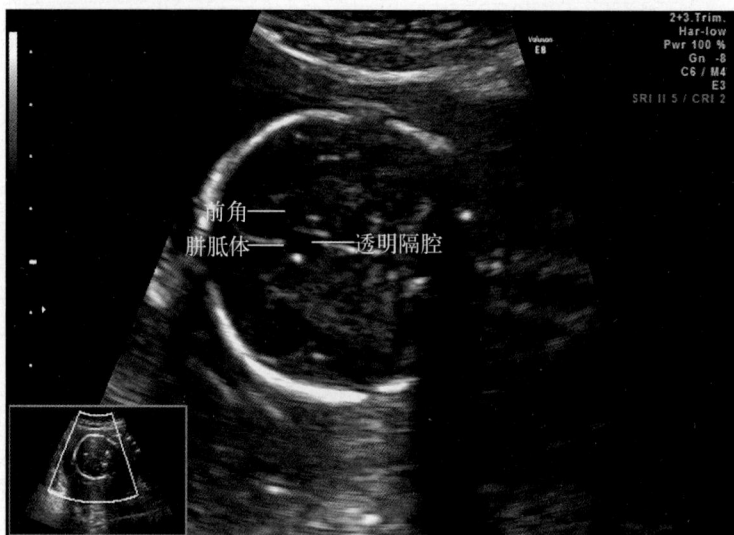

图 2-30　侧脑室前角冠状切面
显示透明隔腔、侧脑室前角和胼胝体

【侧脑室体部冠状切面】

1．扫查方法　获得侧脑室前角冠状切面后，平行向后方移动探头即可。

2．标准切面　除了可以显示顶叶、颞叶外，还可以显示以下结构：

（1）侧脑室体部　在中线部位相互靠拢，呈窄带样无回声区。

（2）脉络丛　紧贴在侧脑室底部，呈高回声。妊娠早期时相对较大，充满侧脑室，随着胎儿的发育，脉络丛逐渐萎缩（图 2-31）。

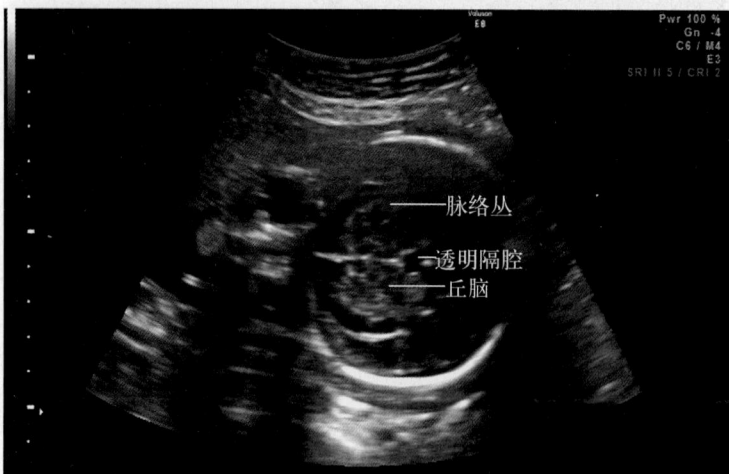

图 2-31　侧脑室体部冠状切面
显示丘脑、透明隔腔、侧脑室及其内的脉络丛

（3）胼胝体　横跨中线，呈薄带状低回声结构，其上方为扣带回，下方为侧脑室体部及透明隔腔。

（4）丘脑　位于侧脑室下方，丘脑的上外侧为尾状核。

（5）第三脑室　位于丘脑中间，在无扩张时一般难以显示。

（6）侧脑室下角　颞叶内可显示窄带状无回声结构及其内的强回声脉络丛。

【侧脑室后角冠状切面】

1．扫查方法　获得侧脑室体部冠状切面后，继续平行向后移动探头。

2．标准切面　除了显示顶叶和枕叶外，还可以显示侧脑室后角和小脑回声。后角内的脉络丛呈"八"字形强回声（图2-32）。

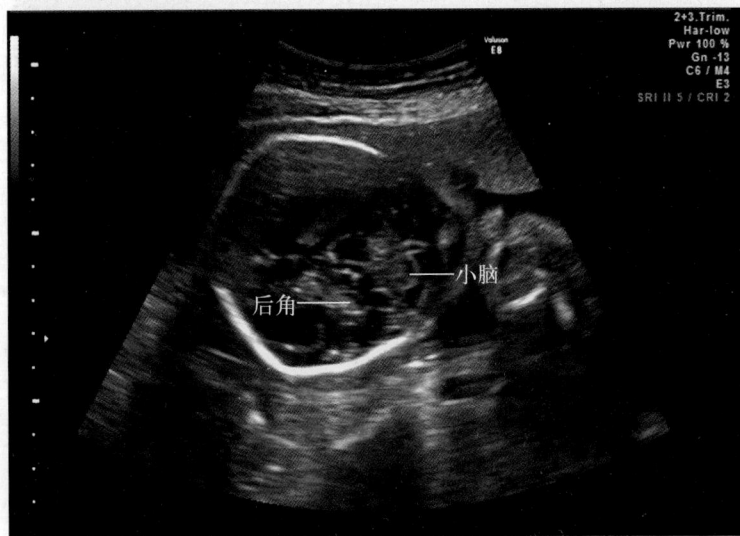

图 2-32　侧脑室后角冠状切面
显示小脑和侧脑室后角

（二）颜面部

【鼻唇冠状切面】

1．扫查方法　获得丘脑水平横切面后，将探头旋转90°，向胎儿面部平行移动并稍加调整即可获得。

2．标准切面　声束通过鼻、上下唇及颏部，可显示鼻部的外形、双侧鼻孔、鼻翼、鼻柱、上唇及人中、上下唇唇红、颏部。上下唇红部回声较低。该切面是显示唇腭裂畸形的最佳切面。在此切面应该重点观察唇部皮肤的连续性，判断有无唇裂（图2-33）。

【颜面正中矢状切面】

1．扫查方法　探头置于胎儿面部正前方，声束切面通过胎儿鼻尖处。

2．标准切面　该切面可显示前额、鼻、鼻柱、上唇、口裂、下唇、下颌及其深部的骨性结构，不应显示眼眶。下颌部（从下唇唇红部到颏部）则表现为有一定曲度的"S"形（图2-34）。

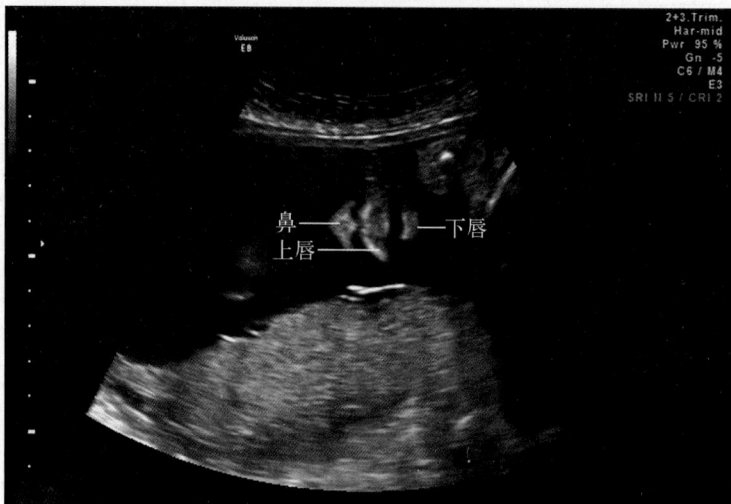

图 2-33　鼻唇冠状切面
显示胎儿的鼻唇部，唇红连续完整

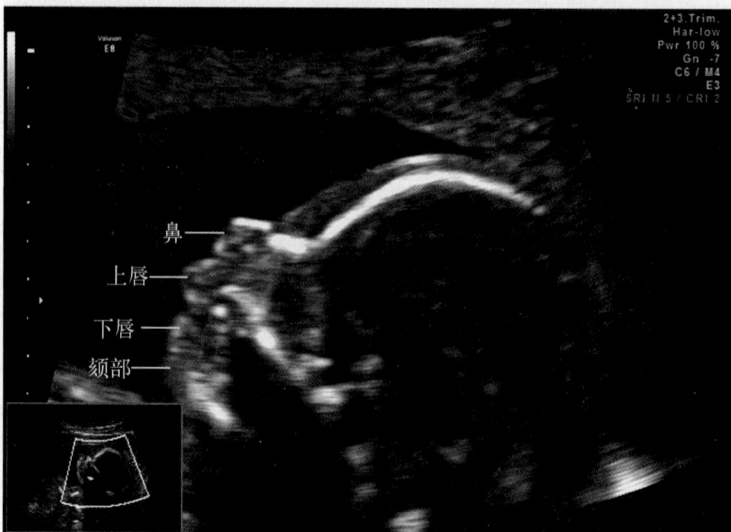

图 2-34　颜面正中矢状切面
显示前额、鼻、上唇、口裂、下唇、下颌等结构

3．测量指标　鼻骨长度：声束与鼻骨呈 $60° \sim 90°$ 角，光标置于鼻骨两端外缘（图 2-35）。

【双眼球切面】

1．扫查方法　探头置于胎儿面部正前方双眼水平，使声束尽量从胎儿面部正前方进入，显示双眼眶最大横切面。

2．标准切面　在同一切面内显示双侧晶体及眼球，且双侧晶体及眼球大小基本相等（图 2-36）。

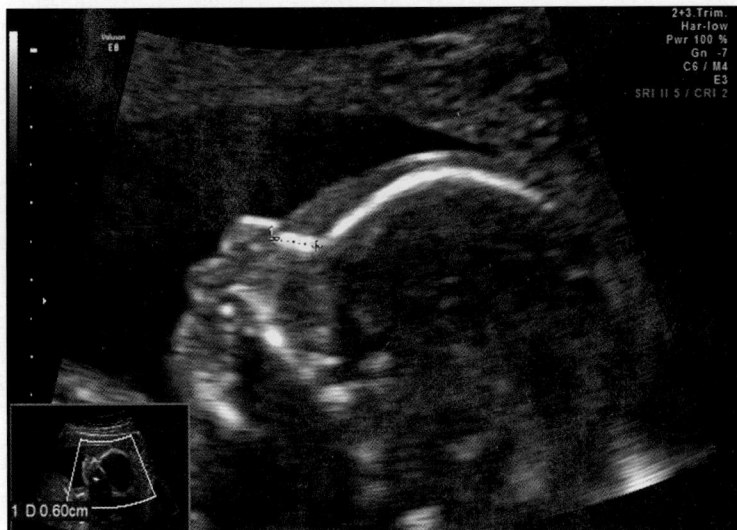

图 2-35 鼻骨长度测量方法（光标所示）

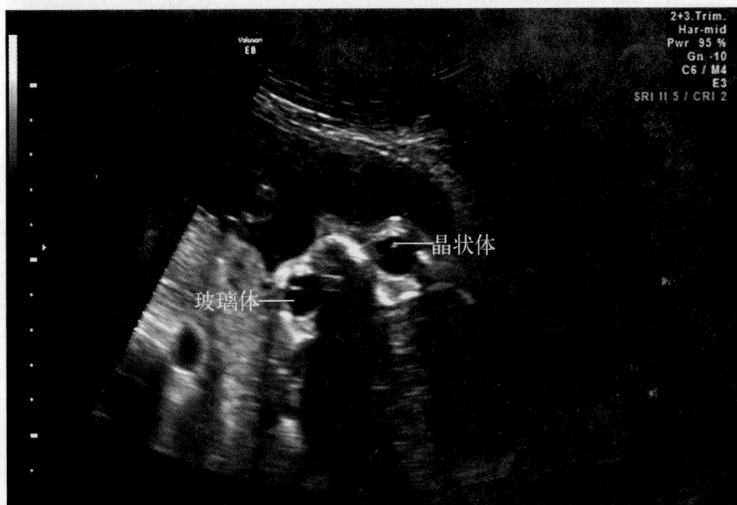

图 2-36 双眼水平切面
显示双眼及其内的晶状体和玻璃体

3．测量指标

（1）眼外距（眶内距） 两眼眶无回声区外缘的距离。

（2）眼内距 两眼眶无回声区内缘的距离（图 2-37）。

（3）晶体距 两侧晶体中心点的距离（图 2-38）。

● 正常值及注意事项

1）尽可能保证声束从胎儿面部正前方进入。

2）正常情况下，20 周以上胎儿眼内距约等于眼眶左右径。眼距过小或过大均提示胎儿畸形。

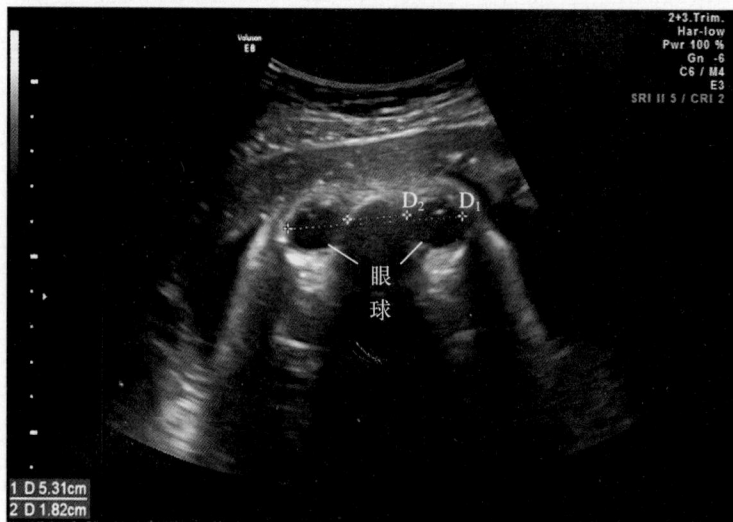

图 2-37　眼内距及眼外距的测量方法
D₁：眼内距；D₂：眼外距

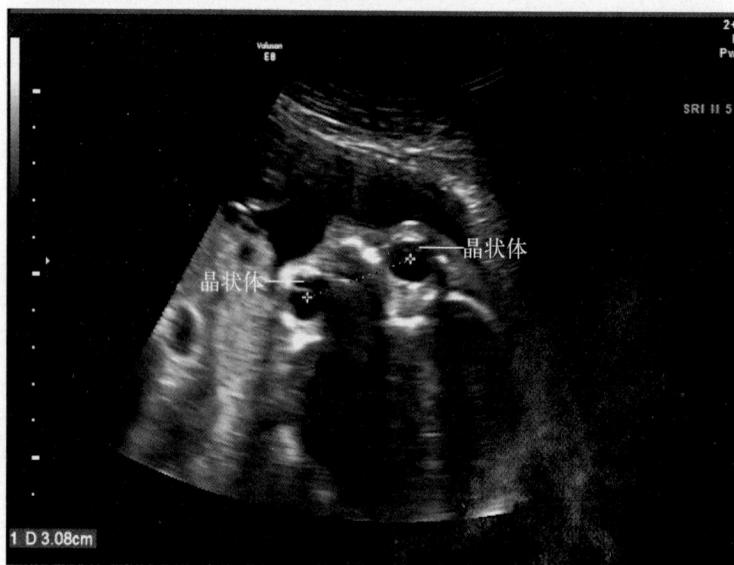

图 2-38　晶体距的测量方法（光标所示）

【上牙槽突横切面】

1. 扫查方法　获得双眼球横切面后，探头声束切面平行向下颌方向移动至上牙槽水平即可（图 2-39）。

2. 标准切面

（1）显示上唇呈带状连续中等回声，其中部可见人中，呈一小的"V"字形凹陷。

（2）上唇深部为上牙槽突，内外表面呈弧形强回声带，左右对称。

（3）深部为口腔无回声及其内的舌，受声影影响显示不清。

3. 观察内容　观察牙槽骨性强回声的连续性，连续中断考虑为腭裂。

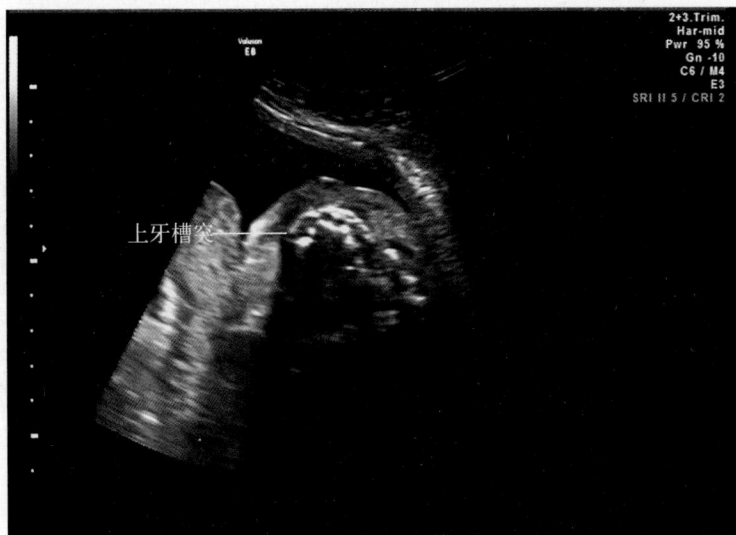

图 2-39 上牙槽突横切面

显示上牙槽突呈左右对称的弧形强回声带

【下颌骨纵切面】

1. 扫查方法 横切胎头后向胎儿尾侧平移探头，显示下颌骨后，转动探头显示下颌骨长轴（图 2-40）。

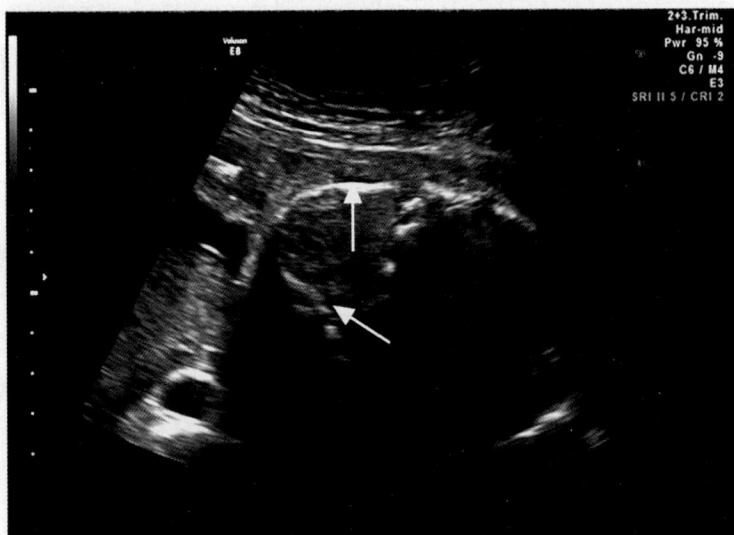

图 2-40 下颌骨纵切面

显示下颌骨的全长（↑）

2. 测量指标 下颌骨长度：测量自下颌骨正中关节至颞下颌关节的长度。正常胎儿的下颌骨长度约为 1/2 双顶径。

（三）脊柱

【脊柱矢状切面】

1. 扫查方法　探头置于胎儿背部，声束沿平行于胎儿脊柱长轴的方向，自枕骨大孔向后至骶尾部滑行扫查（图 2-41）。

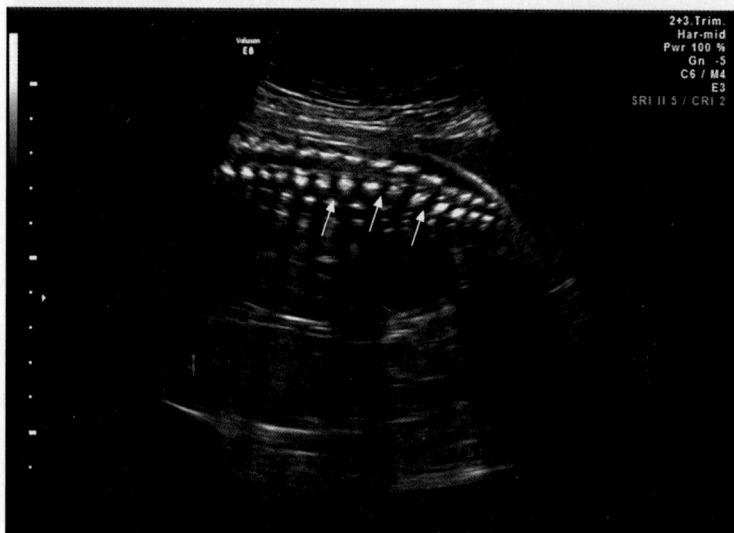

图 2-41　脊柱矢状切面
显示脊柱呈两条平行的强回声带（↑↑↑）

2. 标准切面　脊柱呈两行排列整齐的串珠状平行强回声带，从枕骨延续至骶尾部并略向后翘，最后融合在一起。在腰段膨大，两强回声带增宽，两强回声带之间为椎管，其内有脊髓、马尾等。

【脊柱横切面】

1. 扫查方法　探头置于胎儿背部，声束沿垂直于脊柱长轴的方向，自枕骨大孔向后至骶尾部滑行扫查。

2. 标准切面　横切面脊柱呈 3 个分离的圆形或短棒状小强回声团，呈"品"字形排列（图 2-42）。两个后骨化中心较小，且向后逐渐靠拢，呈"八"字形排列，前方较大者为椎体骨化中心与软骨韧带共同组成的圆环形椎管，椎管内容纳脊髓及马尾。

【脊柱冠状切面】

1. 扫查方法　探头置于胎儿侧腹部，声束方向与脊柱长轴方向一致，显示脊柱的冠状切面。

2. 标准切面　在近腹侧的脊柱冠状切面上，脊柱呈 3 条平行的"串珠"状强回声带，中间一条反射回声来自于椎体，两侧的来自于椎弓骨化中心。在近背侧的脊柱冠状切面上，脊柱仅表现为由椎弓骨化中心组成的两条平行强回声带，中央大的椎体骨化中心不显示，三维超声骨骼成像能够清晰显示脊柱结构（图 2-43）。

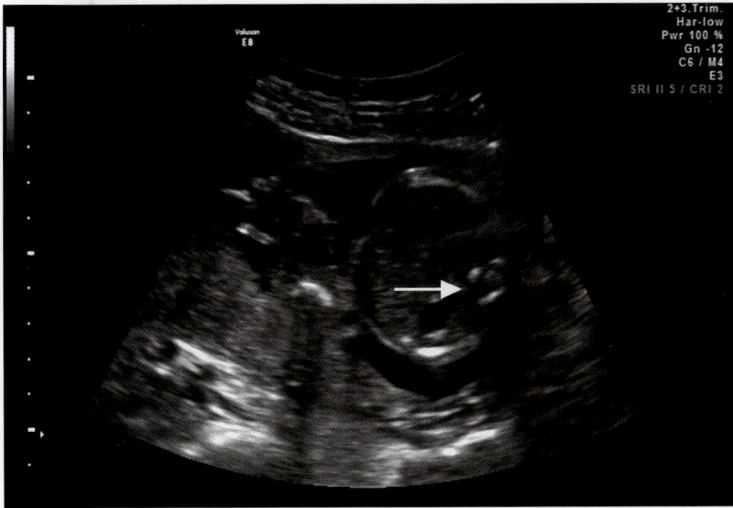

图 2-42 脊柱横切面
显示脊柱的三个骨化中心排列呈"品"字形（↑）

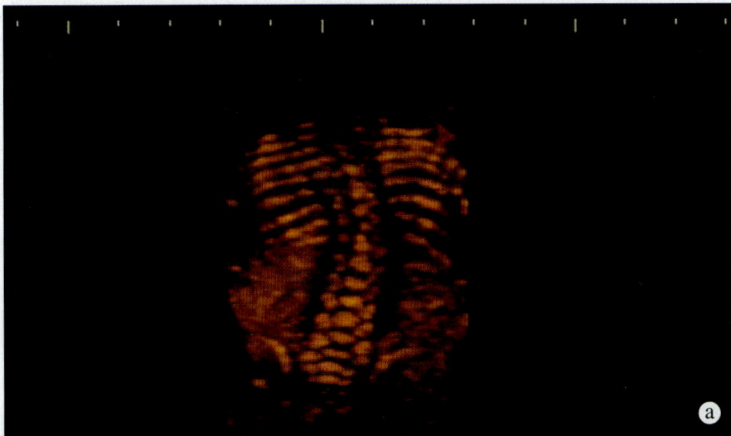

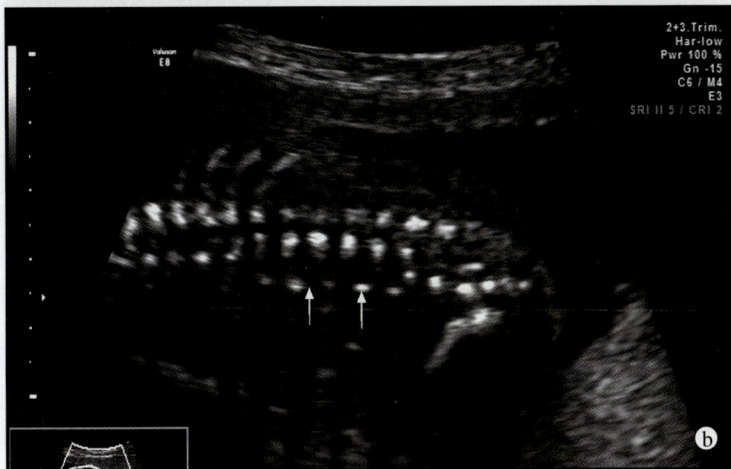

图 2-43 脊柱冠状切面
a. 三维超声显示脊柱立体图像；b. 二维超声显示脊柱呈 3 条平行的"串珠"样强回声带（↑↑）

● 检查注意事项

1）超声不能识别所有脊柱裂，尤其是骶尾部脊柱裂，当小脑形态异常和（或）颅后窝池消失时，常伴有脊柱裂。

2）正常脊柱矢状切面扫查时，要显示第一颈椎与枕骨的连续性；尾椎处向后稍翘并自然融合，生理弯曲自然流畅。

3）观察脊柱表面浅表组织的连续性，因为无隆起性缺损畸形（开放性脊柱裂）仅表现为软组织在缺损处的断裂。当脊髓脊膜膨出偏向于某一侧时，只在另一侧矢状切面扫查脊柱容易漏诊，故脊柱的横切面扫查是必须的。

4）腰椎椎管因腰膨大可以有轻微的增宽，是正常生理变化，不能视为病理情况。

5）脊柱的尾侧显示较困难（尤其是臀位）时，以坐骨骨化中心为标志表明到达脊柱末端。

（四）腹部

【腹部最大横切面】

1．扫查方法 探头置于胎儿腹部，声束方向垂直于胎体长轴，显示胎儿腹部最大横切面。

2．标准切面 腹部呈圆形或者椭圆形（受压时），可以看到以下结构（图2-44）：

（1）脊柱横切面 呈"品"字形排列的3个骨化中心。

（2）显示胎儿胃泡，脐静脉腹内段，门脉左、右支。

（3）尽量使胎儿腹部横切面呈圆形。

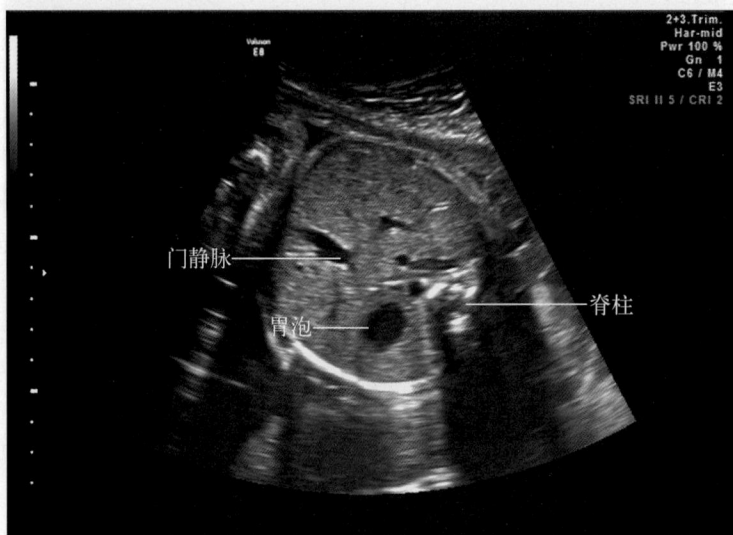

图 2-44 腹部最大横切面
显示胃泡、门静脉和脊柱

3．测量指标 腹围（abdominal circumference, AC）

● 测量方法

（1）分别测量前后径及横径，测量腹部一侧皮肤外缘到另一侧皮肤外缘的距离。

腹围 =（前后径 + 横径）× 1.57

（2）椭圆功能键沿胎儿腹部皮肤外缘直接包络测量（图 2-45）。

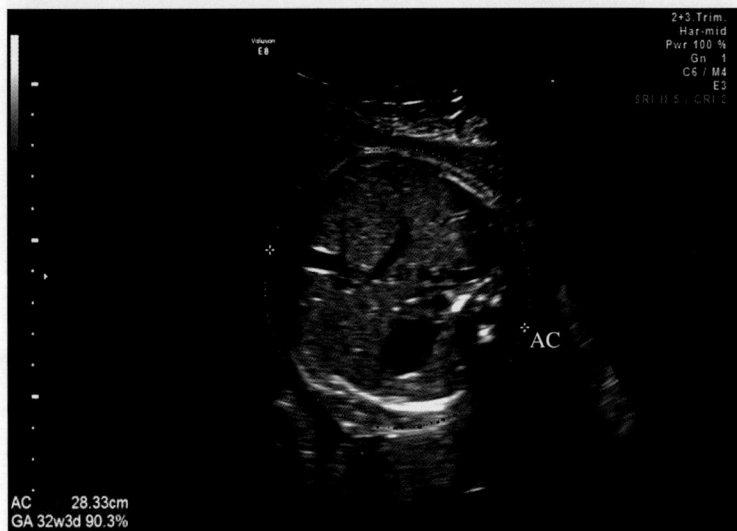

图 2-45　腹围测量方法
AC：腹围

● 注意事项

（1）腹围测量切面要尽可能接近圆形。

（2）肝内门静脉段不可显示过长。

（3）腹围与胎儿体重关系密切。常用于评价胎儿宫内营养状态，若腹围较小应该警惕胎儿宫内发育迟缓的可能。

（4）股骨长 / 腹围 × 100%，该值 < 20% 可能为巨大儿，> 24% 可能有宫内发育迟缓。

（5）孕 35 周前，腹围小于头围，孕 35 周左右，二者基本相等，孕 35 周后，胎儿肝脏增长迅速，皮下脂肪积累，腹围大于头围。

【胃泡切面】

1. 扫查方法　获得胎儿腹部最大横切面后，找到胃泡后，旋转探头，即可获得胃泡长轴切面。

2. 标准切面　显示胃泡的最大横切面及纵切面（图 2-46）。

3. 测量指标　长径：包括幽门在内的胃泡最大长轴切面上的最大长径（弯曲状时用折线法）。

前后径：同一切面上垂直于长径的最大径线。

左右径：垂直于最大长轴切面的胃体中部横切面上的左右最大径线（前后径及左右径均针对脏器长轴而言，非针对胎儿体位而言）。

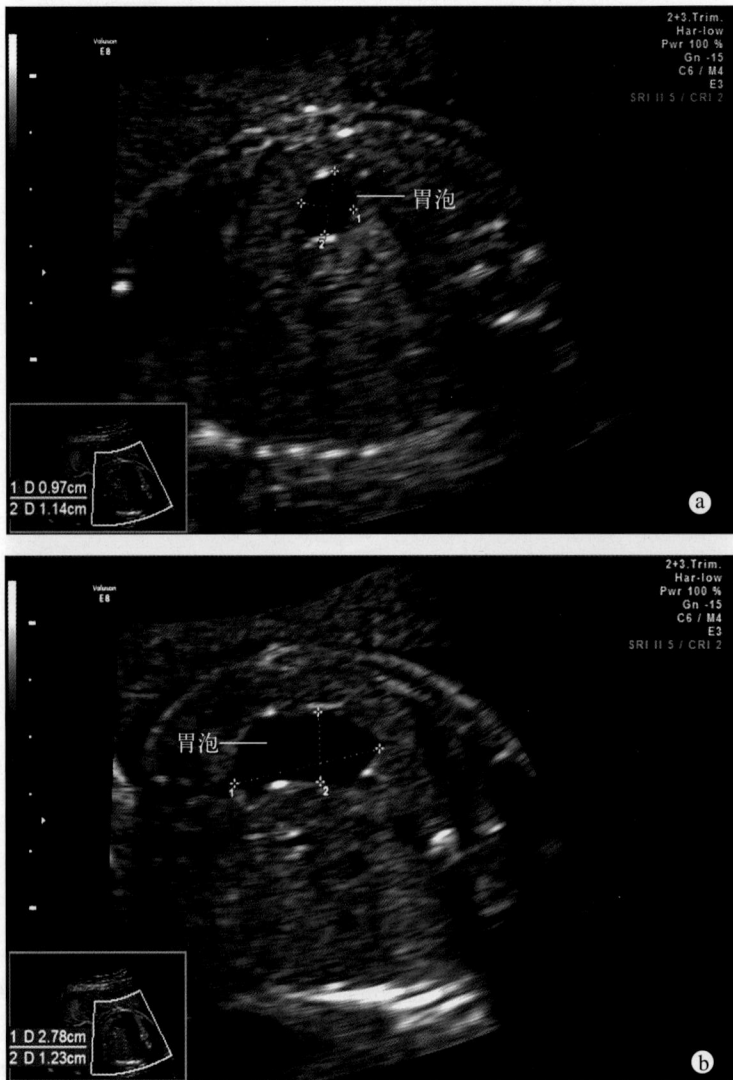

图 2-46　胃泡测量方法
a.胃泡横切面最大测量切面；b.胃泡纵切面最大测量切面
+···+：胃泡测量方法

【胆囊＋脐静脉切面】

1．扫查方法　获得腹部最大横切面后,向下稍微平行移动探头即可显示胆囊及脐静脉(图2-47)。

2．标准切面

● 注意事项　正常时胆囊位于脐静脉右侧,CDFI显示胆囊内无血流信号充盈,中晚孕期可以显示胆囊壁结构,有时其内可见胆囊结石回声。当胆囊不显示时,应嘱患者活动后复查。胆囊发育不全或缺如,以及胆囊扩大都可能提示胎儿畸形。

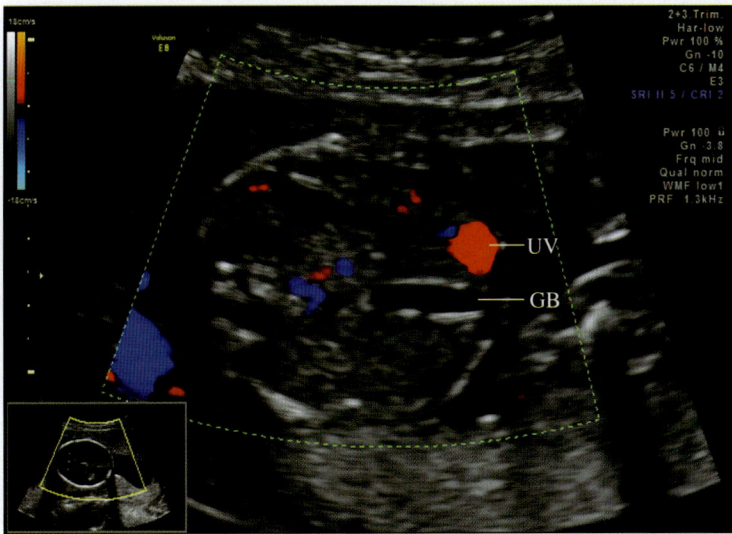

图 2-47　胆囊、脐静脉切面

显示胆囊和脐静脉。GB：胆囊；UV：脐静脉

【静脉导管切面】

1. 扫查方法　胎儿正中偏右侧矢状切面或腹部横切面，显示脐静脉入下腔静脉处。

2. 标准切面　显示胎儿主要血管，包括脐静脉腹内段、门静脉、静脉导管、心脏等（图 2-48）。

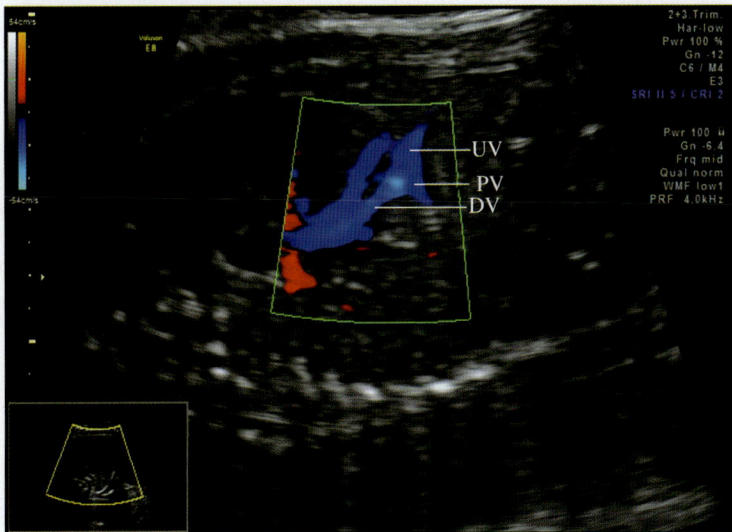

图 2-48　静脉导管切面

UV：脐静脉；PV：门静脉；DV：静脉导管

3．观察内容　在脐静脉近心端和右心房之间寻找流速增快的节段即胎儿静脉导管部位，取样框置于流速增快的节段中部，测量s波、d波、a波峰值流速。心房收缩期a波消失或反向为a波异常（图2-49）。

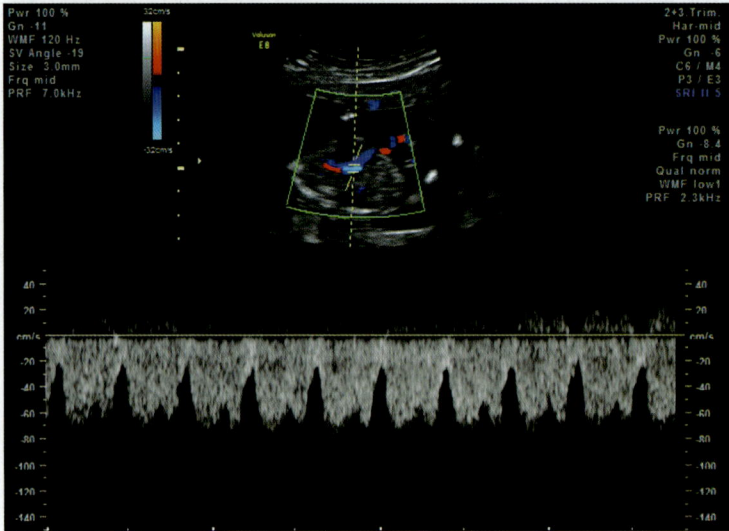

图2-49　静脉导管频谱

【脐带入口切面】

1．扫查方法　获得胎儿腹部最大切面后，平行向胎儿足侧移动探头，显示脐带与腹壁连接处（图2-50）。

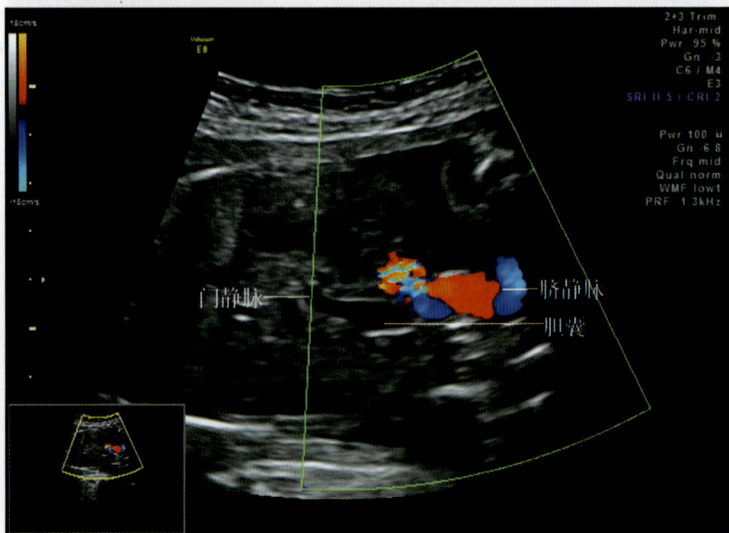

图2-50　脐带入口切面
显示脐带与腹壁的连接

2. 观察内容 注意脐带内血管的数量，是否有单脐动脉或者脐带囊肿，有无微小的脐疝。

【双肾切面】

1. 扫查方法 获得胎儿腹部最大横切面后，向胎儿足侧平行移动探头，显示脊柱横切面及两侧的肾脏切面，然后旋转90°后获得长轴切面，尽量使肾脏长轴与声束垂直。

2. 标准切面 肾脏最大横切面和纵切面，清晰显示肾被膜、肾实质回声偏低，集合系统排列规则，呈均匀高回声。

3. 观察内容 观察双侧肾脏回声，有无肾盂分离或者肾积水，以及肾动脉由腹主动脉发出向两侧走行进入肾脏（图2-51，图2-52）。

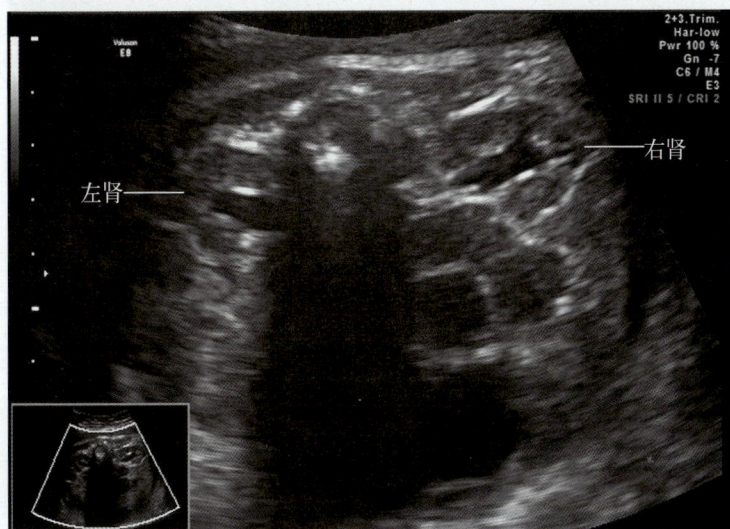

图2-51 双肾横切面
显示双肾位于脊柱两旁

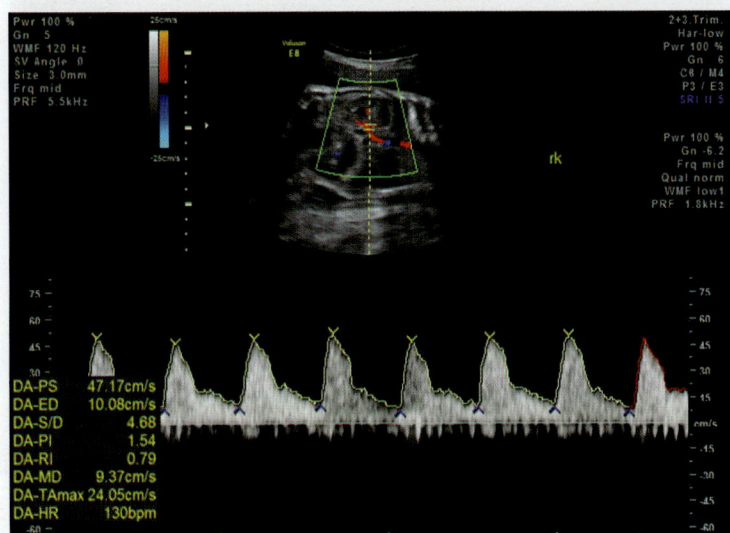

图2-52 肾动脉频谱多普勒

4．测量指标

（1）肾脏长径　测量长径为肾脏上极外缘至下极外缘的距离（图2-53）。

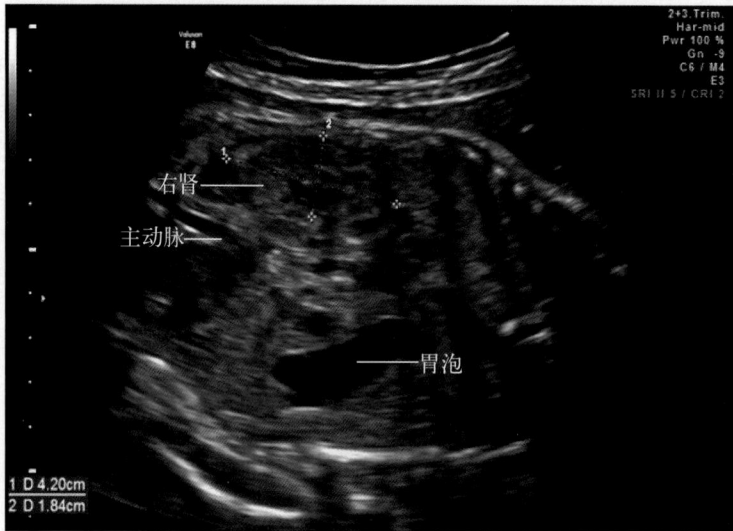

图2-53　肾脏长径的测量方法（光标所示）

（2）肾盂宽度　测量肾盂内缘之间的距离（图2-54）。

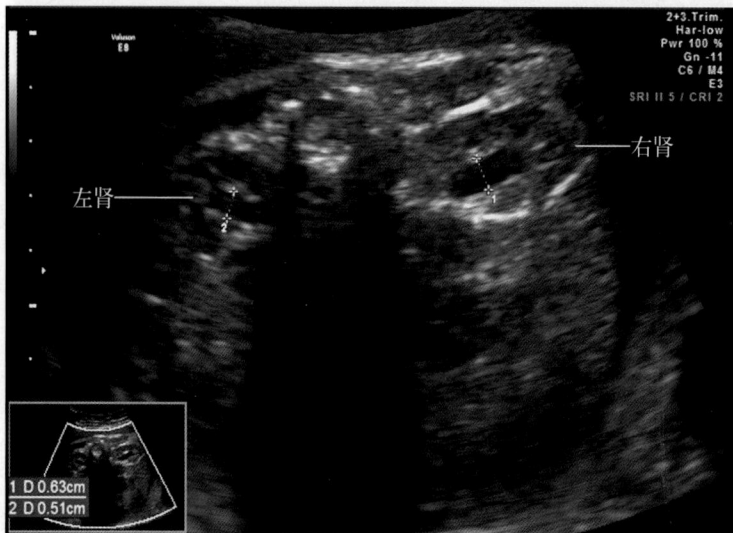

图2-54　肾盂宽度的测量方法（光标所示）

【肾上腺切面】

1．扫查方法　在获得肾脏横切面后探头稍向上移动即可显示。肾脏纵切面上极见一"月牙"状或"米粒"样低回声团，其内可见一线样高回声，即为肾上腺。

2．标准切面　可较清晰显示肾上腺边界，内部结构（图2-55）。

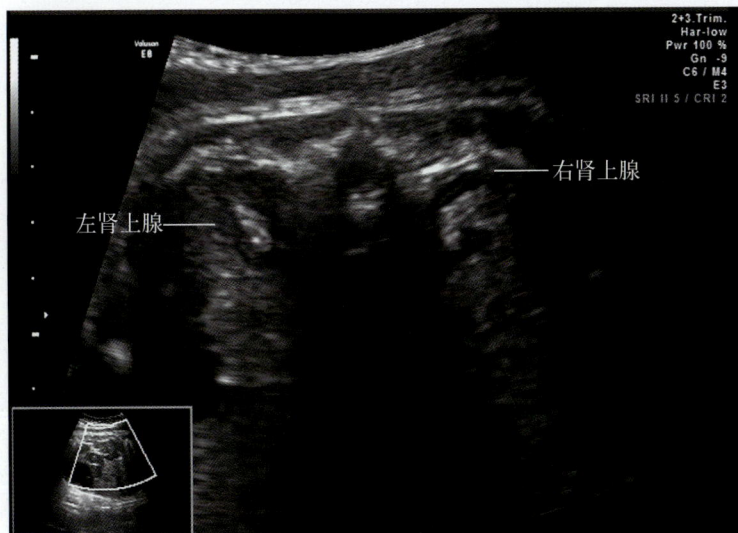

图 2-55 胎儿肾上腺切面
显示脊柱两旁的"月牙"状低回声肾上腺

【膀胱 + 双脐动脉切面】

1．扫查方法 获得胎儿腹部最大横切面后，向胎儿足侧移动探头至下腹部，显示膀胱及脐动脉即可。

2．标准切面 显示膀胱为无回声区，CDFI 显示膀胱两侧的脐动脉（图 2-56）。

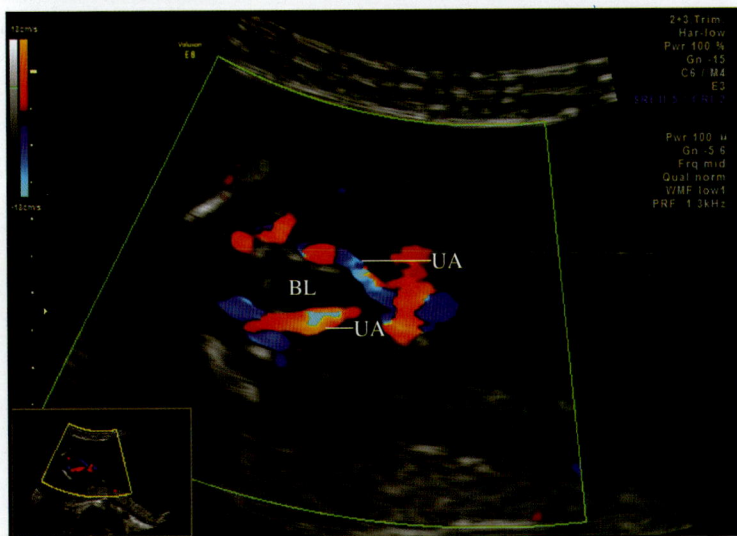

图 2-56 膀胱、双脐动脉切面
显示膀胱（BL）及其两侧的脐动脉（UA）

3．观察内容 观察膀胱充盈度，观察膀胱两侧的脐动脉是否均存在。

膀胱位于胎儿下腹部的无回声囊性结构，妊娠 11～14 周出现，妊娠 15 周常规超声可见。随时间和充盈情况，其大小、形态均可以发生变化，因此，需要连续观察。

测量切面与测量胃泡的方法相同。

【结肠(小肠)的长轴最大切面】

妊娠 13～14 周，由于肠腔内无液体，呈高回声；妊娠 18 周后出现肠蠕动，肠腔内出现无回声液体；妊娠 26 周后肠曲可以清晰显示（图 2-57）。

晚期妊娠时结肠内径小于 20 mm，小肠内径小于 14 mm，节段长度不超过 15 mm。

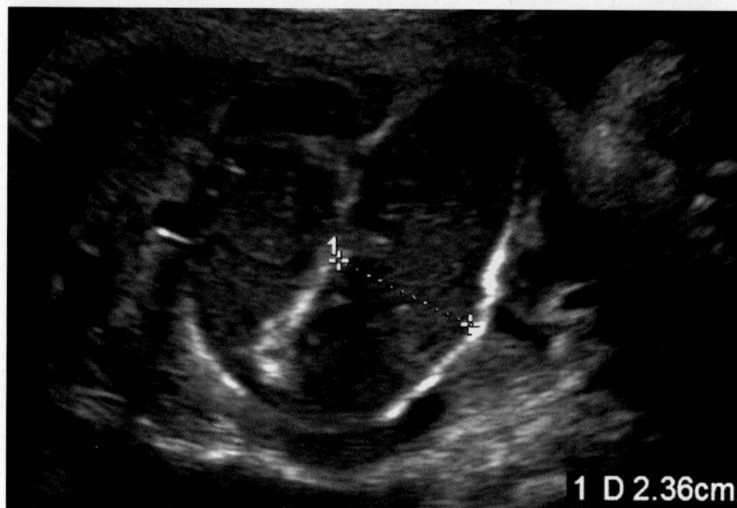

图 2-57　肠管内径测量方法（光标所示）

测量肠管的一侧内缘到对侧内缘的最大距离（垂直于肠管长轴）

（五）四肢

【股骨长轴切面】

1. 扫查方法　从胎儿臀部显示髂骨，然后旋转探头，纵切股骨。

2. 标准切面　显示股骨全长及两端低回声的干骺端，股骨长轴与声束夹角应大于 60°，测量点应为股骨两端"U"形的中点，不包括骨骺端（图 2-58）。

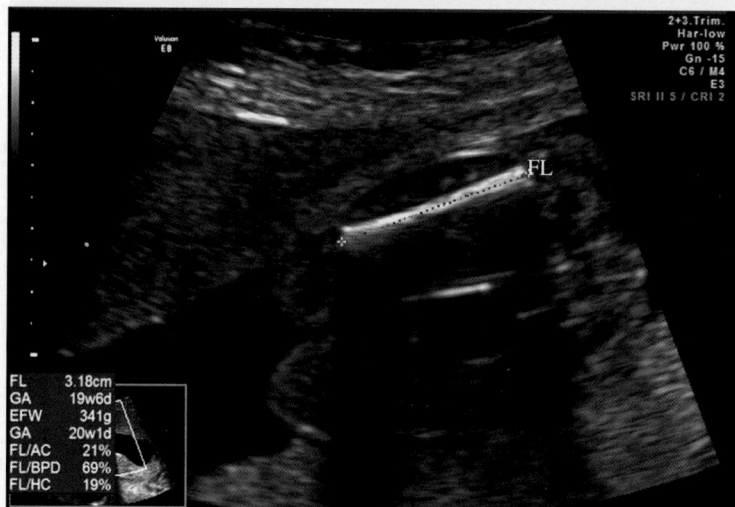

图 2-58　股骨长轴测量方法（光标所示）

FL：股骨

【胫、腓骨长轴切面】

1. 扫查方法 在扫查股骨后, 顺序扫查胎儿胫、腓骨。

2. 标准切面 充分显示各骨全长。一般不会在同一切面测量胫、腓骨 (图 2-59, 图 2-60)。

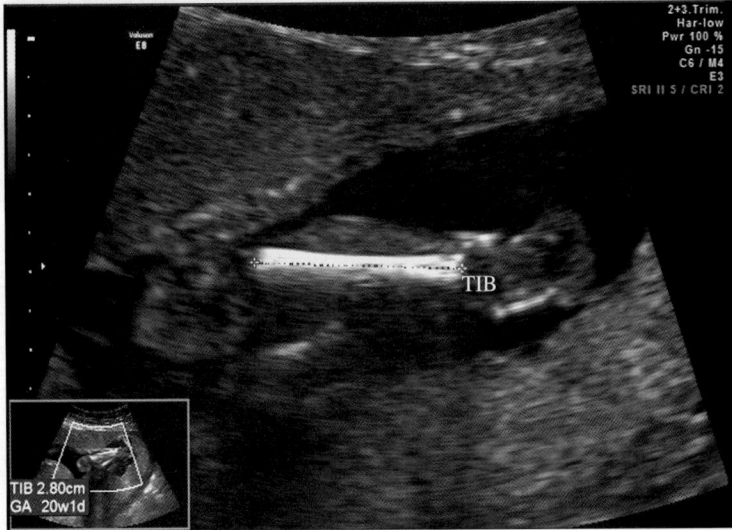

图 2-59 胫骨测量方法 (光标所示)
TIB: 胫骨

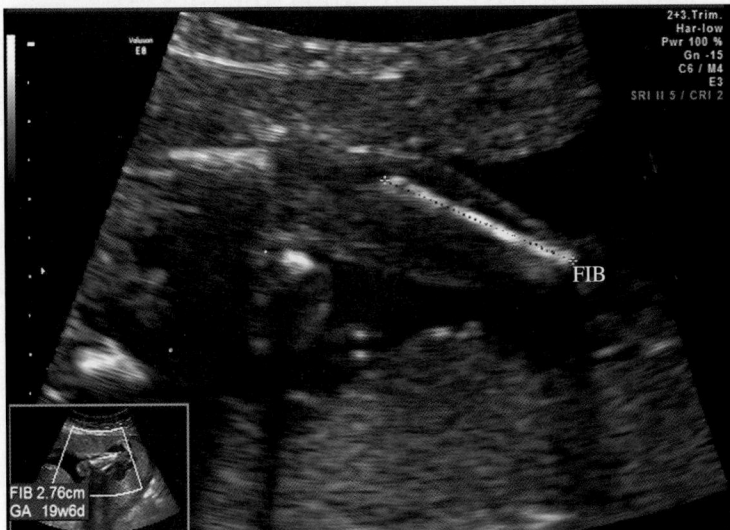

图 2-60 腓骨测量方法 (光标所示)
FIB: 腓骨

【足底切面】

1. 扫查方法 在完成胫、腓骨扫查后, 顺序扫查胎儿足部。

2. 标准切面 清晰显示足底及各趾骨在同一切面上, 足长测量从足跟皮肤外缘与最长趾趾尖（第一或第二趾骨）的距离（图2-61）。

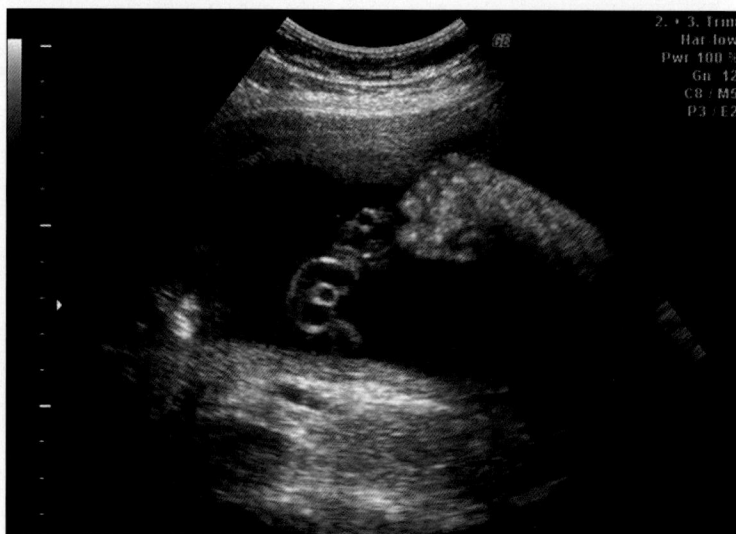

图2-61　足底切面

【肱骨测量】

1．扫查方法　胎儿胸部横切找到肩胛骨，探头略向外显示肱骨短轴切面，然后旋转探头，纵切肱骨。

2．标准切面　清晰显示肱骨全长，并显示肱骨鹰嘴窝（图2-62）。

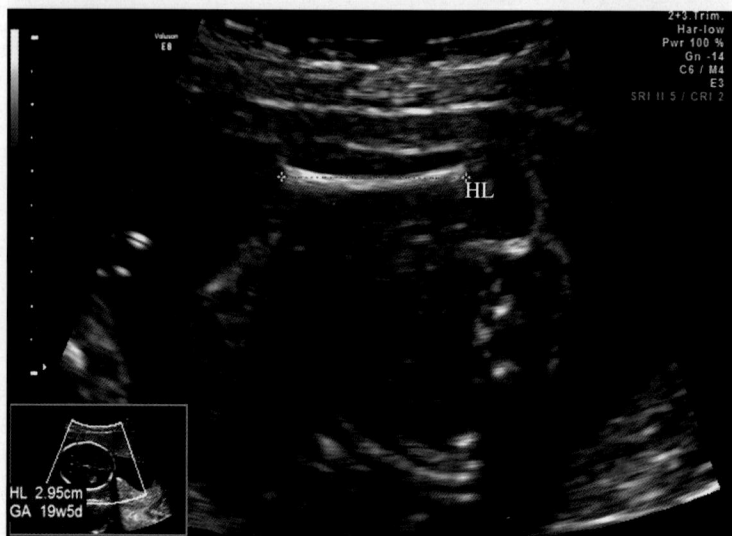

图2-62　肱骨测量方法（光标所示）
HL：肱骨

【尺、桡骨切面】

1. **扫查方法** 在扫查到胎儿肱骨后顺序扫查尺、桡骨。

2. **标准切面** 不要求在同一切面测量尺、桡骨，桡骨下端粗大，上端细小，尺骨下端细小，上端较粗大，可见鹰嘴，尺骨测量应包括鹰嘴（图2-63，图2-64）。

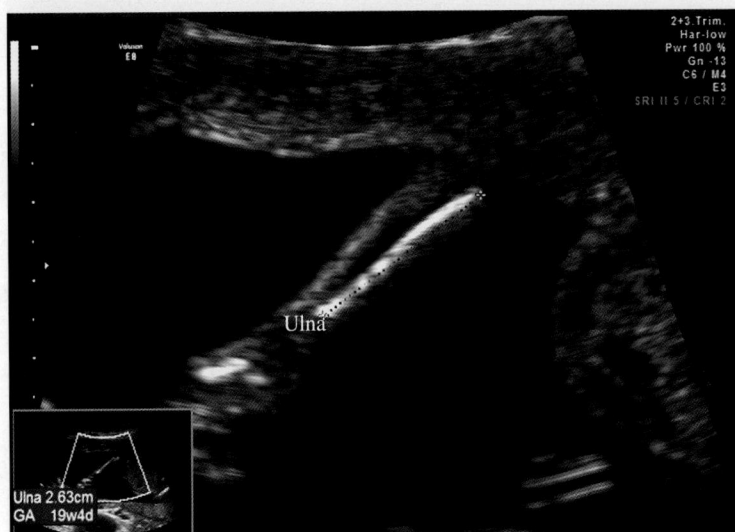

图2-63 尺骨测量方法（光标所示）

Ulna：尺骨

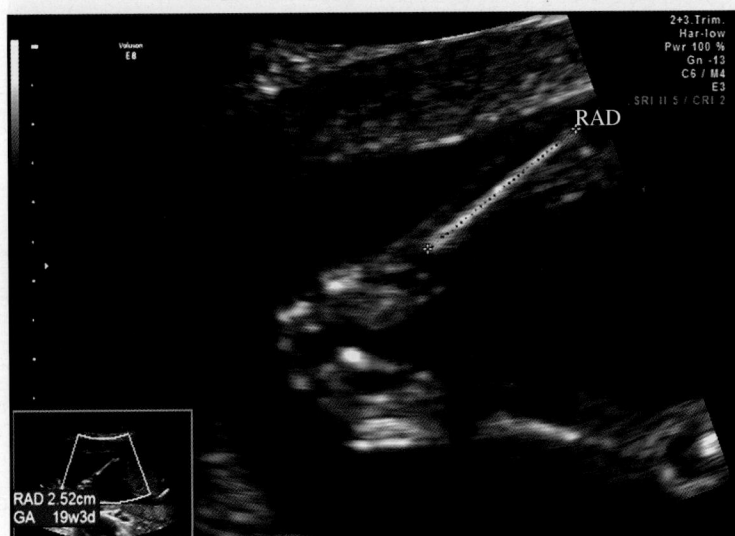

图2-64 桡骨测量方法（光标所示）

RAD：桡骨

【手切面】

1. **扫查方法** 沿尺、桡骨切面，顺序寻找到手。

2．标准切面　显示尽可能多的掌骨和指骨（图2-65，图2-66）。

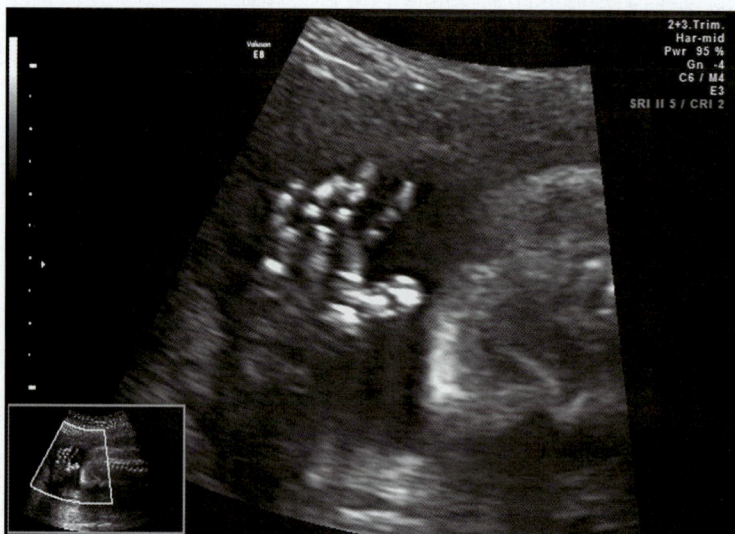

图 2-65　胎儿手切面

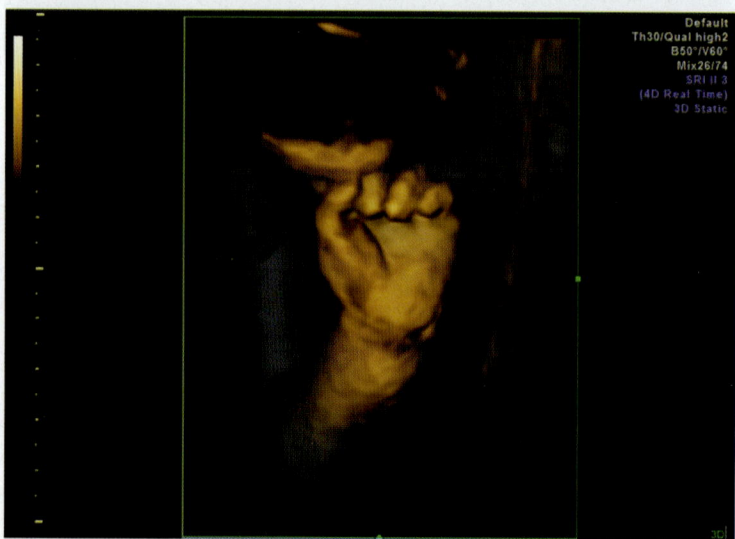

图 2-66　胎儿手三维切面

3．观察内容　可以清晰显示指骨及掌骨的排列、数目及手的姿势，观察是否有多指、缺指，是否是并指及截断指以及裂手畸形等，三维超声更加清晰显示手的全貌。

（六）胸部

【胸部横切面】

1．标准切面　肺脏位于心脏两侧，呈中等回声的实性结构，回声均匀，随着妊娠进展，肺脏回声渐强，两侧肺脏大小接近（四腔心切面上右肺略大于左肺），边缘光滑，回声相等，不挤压心脏。同时显示心脏切面。

心脏占据1/4～1/3胸腔容积，心脏大部分位于中线左侧，仅右房和右室小部分位于中线右侧胸腔右前1/4区域（图2-67）。

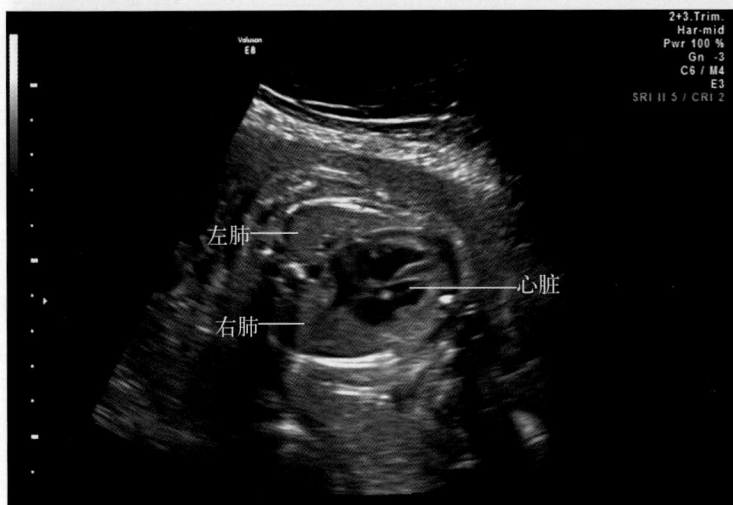

图 2-67　胸部横切面
显示心脏四腔心及双肺

2．观察内容　胸廓的形态大小、胸廓是否对称；心脏的位置、大小、心胸比例。

3．测量指标　胎儿心胸比例。

（1）测量标准切面　在胎儿心脏四腔心切面上测量，此切面上应该显示有一根完整的肋骨声像图，以确保所显示的切面为标准的横切面。

（2）测量方法　①测量心脏周长与面积：采用电子测量仪沿心包周围测量，可自动产生周长与面积；②测量胸围与胸腔面积：采用电子测量仪沿肋骨外缘测量（注意不要将胸部软组织包括在内），可自动产生胸腔的面积与周长，二者之比即为心胸比例（图2-68）。

● 正常值　胎儿心围/胸围约等于0.4，胎儿心脏面积/胸腔面积为0.25～0.33。

【胸部纵切面】

1．标准切面　位于肺尖水平头侧的锁骨和尾侧的膈肌是区分胎儿胸腔上下界的超声辨认标志，胎儿膈肌在声像图上显示为光滑的低回声带，位于胎儿心脏、肺和肝脾之间（图2-69）。

2．观察内容　膈肌低回声带是否完整；胸腹腔比例是否适当；有无腹部异常膨隆或胸腔异常塌陷；比较肝脏和肺的回声强度，正常情况下，肺组织回声较肝脏略高。

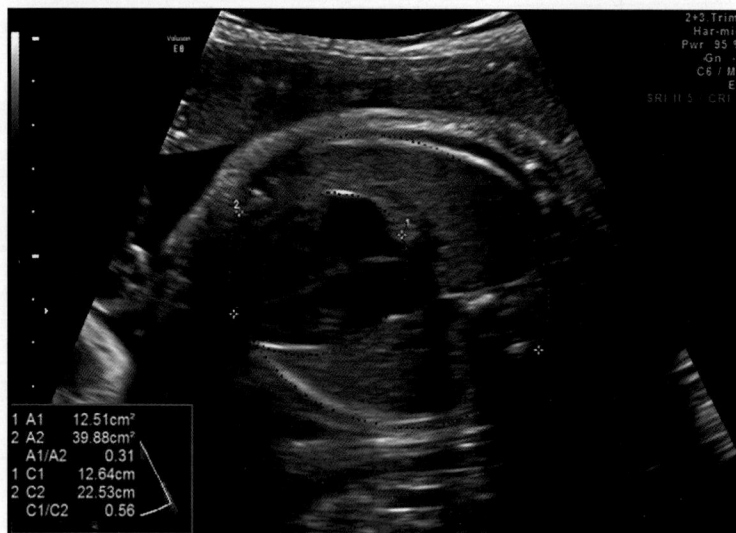

图 2-68　心胸比例的测量方法

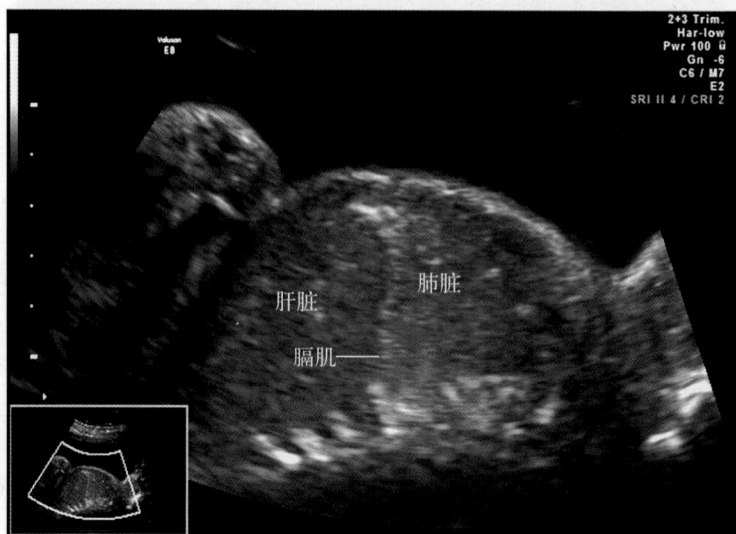

图 2-69　胎儿胸部纵切面
显示胎儿肺脏、肝脏及膈肌

（七）胎儿外生殖器官

【外阴部冠状切面】

1. 扫查方法　寻找到脊柱骶、尾部，冠切面显示髂骨，在两股骨头中间寻找。

2. 标准切面　在同一切面上清晰显示。女性显示大阴唇和阴蒂，呈"三明治"征象，男性显示阴茎和阴囊及睾丸（图 2-70，图 2-71）。

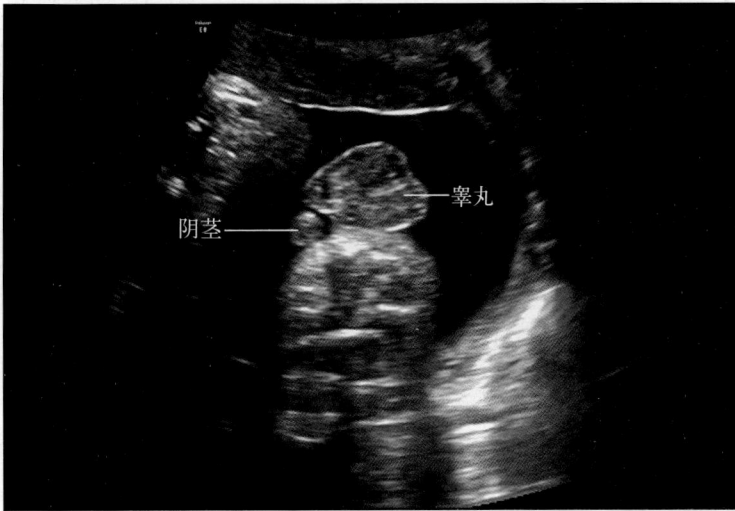

图 2-70 男性胎儿外生殖器的冠状切面
显示阴茎和睾丸

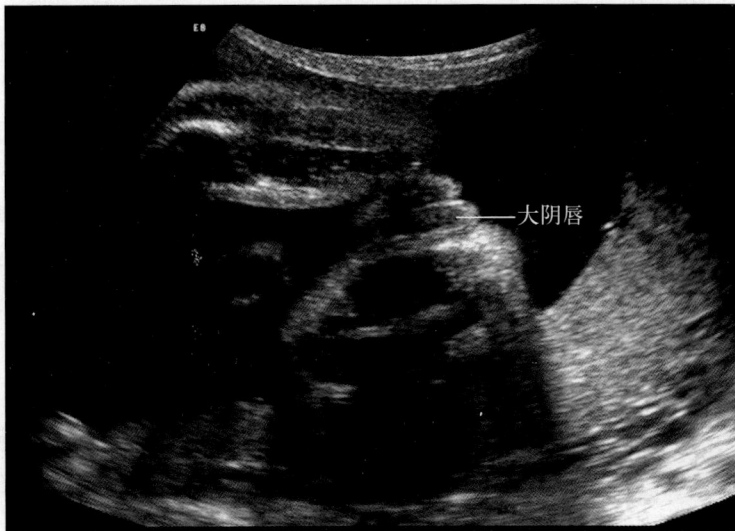

图 2-71 女性胎儿外生殖器的冠状切面
显示大阴唇

（孙立涛 宋秀珍）

第三章

神经系统畸形

第一节 神经系统的胚胎发育

神经系统由中枢神经系统和周围神经系统两部分构成,其形成的最初过程早在胚盘出现两侧褶时(约18天)便已发生。

人胚胎发育至第3周时,外胚层开始出现称为神经板的区域。神经板的内侧微微增厚,中间部分下陷,形成神经沟。第3周末,神经板增厚部分的边缘渐渐隆起,形成神经褶。在神经沟不断加深的同时,两侧神经褶向内侧合拢,这时神经板的中段开始出现分节。第4周时,分节不断增多,两侧神经褶开始在4~6对体节处的神经褶处首先愈合成神经管,并向神经板的头尾两端扩展,形成两端开孔的神经管。神经管的头端部分比较宽大,将来发育成脑,而较为狭窄的尾端部分伸延生长得较快,则发育成脊髓。在25~27天,前后神经孔先后愈合,形成闭合神经管。第4周时,神经管的头端形成了前、中、后3个脑泡。前脑泡发育成端脑和间脑;中脑泡发育为中脑;后脑泡即为菱脑,形成为小脑、脑桥及延髓。

端脑的发育

胚胎在第4周之后,前脑泡壁向两侧突出形成2个脑泡,发展成两侧大脑半球。半球内的空腔即为左右侧脑室,并借室间孔与第三脑室相通。第6周时,大脑半球的基部壁增厚,形成纹状体,大脑半球前部皮质发展成为额叶,上部发展成为顶叶,后部发展成为枕叶及颞叶。第5个月的人胚胎大脑半球表面仍然光滑。第7个月时半球表面方出现主要沟、回;此时,发达的大脑半球已将间脑、中脑、脑桥、小脑及延髓掩盖。

丘脑的发育

丘脑的形成主要基础仍然是第三脑室壁的细胞。在神经管形成的早期,它的壁为一层柱状上皮,胚胎发育到6周时,管壁明显分为3层:内层为室管膜层;室管膜细胞不断分裂增生并迁移至外侧形成中层,称为外套层。外套层细胞不断分化成为神经细胞及神经胶质细胞。神经管的外层为边缘层,由室管膜层及外套层细胞的突起构成。由于外套层细胞迅速增生和分化,在神经管的左右两壁各出现两个增厚部分:背侧的称为翼板,腹侧的为基板。两板之间各形成了一条纵贯神经管前后的界沟。在间脑部分,侧壁的界沟并不明显。只留有丘脑下沟的痕迹,其上方即为上丘脑，是来自翼板和脑室的顶板，而丘脑则完全由翼板演化而成，下丘脑则由基板和脑室的底板共同形成。

小脑的发育

小脑和脑桥系由菱脑的后脑部分发育而成。在早期的后脑横切面上，可以看到扩大的第四脑室菱形窝，其上方为顶板，翼板与基板向两侧展开。到第7周末，神经管在后脑处发生向腹侧方下凸的脑桥曲，此时顶板与翼板的连接处逐渐增厚，形成菱唇，菱唇由于脑桥曲的形成和深陷而变为横向排列的小脑板。小脑板的两侧较厚，中间一狭窄部分较薄，前者发育成为小脑半球，后者发育成为蚓部，这是小脑发育的第一阶段。16周时，表面光滑的小脑板上出现横向裂隙，将小脑本体和绒球分开。然后，在小脑本体上出现横向裂隙，将小脑分为前叶、后叶。稍迟，在前叶、后叶上又出现裂隙，将小脑分为许多叶。

延髓的发育

延髓由胚胎的后脑泡，即菱脑的末脑部分发育而成，头侧与脑桥相连接，尾侧和延髓连续，为第四脑室后半部的底部。和脑桥的发育过程一样，延髓的感觉神经核团及中继核团是由翼板发展而来。第四脑室的顶板与间充质细胞及毛细血管一起组成了脉络丛突入在脑室上方。

脊髓的发育

脊髓系由末脑的尾侧神经管演发而成。在3个月的人胚脊髓断面上，已出现明显的腹正中裂。在背侧的外表面正中线上出现一条纵行浅沟，称为背正中沟。此时白质与灰质的界线已经分明。左右两侧灰质在中央管周围并相互连接，在脊髓的横切面上构成蝶样的图形。由基板发育而成的前侧灰柱，主要为运动神经元构成，而来自翼板的背侧灰柱则含有联合神经元，接受来自外周的传入神经冲动。此外，在胸段和腰段的灰质两侧各发生一个侧灰柱，内为自主性神经元，它们发出节前纤维支配内脏器官（自主神经系统）。脊髓的尾端发育较特殊，它不是神经板演发的产物，而是由其末端的尾结节发育而成。尾结节分裂出成束的细胞，称为终丝。终丝的末端有一个膨大的吸盘状结构，固着在尾骨附近的皮肤下方。

第二节　正常胎儿神经系统的声像图特点

神经系统由于其胚胎发育的复杂性也导致其颅内结构的复杂性，并且在胎儿发育生长过程中，不同阶段表现略有改变。因此，产前超声对辨认颅内结构具有一定的困难。但对正常颅内结构的识别对脑部畸形的诊断具有重要的意义。

（一）早孕期神经系统超声特点

（1）8周时可见脑泡发育，呈无回声结构，10周时可见颅骨光环，钙化不完全，回声较弱，11～12周后可显示出完整的颅骨强回声光环，呈强回声，呈椭圆形，两侧对称。侧脑室比率相对较大，脉络丛充满侧脑室，呈"鞋底"状（图3-1）。

（2）11～12周后颅内可见中线结构、丘脑及透明隔腔，高分辨力超声可见脑干及小脑结构等。

（3）脊柱排列整齐，10周前呈低回声平行线，10周后呈"串珠"状平行强回声线，但椎弓、椎体回声相对较弱，钙化不完全（图3-2）。

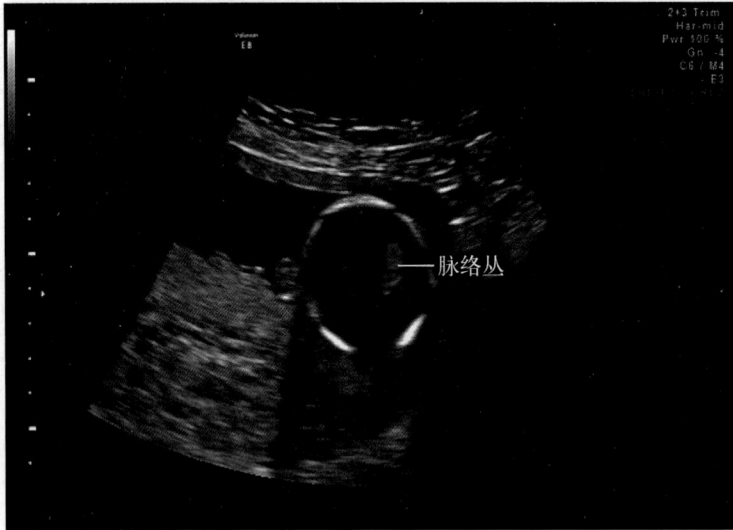

图 3-1 早孕期侧脑室横切面
显示侧脑室内充满脉络丛

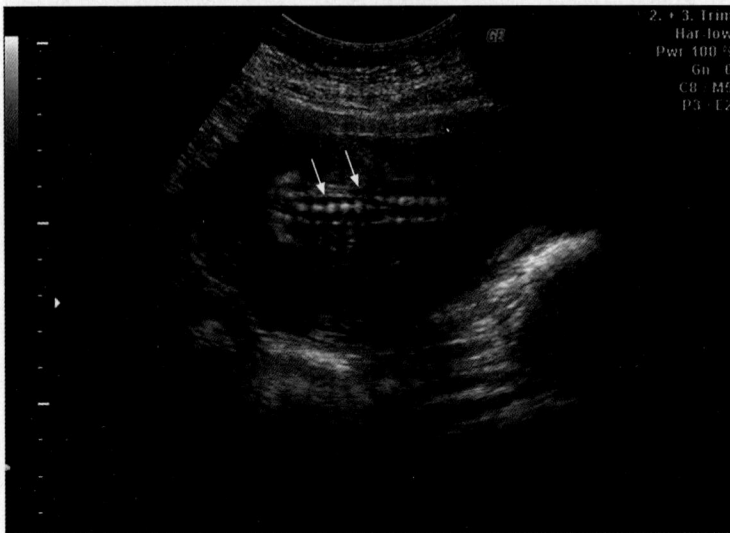

图 3-2 早孕期脊柱冠状切面
显示脊柱椎弓椎体回声较低（↓↓）

（二）中、晚孕期神经系统声像图特点

（1）颅骨强回声光环完整，呈椭圆形，颅骨钙化完全，回声较强，侧脑室比率逐渐变小，脉络丛逐渐变小。

（2）可见大脑半球结构，脑实质回声偏低，并逐渐可见脑沟回出现，中线结构如丘脑、透明隔腔、胼胝体、大脑镰、第三脑室、侧脑室及其内部的脉络丛。

（3）13周后小脑半球可见，并可探及小脑蚓部、小脑延髓池及第四脑室。

（4）脊柱横切面呈一可有中断的近圆形或三角形的强回声，中央的无回声为椎管，两侧为椎弓强回声，中间为椎体强回声。

（5）脊柱纵切面呈具有一定弯曲的平行强回声带，尾部自然闭合上翘。

（6）脊柱冠状切面呈三条平行强回声带，中间强回声为椎体，两侧为椎弓。该切面是诊断脊柱疾病的重要切面。

（三）胎儿神经系统观察内容及切面

观察脑内结构常用的主要切面有丘脑切面、侧脑室切面、小脑横切面。其他内容详见第二章有关"神经系统筛查内容及切面测量"。

第三节　胎儿中枢神经系统畸形

胎儿畸形是胎儿死亡及新生儿死亡的主要原因。中枢神经系统畸形为胎儿畸形中最常见者，产前超声检查阳性率也较高，一般不容易漏诊。明确诊断后，及时终止妊娠，有利于优生和减少孕妇体力和精神上的负担。

一、无脑儿

无脑畸形系前神经孔闭合失败所致，是神经管缺陷最严重的类型。病因不明，是多因素致病，包括遗传环境、致畸因子（如射线、水杨酸盐、磺胺）等。有报道，颅-脊柱全裂合并18-三体综合征、露脑畸形合并13长臂缺损。

正常情况下，胚胎4周时（妊娠6周）前神经孔关闭，外胚层下的间质组织向中央移行。以后外胚层成为头皮间质组织成为肌肉和颅骨，约妊娠10周完成颅骨钙化，若这一过程发生障碍，则颅盖骨不能形成，便可出现颅盖骨缺失。

【病理改变】

其主要特征是颅骨穹隆缺如（眶上嵴以上额骨、顶部和枕骨的扁平部缺如），伴大脑、小脑及覆盖颅骨的皮肤缺如，但面骨、脑干、部分枕骨和中脑常存在，眼球突出呈"青蛙"样眼），50%伴脊柱裂，部分病例可伴畸形足、肺发育不良、唇腭裂、脐膨出裂等，常伴有羊水过多。

根据颅骨缺失的程度可分为：

（1）完全性无脑畸形，颅骨缺损达枕骨大孔。

（2）不完全性无脑畸形，颅骨缺损局限于枕骨大孔以上。

（3）颅脊柱裂畸形，为完全性无脑畸形伴开放性脊柱裂畸形。

【超声特征】

（1）颅骨强回声环缺失，仅在颅底部可见骨化结构（图3-3，图3-4）。

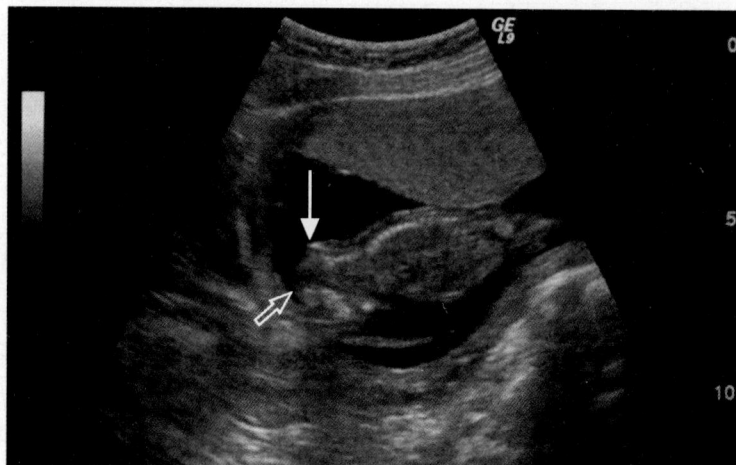

图 3-3　无脑儿声像图
胎儿颅骨强回声环缺失（⇧），可见枕骨（↑）

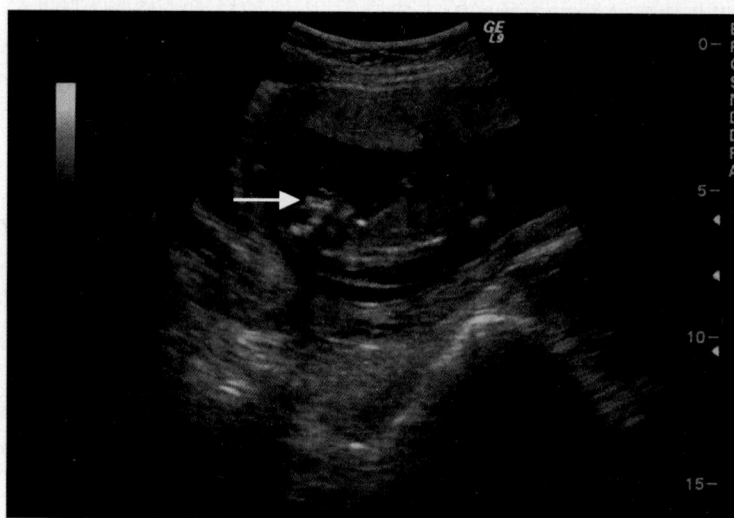

图 3-4　无脑儿声像图
无脑儿胎儿颅骨强回声环缺失，仅见面颅骨（↑）

（2）颅内未见大脑组织回声，仅见脑干与中脑组织。双眼呈"青蛙眼"征（图 3-5）。

（3）眼眶、双耳、鼻、唇、颜面结构可正常显示（图 3-6）。

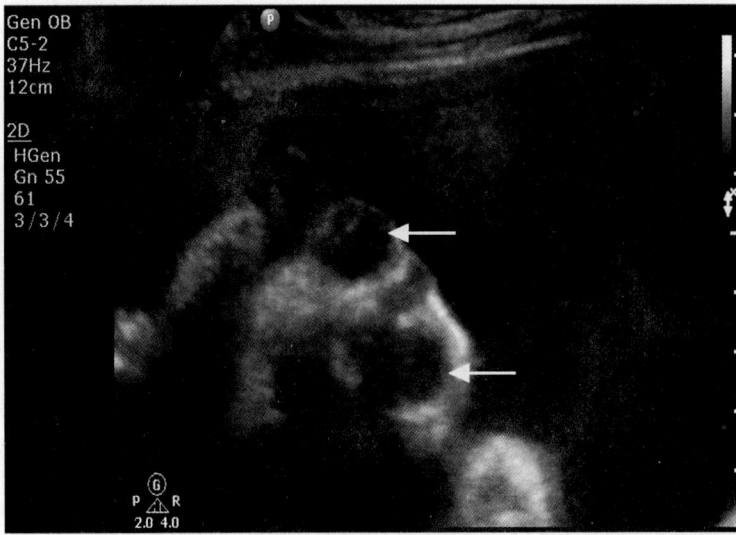

图 3-5 无脑儿声像图

显示胎儿两眼呈"青蛙眼"征（↑）

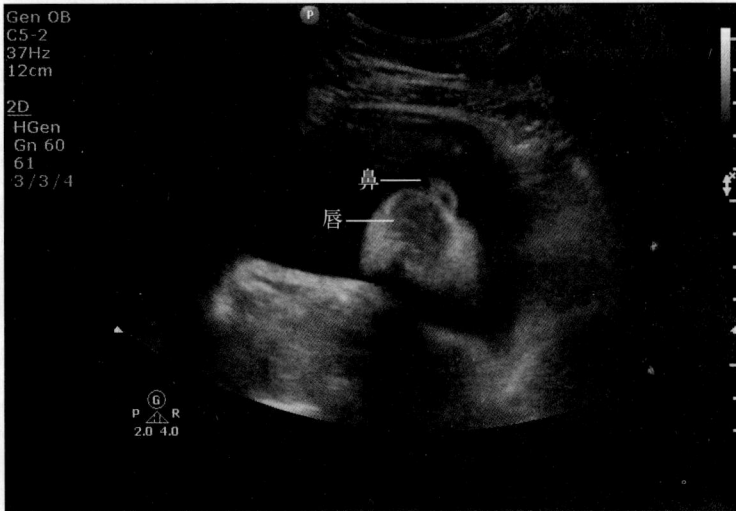

图 3-6 无脑儿声像图

胎儿鼻唇部显示正常

（4）实时超声下有时显示胎手碰触、挠抓暴露在羊水中的脑组织（图 3-7）。

（5）可伴有羊水过多，脑组织破碎、脱落于羊水中，使羊水变混浊，回声增强，似"牛奶"样羊水（见图 3-8）。

（6）常合并脊柱裂、唇腭裂等畸形。

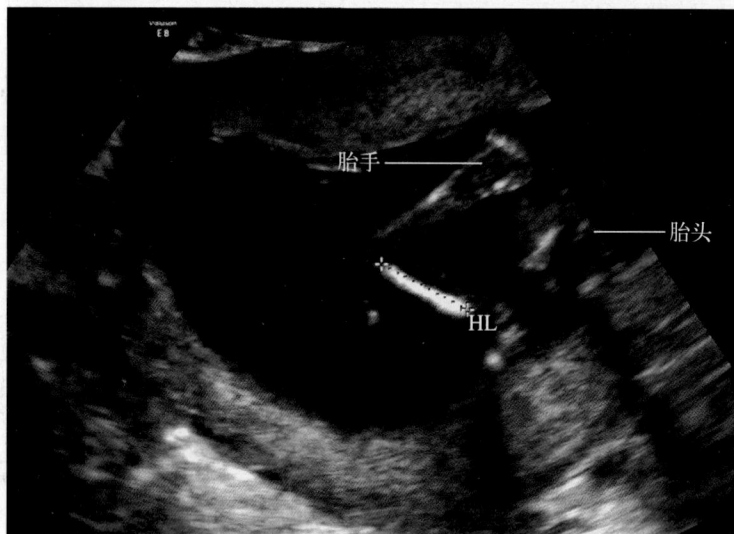

图 3-7　无脑儿声像图
可见胎手挠刮脑组织。HL: 肱骨

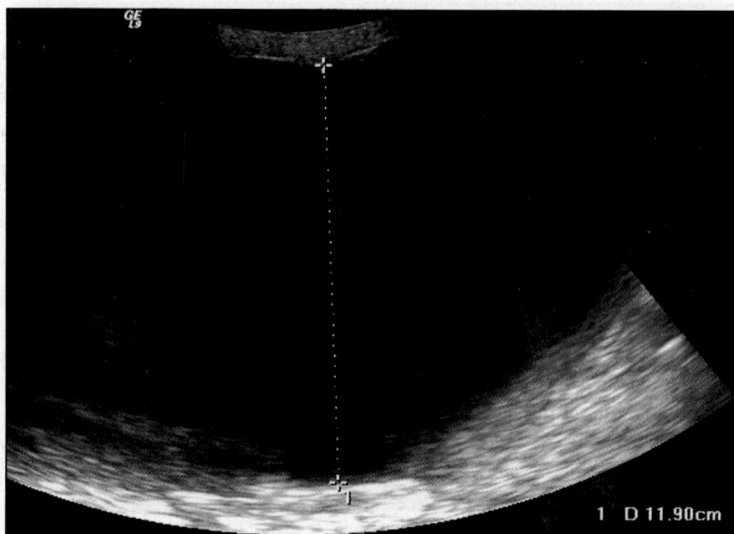

图 3-8　无脑儿声像图
显示胎儿羊水增多（光标所示）

【操作技巧】

（1）常规腹部超声可在妊娠 13～14 周做出诊断；经阴式超声可在 11～12 周做出诊断。但在 10～11 周之前，由于颅骨没有完全骨化，诊断无脑畸形较困难。

（2）胎头部横切面和矢状切面是诊断无脑畸形的重要切面。

【预后】

本病是一种致死性畸形，一般无脑儿在出生后短时间内死亡或宫内死亡。因此一旦确诊，应立即终止妊娠。

二、严重脑膨出

严重脑膨出是指颅内结构通过颅骨缺损处而疝出，其发生率0.3%～0.8%，最多发生在枕部。主要病因包括遗传性，具有家族倾向性，也可是某些综合征的一个表现。非遗传性，如羊膜系带综合征、母体风疹病毒感染、糖尿病、高热、接触致畸物（如X线、维生素A中毒等）。少数有染色体异常。

【病理改变】

颅骨有缺损，脑膜和/或脑组织通过缺损处向外膨出形成一包块，膨出的表面绝大多数有皮肤覆盖，少部分病例可无皮肤覆盖，包块可大可小，内容物为脑膜、脑脊液和脑组织，无分隔带，常伴有小头畸形、脑积水、脊柱裂，可见羊膜束带综合征等。一般分为两类：脑膜膨出和脑膨出。脑膜膨出是指仅仅脑膜从缺损的颅骨处膨出，形成一囊肿样结构。脑膨出是指脑膜和脑组织从缺损处膨出。

【超声特征】

(1) 80%缺损处颅骨强回声环连续中断，这是诊断脑或脑膜膨出特征性表现之一（图3-9，图3-10）。

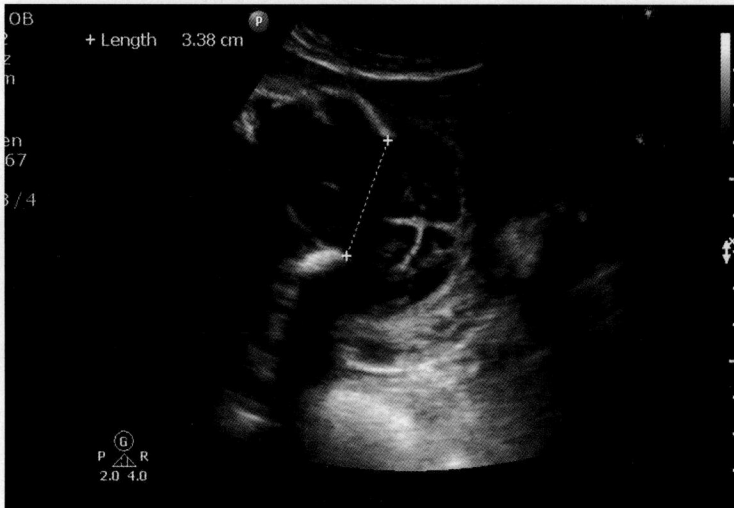

图3-9　脑膨出声像图
显示胎儿颅骨强回声环连续中断，脑膜及脑组织膨出（光标所示）

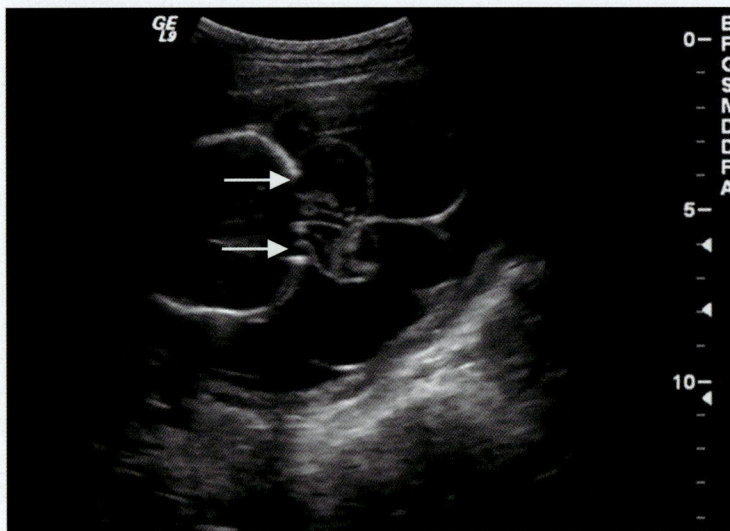

图 3-10　脑膨出声像图
胎儿枕部脑膜及脑组织膨出（↑↑）

（2）根据胎儿面部骨结构脊柱位置及中线回声加以判断，以确定是枕部、顶部还是额部脑膨出（图 3-11，图 3-12）。

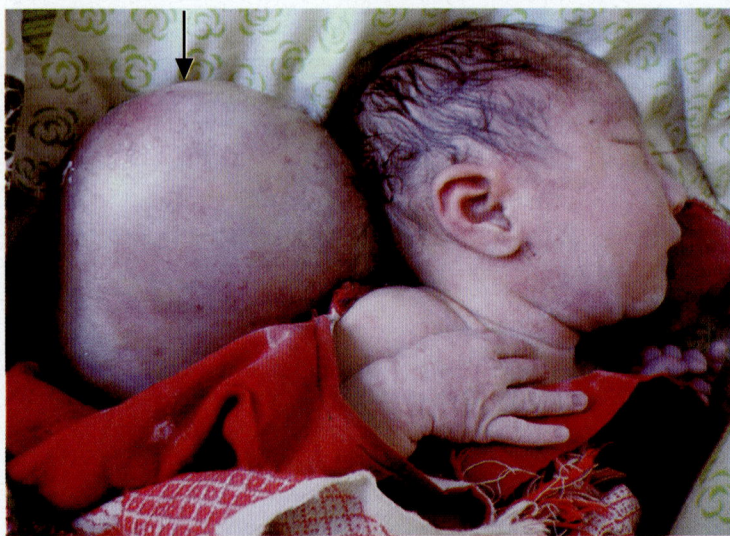

图 3-11　脑膨出大体标本
胎儿枕部脑膜及脑组织膨出（↓）

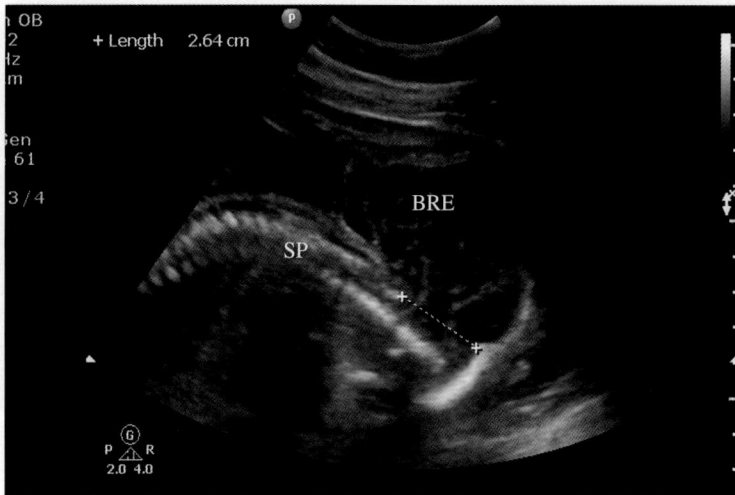

图 3-12 脑膜脑膨出

脑膜及脑组织膨出。+···+: 颅骨缺损处; BRE: 膨出的脑组织; SP: 脊柱

（3）单纯脑膜膨出者呈无回声囊性包块（图 3-13），脑组织同时膨出时，包块内可见实质性不规则回声。

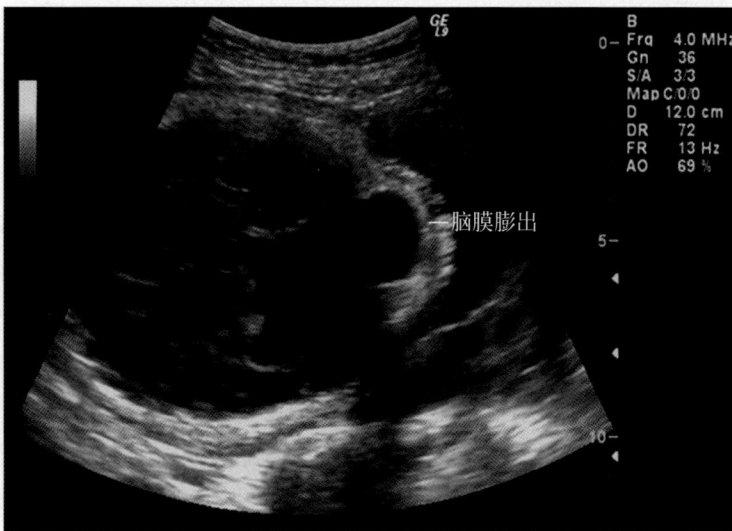

图 3-13 脑膜膨出声像图

脑膜膨出，其内可见透声良好的脑脊液

（4）颅内结构也有相应改变，如脑积水、中线偏移、脑结构紊乱、小头畸形（图 3-14）。

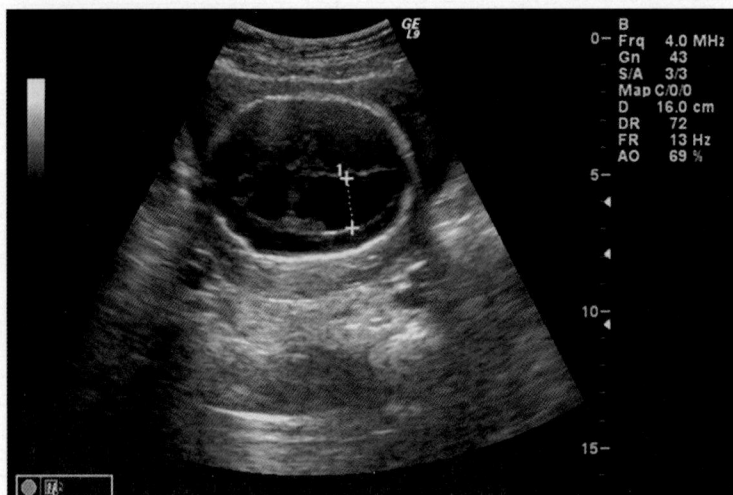

图 3-14　脑膨出胎儿

胎儿颅内可见脑积水（光标所示），侧脑室增宽

【操作技巧】

脑膨出包块随颅内压力的改变而有回缩、突出改变，造成超声检查时，时有时无。此时应注意避免漏诊。另外在丘脑横切面连续上下扫查胎儿脑部，可以发现小的脑膨出，减少漏诊。

【预后】

脑膨出胎儿的预后取决于膨出脑组织受影响的程度及部位。发生在额叶的脑膨出通常预后较好；严重的脑膨出是致死性畸形，一经发现即可终止妊娠。

三、脊柱裂

脊柱裂是指脊柱中线缺损，导致椎管敞开，绝大部分的脊柱裂位于背侧部，偶尔位于腹侧部，即锥体形。

发生机制不很清楚，可能与多因素遗传有关，也可能与染色体畸变有关，环境因素如某些药物、射线等致畸因子，均可能引起脊柱裂。有报道，神经管缺陷自然流产胚胎中染色体异常发生率很高，有 18-三体、三倍体、45 XO 等。早在胚胎 18 天时神经板就已形成，覆盖在脊索上方的外胚层处，21 天左右在中间出现凹陷称神经沟，23 天神经沟从中段开始关闭。27～28 天完全关闭，形成一条中空的管道。上端较膨大，以后形成脑，若此过程中受到某些因素的作用或干扰，影响神经管闭合，神经组织即暴露于体表，覆盖于表面的组织如脊膜、肌肉、皮肤。

【病理改变】

主要包括隐性脊柱裂和开放性脊柱裂，大部分脊柱裂均为开放性（80%～85%）。

1. 开放性脊柱裂的特征

（1）从颈椎至骶尾部均可发生脊柱裂，80%发生于腰椎或腰骶椎，单纯骶椎或颈椎其次，累及胸腰椎，胸椎或颈胸椎极少。胸腰椎、腰椎和腰骶椎的脊柱裂多为脊髓脊膜膨出，颈椎、上胸椎和下骶椎通常为脊膜膨出。

（2）常合并Arnold-Chiari Ⅱ型异常，伴头部异常，包括小脑蚓部疝入枕骨大孔，第四脑室、小脑蒂和延髓移位，小脑延髓池消失等，上述改变常导致脑室扩张，胎头呈"柠檬"状头。

2.隐性脊柱裂特征　仅见脊柱连续中断，皮肤、皮下软组织均未中断。

【超声特征】

（1）开放性脊柱裂在纵切、横切、冠状切面均能观察到椎骨缺损，旁矢状切面表现为脊背侧椎弓的骨化中心断裂缺失，有时可显示脊柱异常变曲，成角畸形，失去正常生理弧度，三维骨骼成像显示脊柱中断的部位及大小（图3-15）。

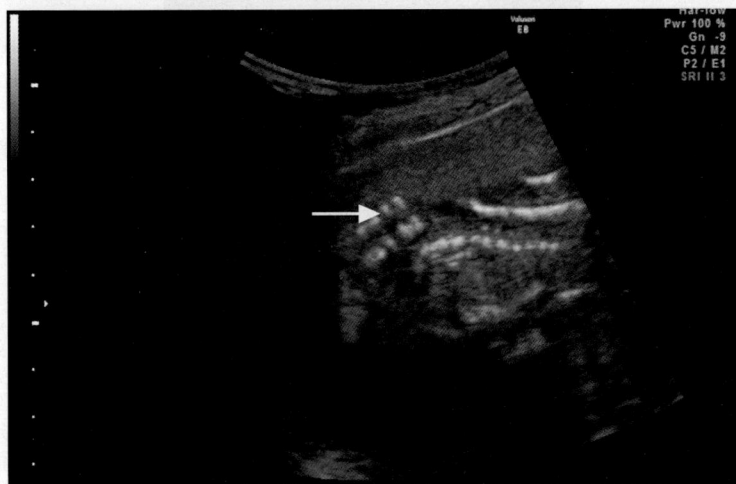

图3-15　脊柱裂
显示脊柱裂椎骨连续中断，成角畸形（↑）

（2）在横切面上关闭型骨化中心三角形变成开放性三角形，即脊侧的椎弓骨化中心向两侧分开，呈"U"形或"V"形，这是诊断脊柱裂最重要的声像图表现（图3-16）。

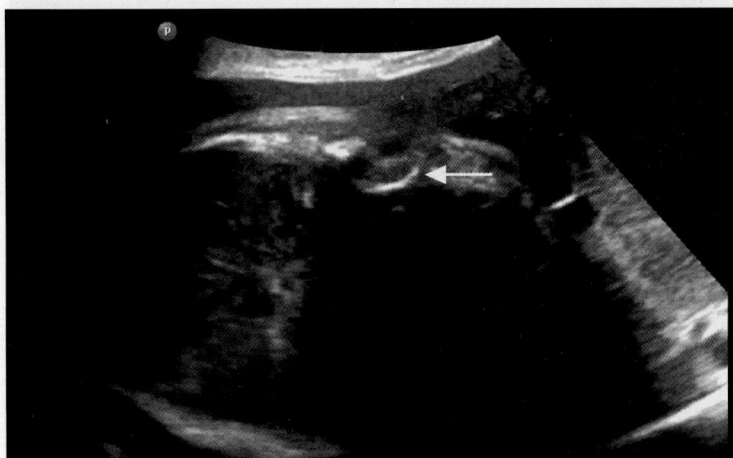

图3-16　开放性脊柱裂
显示胎儿脊柱骨化中心开放，呈"U"形（↑）

（3）冠状切面上两条平行的椎弓骨化中心在裂开处异常增宽、膨大（图3-17）。

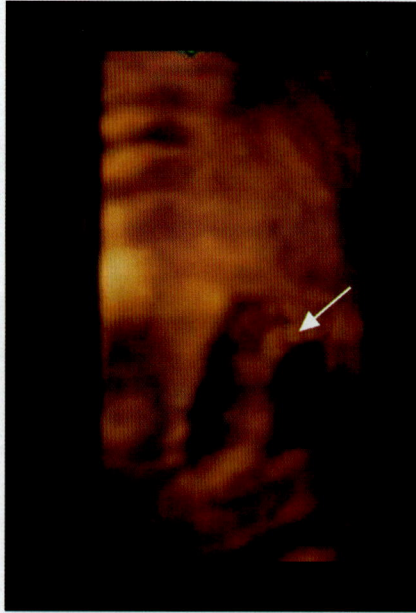

图3-17　开放性脊柱裂
三维超声脊柱冠状切面显示脊柱裂处异常增宽（↑）

（4）软组织异常　表面的软组织缺损（图3-18，图3-19），若完全缺损，皮肤回声连续中断，多数病例伴有脊髓脊膜膨出，缺损处见囊性包块，表面覆以一层壁薄的膜，无皮肤及皮下组织，包块内见不规则中低回声结构，为突出的脊髓，即为脊髓脊膜膨出。若包块内为无回声，多数为脊膜膨出（图3-20）。

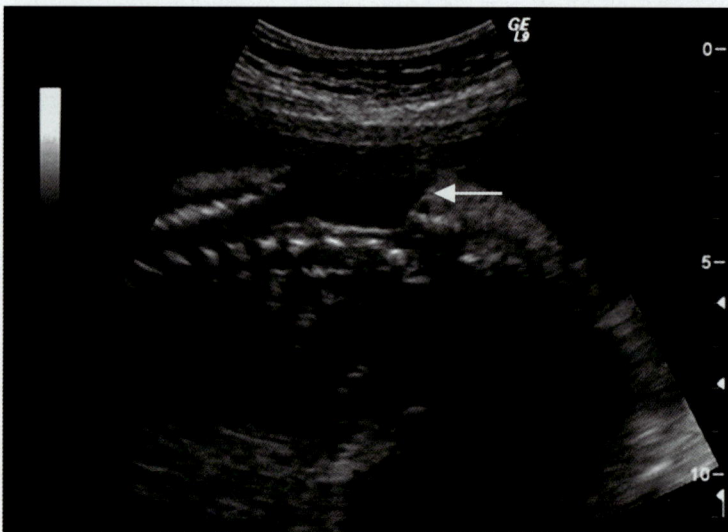

图3-18　开放性脊柱裂
显示胎儿皮肤及皮下组织连续中断（↑）

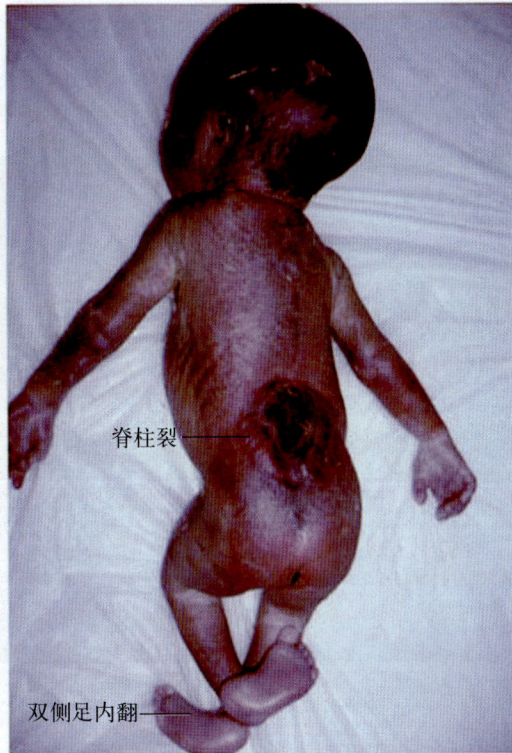

脊柱裂————

双侧足内翻————

图 3-19　开放性脊柱裂胎儿尸检

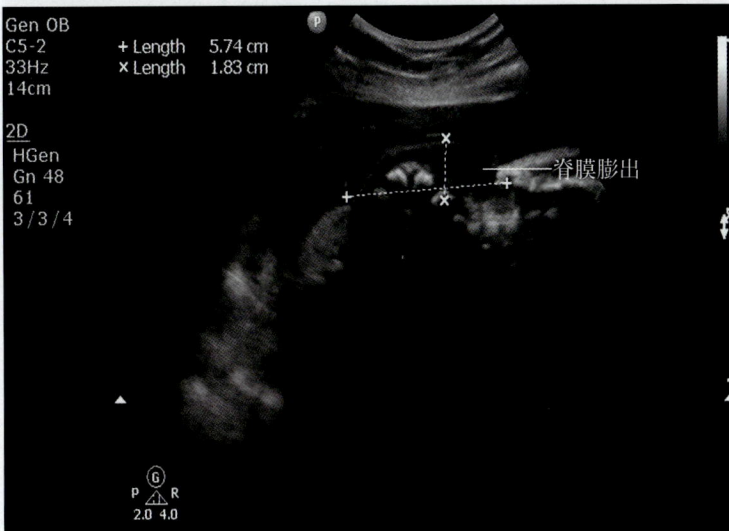

图 3-20　脊柱裂

胎儿单纯脊膜膨出（+···+）

（5）胎头改变　声像图显示双侧额部向内凹陷，双侧颞骨略显平行的所谓柠檬头（图3-21）。约75%的脊柱裂胎儿伴脑积水，小脑延髓池变窄或消失，还可出现香蕉小脑，主要由于小脑蚓部疝入枕骨大孔，整个小脑也出现下陷，紧贴后颅窝底，呈香蕉小脑（图3-22）。

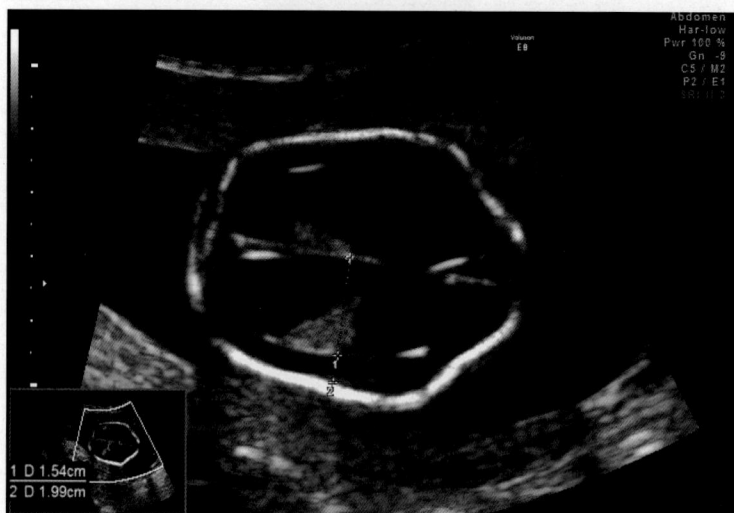

图 3-21　开放性脊柱裂
胎儿头部显示"柠檬头"征。+…+: 为侧脑室宽径

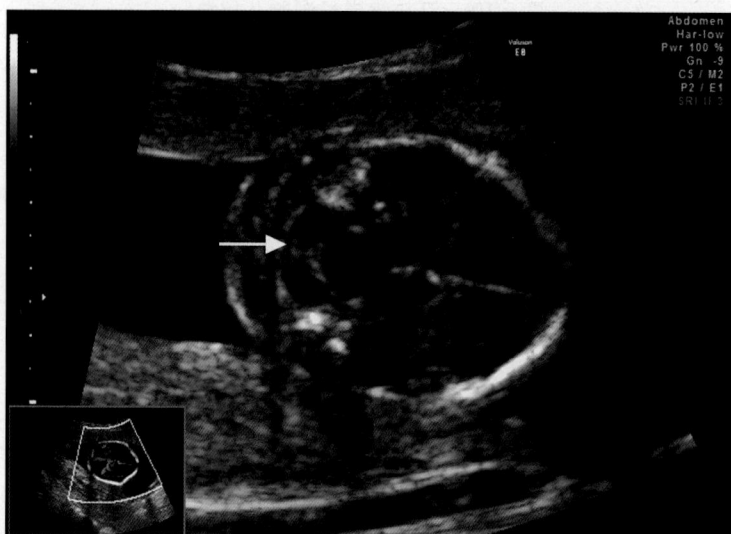

图 3-22　开放性脊柱裂
显示"香蕉"小脑征（↑）

（6）同时还合并畸形，如马蹄内翻足。究其原因可能是脊柱裂时，下肢外周神经受损，肌肉发育运动障碍（图3-23）。

（7）隐性脊柱裂仅见一节或多个椎体、椎弓连续中断，皮肤及皮下组织均未中断（图3-24）。

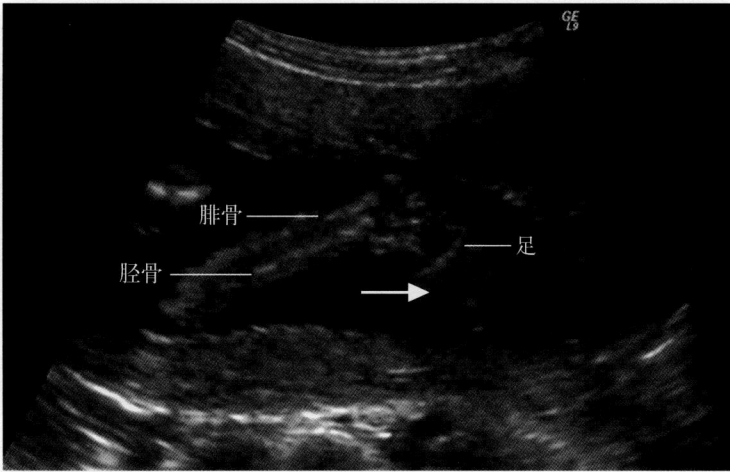

图 3-23 开放性脊柱裂
胎儿足内翻（↑）

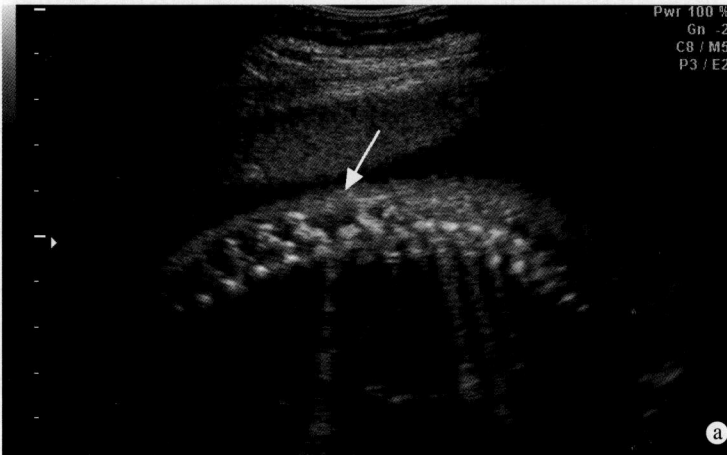

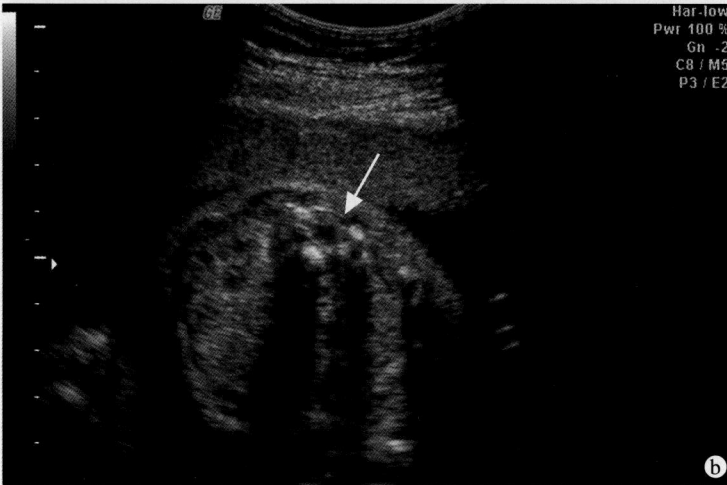

图 3-24 隐性脊柱裂
a. 纵切面显示椎弓连续中断，皮肤皮下组织连续性良好（↑）；b. 横切面显示椎弓向两侧分开呈 "V" 字形（↑）

【操作技巧】

（1）顺序纵切、冠状切、横切，连续扫查脊柱，观察脊柱连续是否完整，可以初步判断此病。

（2）多数脊柱裂均在16周后才被检出，凡被早期诊断的脊柱裂，往往都能发现"柠檬"头。

【预后】

开放性脊柱裂胎儿脊髓的损伤或发育异常是不可逆的，因此受损脊髓以下的肢体及内脏会出现不同程度的运动及感觉功能障碍，病变部位越高，瘫痪越严重，而且因脊髓外露，常易合并感染。严重开放性脊柱裂属于致死性畸形，一般建议终止妊娠。

四、脑积水

先天性胎儿脑积水发生率为3‰～8‰，可能只是单独发生，亦可能是先天性畸形症候群中的一部分异常；也有少数是家族性的，X性染色体遗传或是常染色体隐性遗传的病例。

脑脊髓液是由脉络丛(由血管组成)所分泌的，它进入侧脑室中，再由室间孔进入第三脑室，再经由中脑导水管进入第四脑室，接着便进入蛛网膜下腔及脊髓腔中，再由一些静脉窦吸收后进入血液循环，完成整个脑脊髓液的循环过程。其中任何部位发生病变均可导致脑积水（图3-25）。

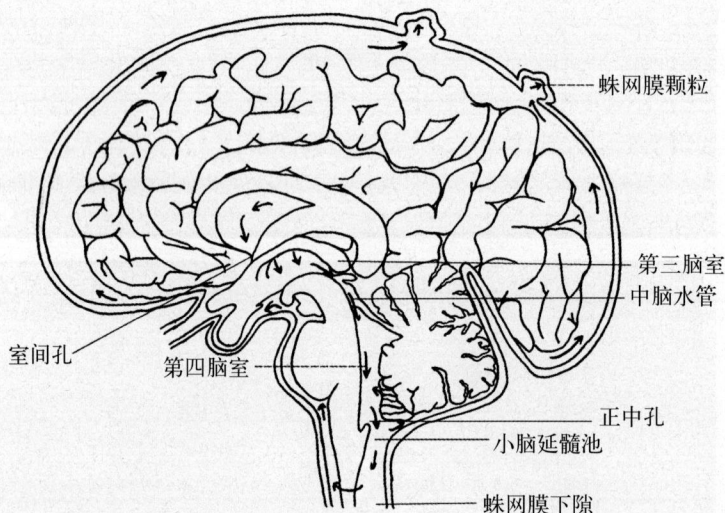

图3-25　脑脊液循环途径（↑）

造成先天性胎儿脑积水的病因，可能是中枢神经系统发育畸形，如中脑导水管狭窄、良性颅内囊肿、脑瘤、Galen 静脉畸形、脊髓膜膨出并有 Arnold Chiari 畸形等，也可能是子宫内胎儿遭受感染造成，包括巨细胞病毒感染、弓形虫感染等，还可能是颅内(脑室内)出血造成。大部分脑积水病症都是因脑脊髓液的循环路径发生阻塞所致，其他情况如脑脊髓液增加过多(脉络丛肿瘤非常少见)，脑脊髓液的吸收减少(蛛网膜下腔阻塞)，也会造成脑积水。

【病理改变】

按脑脊液系统功能障碍的性质可分为梗阻性（非交通性）脑积水及非梗阻性（交通性）脑积水。前者由于室间孔、第三脑室、中脑导水管、第四脑室及其中孔和侧孔，以及小脑延髓池的不通畅而发生；后者多因脑脊液分泌过剩或吸收障碍所致。由于长期脑室内压增高，大脑组织受压，发生退行性变，可变得极为菲薄。表现为头颅增大，侧脑室扩大，脑沟变浅，脑组织变薄，并可伴有继发性萎缩。白质脱髓鞘、胶质增生和神经细胞退行性变。第三脑室扩大明显时，其前方向下隆起，可压迫垂体及视神经交叉，亦可压迫蝶鞍，导致其扩大，鞍背吸收变薄。脑积水晚期可发生颞叶疝或小脑扁桃体疝。

【超声特征】

（1）轻度侧脑室扩张，宽12～14 mm。孤立的轻度侧脑室扩张往往无病理意义（图3-26）。

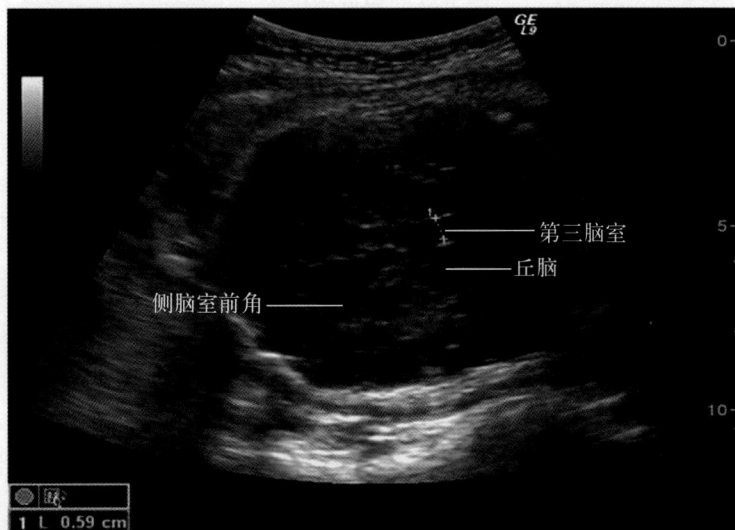

图3-26　轻度脑积水
可见胎儿侧脑室前角和第三脑室轻度增宽

（2）重度侧脑室积水　侧脑室宽度≥15 mm；脉络丛悬垂于侧脑室中，不与侧脑室壁相接触，脑实质挤压变薄（图3-27）。

（3）胎儿双顶径及头围均较同孕周大，侧脑室比率增大，头围明显大于腹围。

（4）一侧脑积水时，脑中线移位。

（5）第四脑室或小脑延髓池增大，注意小脑蚓部是否缺失（图3-28）。

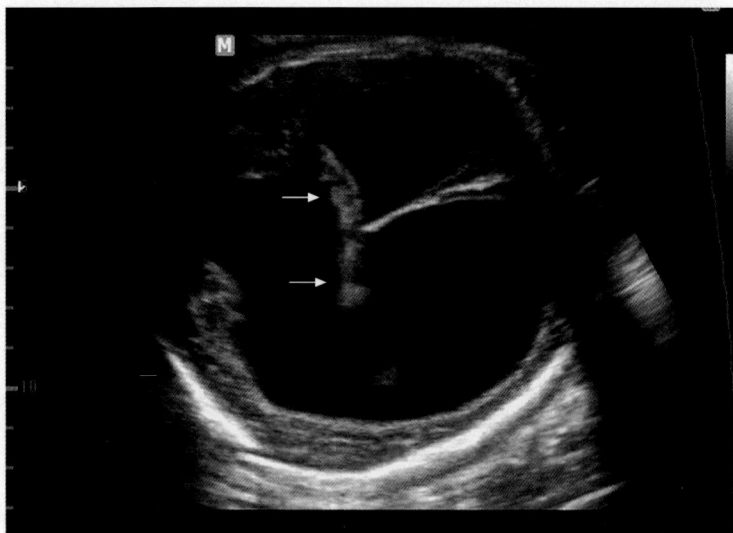

图 3-27　重度脑积水
可见脉络悬垂于侧脑室中（↑↑）

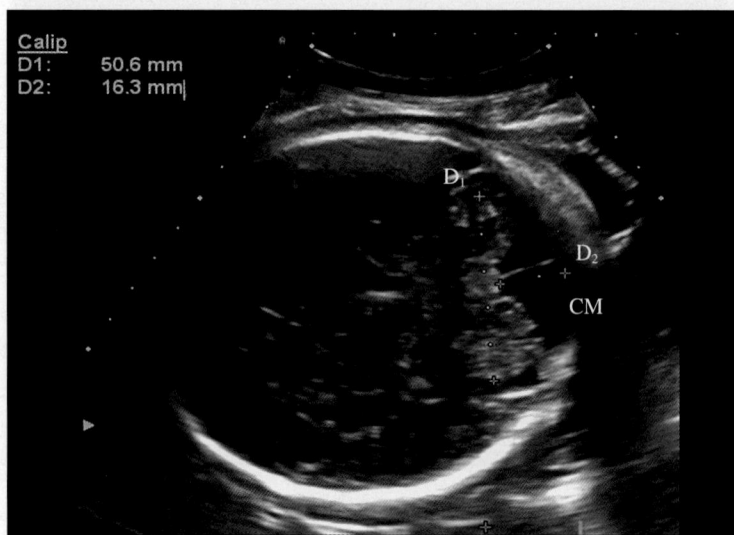

图 3-28　单纯小脑延髓池增宽，小脑蚓部无缺失
CM: 延髓池; D_1: 小脑横径; D_2: 延髓池宽度

【操作技巧】

准确认识侧脑室的结构是诊断的关键。中孕期，远侧大脑半球常出现无回声区，常误认为脑积水。

在少部分病例，轻度侧脑室扩张是脑部损害的早期表现，所以对轻度侧脑室扩张的胎儿应定期随访。观察脑室大小，有无进行性加重，以肯定或否定诊断。

【预后】

不同类型的脑积水预后是不同的，轻微脑积水一般预后较好，进行性加重者对胎儿的脑部发育将会有严重的影响。交通性脑积水预后较佳，死亡率约11%，80%以上的患者可以有正常的智力发展。大脑导水管阻塞最常见（约43%），其所致脑积水预后不良，死亡率为10%~30%，其智力发育也常受影响。

五、脑裂畸形

脑裂畸形是一种罕见的胎儿脑部裂开畸形，其发生可能与脑发育异常有关，也可能由于双侧大脑中动脉梗阻导致脑组织坏死所致。

脑裂畸形由Wilmarth在1887年首次报道，1946年Yakovlev从病理学角度做了详尽描述。脑裂畸形是胚胎发育期间神经元分化、移行受阻造成的。构成大脑皮质的神经元来自胚胎期的神经管上皮，它由最初的单层细胞分化为4个带的假复层上皮，自内向外分别为脑室带，脑室下带、中间带和边缘带。在胚胎第7周，脑室下带分化成神经细胞发生基质，从第8周起向外迁移，穿过中间带达边缘带，分化形成脑皮质。迁移运动持续到25周，30周时脑回形成。任何致病因素作用于迁移运动的不同阶段，均可造成不同类型的神经元迁移畸形。大多数学者认为，本病同无脑回畸形、巨脑回畸形、多发小脑回畸形及灰质异位等同属神经元移行异常。半数以上的患者有透明中隔发育异常，透明中隔发育和神经元移行在胚胎发育中大致处于同一时期，造成脑裂畸形的病因可能也同时引起透明中隔发育不良。

【病理改变】

大脑表面和侧脑室之间存在异常裂隙，并有皮层灰质沿裂隙内折至室管膜下。由于部分脑组织完整性不发育，形成贯穿大脑全厚度的脑裂，裂隙外端被覆软脑膜，与内端侧脑室的室管膜交界形成软脑膜-室管膜缝，异常脑裂边缘影像显示灰质层分布，为厚的微小脑回皮质与异位神经元,故可见有灰质衬边的特征。

典型的脑裂畸形是左右大脑半球在颞叶水平裂开形成前、后两部分，裂开处与侧脑室相通，因而侧脑室与蛛网膜下隙通过裂畸形直接相通，脑裂畸形可以是对称的，也可以非对称，可以为双侧裂开，也可以是单侧，裂开的表面有灰质覆盖。伴发脑室扩大或脑积水，多小脑回畸形，胼胝体发育不全，透明隔腔消失等。

脑裂两侧边缘可由脑脊液间隙分离,也可相互闭合,据此分为分离型和融合型。患有严重的神经发育迟缓、智力低下和严重的癫痫发作。

【超声特征】

(1)脑裂畸形常不对称，发生于大脑顶叶的最多，80%~90%伴有透明隔腔消失（图3-29，图3-30）。

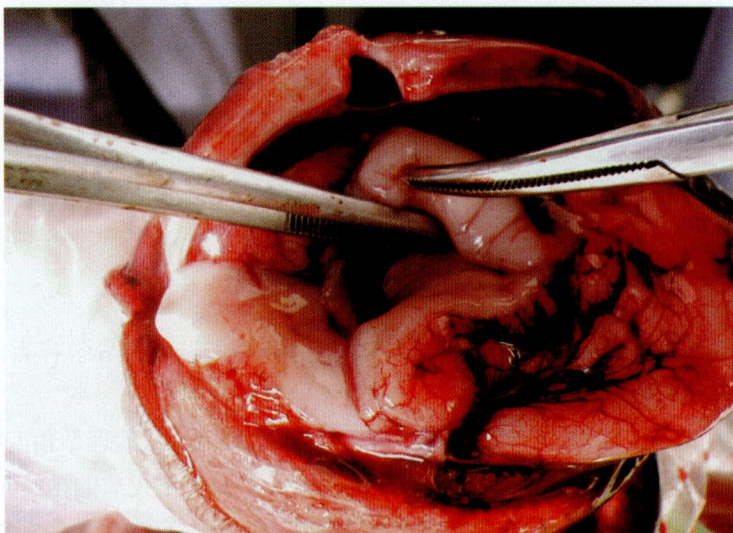

图 3-29　脑裂畸形大体标本

颞侧裂可见蛛网膜下隙与侧脑室相通

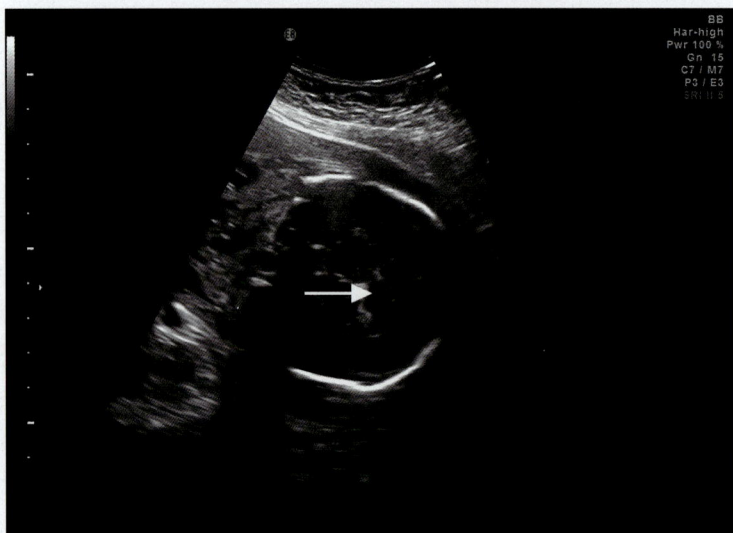

图 3-30　脑裂畸形

透明隔腔消失，双侧脑室前角相通（↑）

（2）胎头横切面显示胎儿大脑裂开成前后两部分，一般在大脑颞叶之前，裂开处为无回声区且与侧脑室无回声暗区及蛛网膜下隙相通，无回声区直达两侧颅骨内面（图3-31）。

（3）可见小的裂隙，多位于中央沟处呈小的憩室，延伸至蛛网膜下隙呈"喇叭"状或扇形（图3-32）。

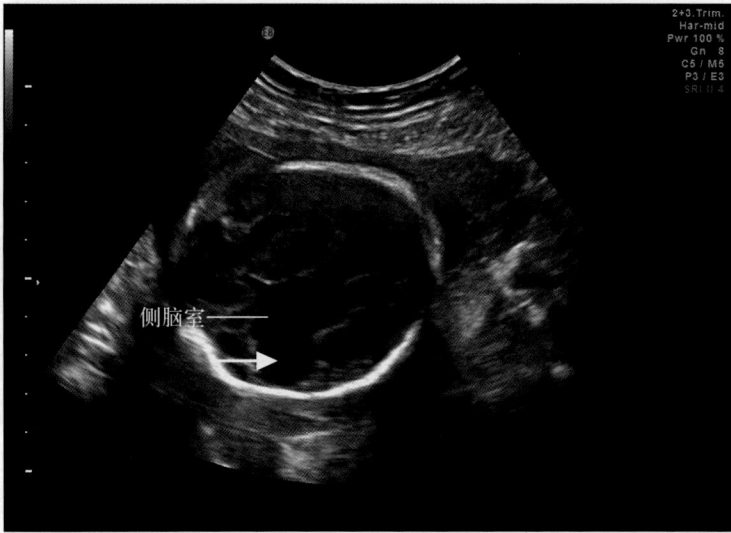

图 3-31　脑裂畸形
无回声区（↑）一端达颅骨板，另一端与侧脑室相通

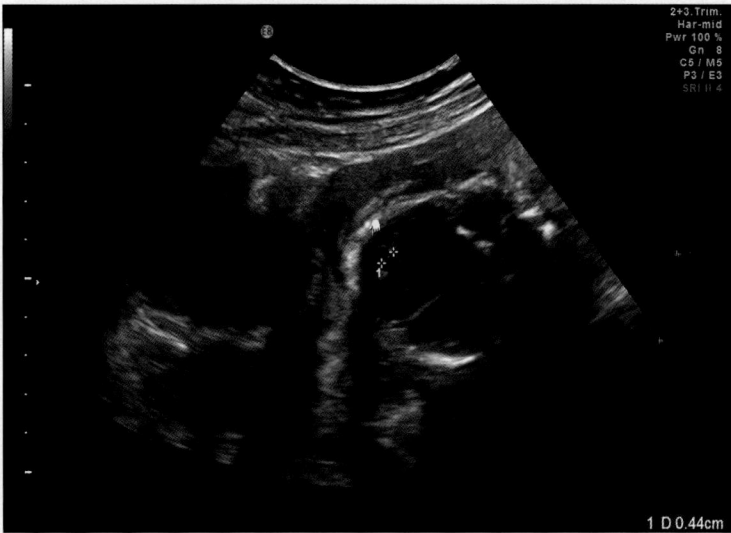

图 3-32　脑裂畸形
颅内可见小的裂隙，呈小憩室样（+）

（4）大脑裂开处表面由于有大脑灰质的衬托，表面回声较强，与正常的脑表面回声相似。

【操作技巧】

脑裂畸形裂开处，一般在25周之前出现，寻找脑裂畸形的裂隙是诊断本病的关键。

【预后】

脑裂畸形胎儿患有严重的神经发育迟缓、智力低下和严重的癫痫发作，一般建议终止妊娠。

六、前脑无裂畸形

亦称前脑无裂畸形全前脑，为前脑未完全分开成左右两叶，而导致一系列脑畸形，其发生率为 1/10 000。本病常与染色体畸形如 13- 三体、18 - 三体等有关。

【病理特征】

前脑无裂畸形按照脑发育程度可以分三型。

（1）无叶状全前脑　最严重，大脑半球完全融合未分开，大脑镰及半球裂隙缺失，仅见单个原始脑室，丘脑融合成一个。

（2）半叶状全前脑　为中间型，介于无叶全前脑和叶状全前脑之间。颞叶及枕叶有更多的大脑组织，大脑半球及侧脑室仅在后侧分开，前方仍相通，为单一侧脑室，丘脑常融合或不完全融合。

（3）叶状全前脑　大脑半球及脑室均完全分开，大脑半球的前后裂隙发育尚好，丘脑亦分为左右各一，但仍有一定程度的结构融合，如透明隔消失。

【超声表现】

1. 无叶状全前脑

（1）单一侧脑室，丘脑融合，脑中线结构消失，胼胝体消失，大脑皮层组织变薄（图3-33）。

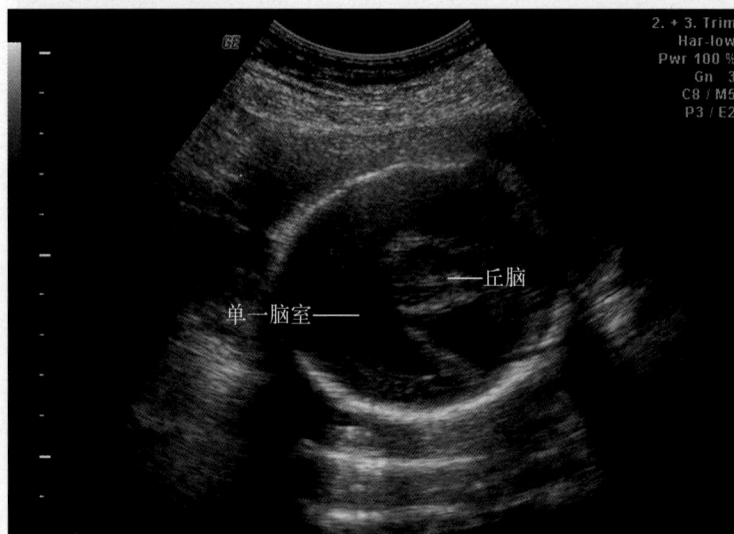

图 3-33　无叶状全前脑胎儿，单一原始脑室

（2）面部特征性异常，眼眶间距窄或独眼、鼻畸形（无鼻、长鼻、单鼻孔）、唇腭裂（图3-34～图3-36）。

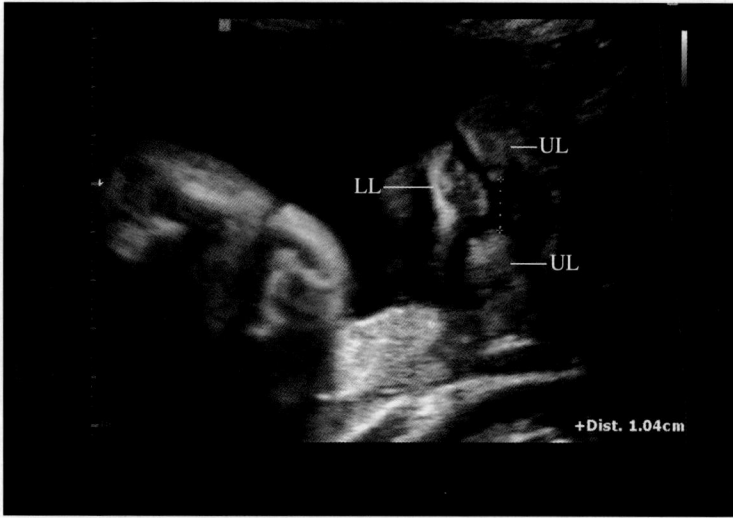

图 3-34 无叶状全前脑
显示胎儿中央型唇裂。UL: 上唇；LL: 下唇

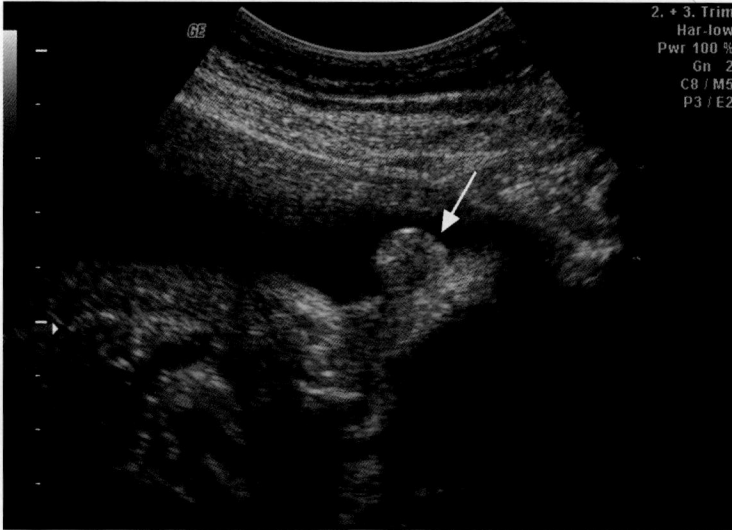

图 3-35 无叶全前脑
显示胎儿长鼻畸形（↑）

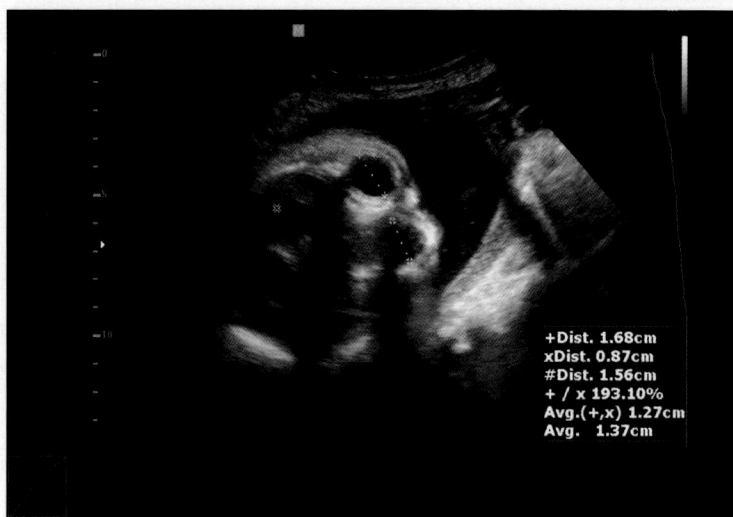

图 3-36　全前脑畸形
显示胎儿眼距窄，光标示眼距测量

2. 半叶状全前脑

（1）前部为单一脑室，后部分开为两个脑室，丘脑融合、枕后叶部分形成（图 3-37）。

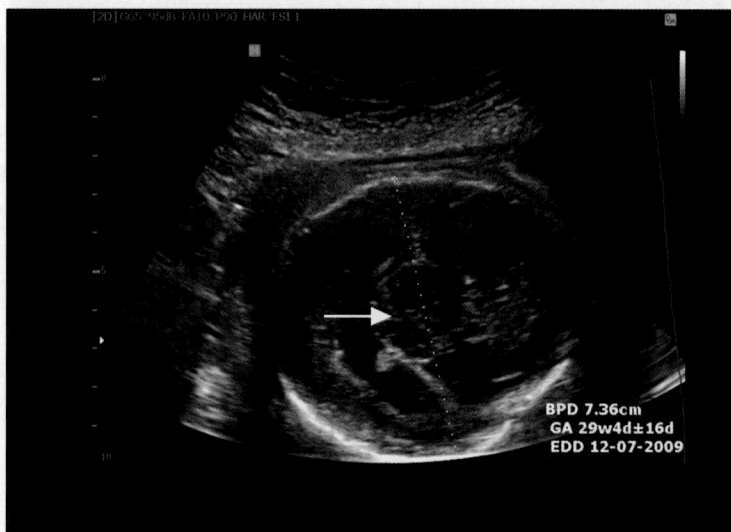

图 3-37　半叶状全前脑胎儿
前部为单一原始脑室，后部脑室分开，丘脑融合（↑）

（2）眼眶及眼距可正常，扁平鼻，也可合并严重畸形，如猴头畸形、单鼻孔等（图3-38）。

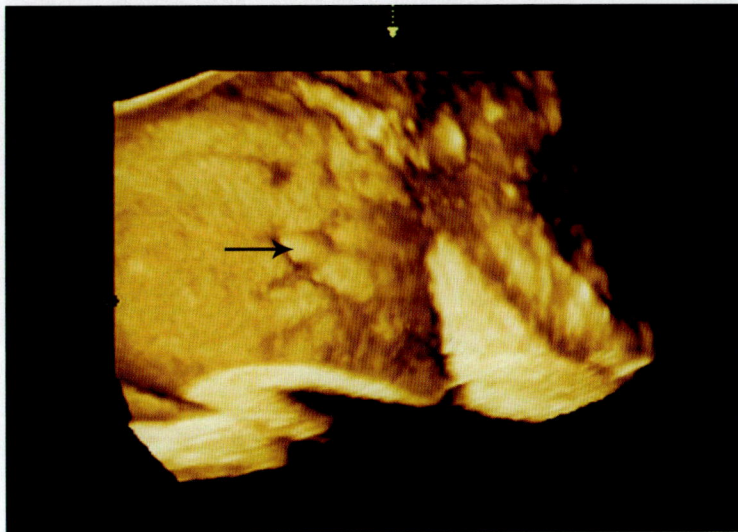

图3-38　半叶状全前脑胎儿，扁平鼻（↑）

3.叶状全前脑　透明隔腔消失时即应想到本病可能，可有胼胝体发育不全，侧脑室前角可在中线处相互连通。面部结构一般正常。

【操作技巧】

胎儿丘脑切面上：①仅见单一脑室，并可见丘脑融合或部分融合时，即可诊断此病；②面部中线结构发育异常，如长鼻、无眼等畸形，也是提示该病的有利佐证。

【预后】

无叶全前脑和半叶全前脑为致死性畸形，患有这类畸形的病儿多数死于流产或生后不久死亡。叶状全前脑可存活，常伴有脑发育迟缓，智力低下。

七、蛛网膜囊肿

蛛网膜囊肿，为良性脑囊肿的一种。有蛛网膜样囊壁及脑脊液样的囊液。囊肿位于脑表面，与蛛网膜下腔关系密切，但不侵入脑内。多为单发，少数多发，常位于脑裂及脑池部。体积大者，可同时压迫脑组织及颅骨，产生神经症状及颅骨改变。本症男性较多，左侧较右侧多见。

【病理改变】

蛛网膜囊肿分为先天性和继发性两类。前者为发生上的问题，后者多因外伤、炎症等引起蛛网膜广泛粘连的结果。先天性蛛网膜囊肿是脑脊液被包围在蛛网膜内所形成的袋状结构，不与蛛网膜下腔相通。继发性者由于蛛网膜粘连，在蛛网膜下腔形成囊肿，内含脑脊液。好发于小脑凹，也见于枕大池，四叠体周围脑池和鞍上池等。颅内蛛网膜囊肿按病因不同可分为先天性、外伤性及感染后蛛网膜囊肿三型。

【超声特征】

（1）脑内出现无回声区，圆形、椭圆形或不规则形，壁薄而光滑，一般位于中线结构处，颅骨板下、颞叶处大脑外侧裂常见（图3-39~图3-41）。

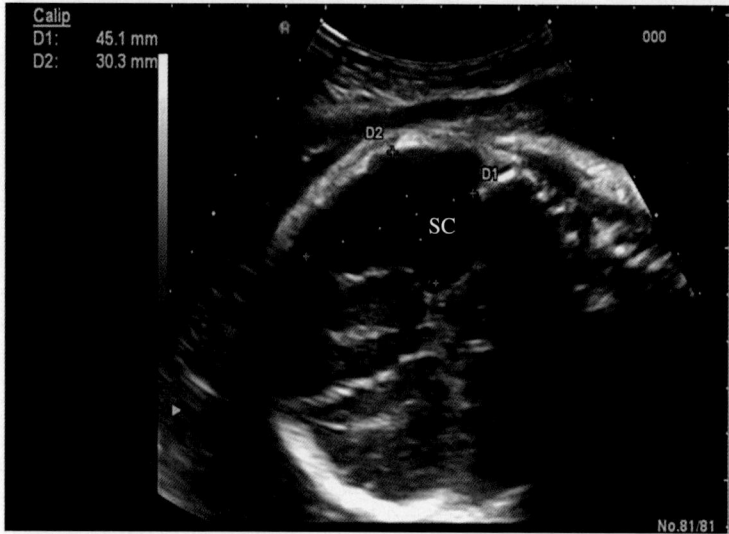

图3-39　蛛网膜囊肿

病灶位于颅骨板下，壁薄，内部透声良好。SC：囊肿

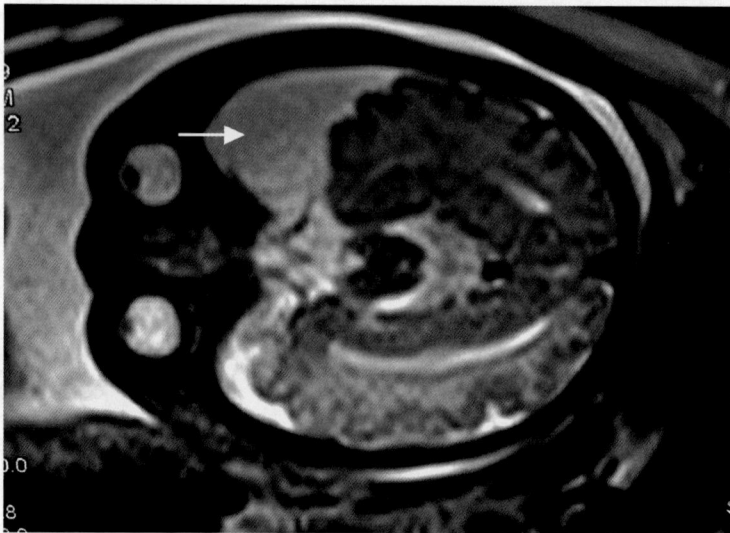

图3-40　磁共振显示蛛网膜囊肿（↑）

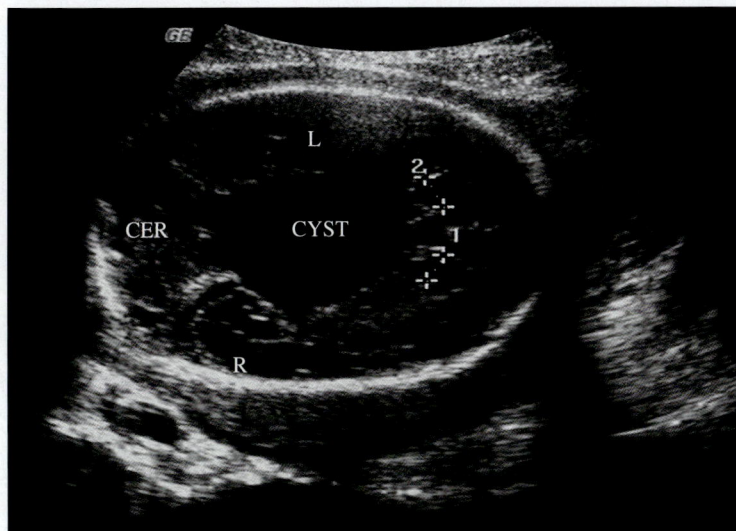

图 3-41 中线结构的蛛网膜囊肿
CER: 小脑; CYST: 囊肿; L: 左侧; R: 右侧

（2）囊肿不与侧脑室相通，对周围组织产生压迫作用，较大的囊肿对周围脑组织产生较大的压迫效应，中线结构囊肿常伴有脑积水声像图表现。

（3）彩色多普勒显示未见血流充填（图 3-42）。

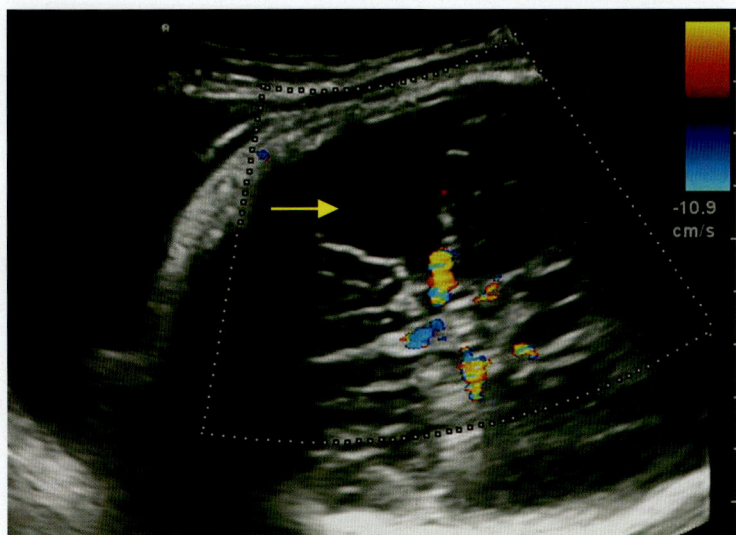

图 3-42 彩色多普勒显示无回声团未见血流充填
↑:蛛网膜囊肿

（4）常伴有其他先天性异常，如囊肿内有异位脉络丛、大脑镰局部缺失，以及眶板、颞叶及颈内动脉缺失等。

【操作技巧】

（1）多切面扫查发现脑中线及颅骨板下无回声区，即可考虑为蛛网膜囊肿。

（2）对中晚孕期胎儿，可以做磁共振检查以明确诊断。

【预后】

患者常有颞部颅骨隆起，颞鳞部骨质菲薄及慢性颅内压增高，但多不引起注意，大多直到成年方产生症状。症状与囊肿大小及生长部位有关。小囊肿可无任何症状，常有头痛、癫痫发作（可为局限性或全身性癫痫，精神运动性发作）、颞部骨质隆起，少数有同侧突眼，晚期可有视乳头水肿及对侧轻偏瘫等症状。多数报道指出80%左右患儿智力发育正常。也有报道，本病与18 - 三体有一定关系，检查出此畸形，应行染色体检查。

（孙立涛　郭　强）

第四章

心血管系统

第一节　胎儿心脏的胚胎发育与血液循环特点

一、胎儿心血管的胚胎发育

胎儿心血管系统的正常发育过程一旦出现异常,将造成相关组织结构的发育停止,或融合、分隔、吸收等异常,导致有关部位组织缺损、发育不良、组织残留、畸形连接、位置和排列关系异常等,形成先心病。因此了解心脏的胚胎发育过程及解剖结构特点对早期发现并诊断胎儿先天性心脏畸形,尤其是复杂的先天性心脏畸形具有重要的意义。

(一)原始心血管系统的建立

胚胎发育至第15～16天,卵黄囊壁的胚外中胚层内首先出现许多血岛,它是间充质细胞密集而成的细胞团。血岛周边的细胞分化为变扁的内皮细胞,内皮细胞围成内皮管即原始血管;血岛中央的游离细胞分化成为原始血细胞,即造血干细胞(图4-1)。内皮管不断向外出芽延伸,与相邻血岛形成的内皮管互相融合通连,形成胚外毛细血管网,在第18～20天,胚体各处的间充

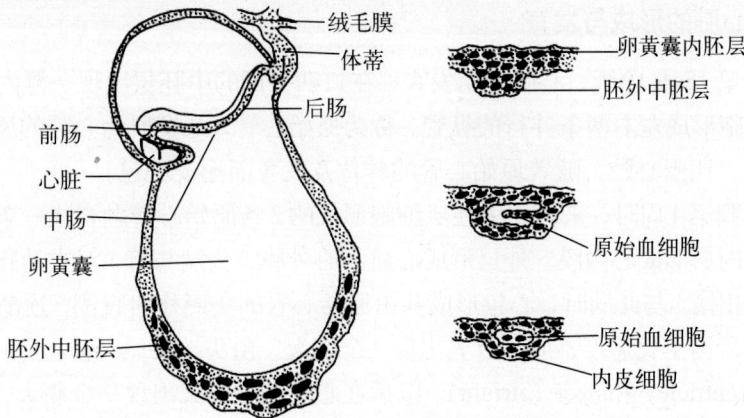

图4-1　血岛和血管的形成

质中出现裂隙，裂隙周围的间充质细胞变扁围成内皮管，同样以出芽方式与邻近的内皮管融合通连，逐渐形成胚内毛细血管网。

第3周末，胚外和胚内的毛细血管网在体蒂处彼此沟通，起初形成的是一个弥散的毛细血管网，分布于胚体内外的间充质中。此后，有的内皮管因相互融合及血液汇流而增粗，有的则因血流过少而萎缩消失，逐渐形成原始心血管系统并开始血液循环(图4-2)。

原始心血管系统包括：

心管　一对，位于前肠腹侧。于第4周时，左、右心管合并为一条。

动脉　一对背主动脉，发出卵黄动脉、节间动脉和脐动脉。胚胎头端还有6对主动脉弓，连接背主动脉和动脉囊。

静脉　包括前主静脉、后主静脉、总主静脉、卵黄静脉和脐静脉。

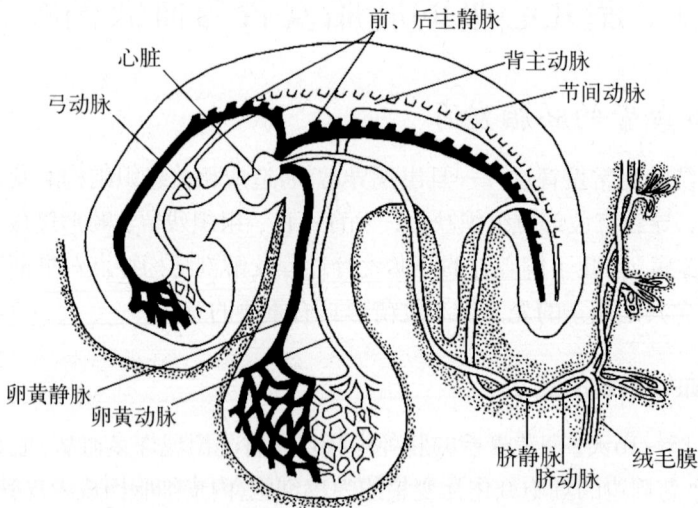

图4-2　原始心血管系统模式图（第4周）

（二）原始心脏的形成与发育

胚胎发育至第18或19天，心脏开始发育，在口咽头侧的中胚层出现一群内皮样细胞即生心板。生心板细胞形成左右两条并行的纵管，称为原始心管，是发展为心脏的原基。生心板背侧出现一个腔隙，叫围心腔，随着原始心管的转位及发育而形成心包。

当胚胎发育到第4周时，来自于中胚层细胞形成的2条原始心管融合成一条心管。其壁由内外两层构成。内层形成心内膜，外层形成心肌和心外膜。头端与第1对主动脉弓相连，尾端与脐、卵黄静脉相接。与此同时，心包形成并由原始心管的头侧移向腹侧，逐渐将原始心管包围在内。心管各段因生长速度不同，首先出现3个膨大，由头端向尾端依次称：心球（bulbus cordis）、心室（ventricle）和心房（atrium）。以后在心房的尾端又出现一个膨大，称静脉窦。心房和静脉窦早期位于原始横膈内。静脉窦分为左、右两角。左右总主静脉、脐静脉和卵黄静脉分别通入两角。心球的远侧份较细长，称动脉干。动脉干前端连接动脉囊，动脉囊为弓动脉的起始部（图4-3）。

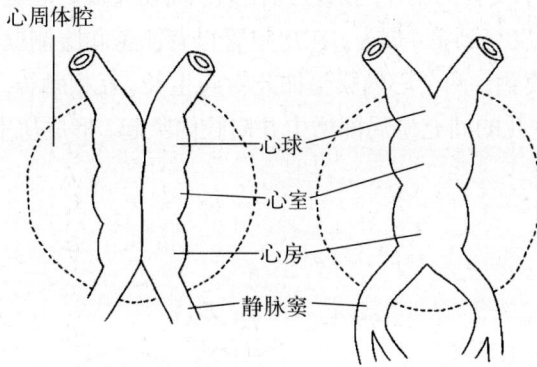

图4-3　原始心管形成示意图

左图显示胚胎3周时生心索为两条平行管腔；右图显示胚胎4周时两条心管纵向旋转融合为一条心管

　　在心管发生过程中，心管的生长比围心腔即心包快很多，且心管两端固定在围心腔外的周围组织上，无法向外延伸，因而心球和心室在围心腔内卷曲形成"U"字形弯曲，称球室襻，正常情况下，心球心室段一般向右侧转，凸面向右、前和尾侧，称为"右襻"；随着心球及心室的一段心管进一步向右、向下、向前延伸，而心房则相对地向上、向左、向后延伸，心脏外形逐渐呈"S"形弯曲，而心房受前面的心球和后面的食管限制，故向左、右方向扩展，结果便膨出于动脉干的两侧。心房扩大，房室沟加深，房室之间逐渐形成狭窄的房室管。心球则可分为三段：远侧段细长，为动脉干；中段膨大，为心动脉球；近侧段被心室吸收，成为原始右心室，原来的心室成为原始左心室，左、右心室之间的表面出现室间沟。到胚胎第5周，原来位于心房头侧的心室，已移到心房尾侧，心房完全移至心球的背侧，胎儿心脏已具备成体心脏的外形，但内部尚未分隔（图

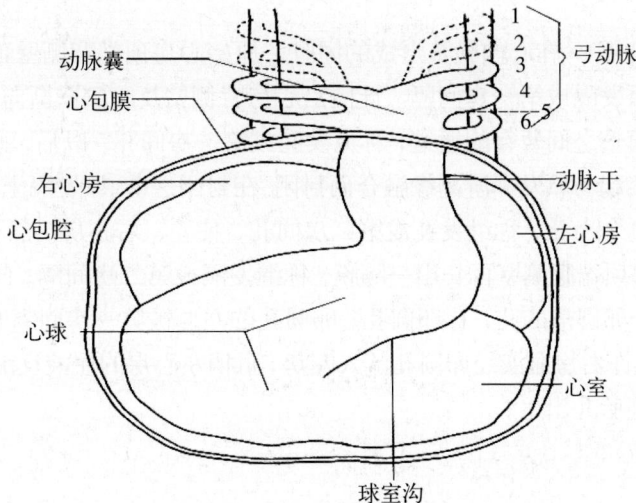

图4-4　心脏外形的建立

（三）心脏内部的分隔

人胚胎心脏的分隔开始于发育的第4周末，约在第6周初完成，心脏各部分隔同时进行。

1. 房室管的分隔 胚胎发育到第4周末，在房室管口背侧壁和腹侧壁的正中线上，心内膜下组织增生，形成两个心内膜垫。两个心内膜垫彼此对向生长，互相融合。将房室管分隔成左、右房室孔（图4-5），围绕房室孔的间充质局部增生并向腔内隆起，形成房室瓣，左侧为二尖瓣，右侧为三尖瓣。

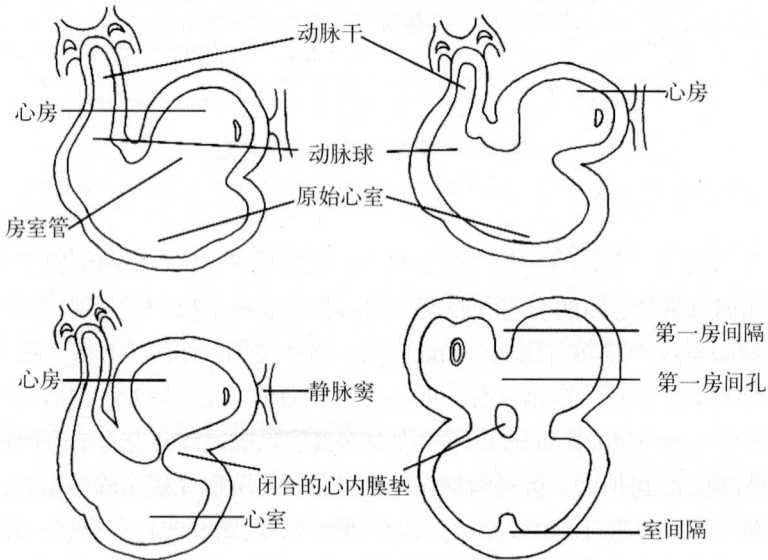

图4-5 房室管的分隔

2. 原始心房的分隔 在心内膜垫形成的同时，原始心房顶部背侧壁正中线出现一个薄的半月形矢状隔，称原发隔或第一房间隔。此隔沿心房背侧壁及腹侧壁渐向心内膜垫方向生长，在其游离缘和心内膜垫之间暂存的通道，称原发孔或第一房间孔。以后，此孔逐渐变小，并由心内膜垫组织向上突起与原发隔游离缘融合而封闭。在封闭之前，原发隔上部的中央变薄穿孔，若干个小孔融合成一个大孔，称继发孔或第二房间孔，使左、右心房仍然相通。第5周末，在原发隔的右侧，从房顶端腹侧壁再长出一隔膜，称继发隔或第二房间隔。此隔膜始终不与心内膜垫融合，留下一个卵圆形的孔，称卵圆孔。卵圆孔的左侧被第一房间隔遮盖，这部分组织称卵圆孔瓣，此瓣膜允许右房血液经卵圆孔流入左房，阻挡左心房的血液反流入右心房（图4-6）。这种状况一直维持到胎儿出生。

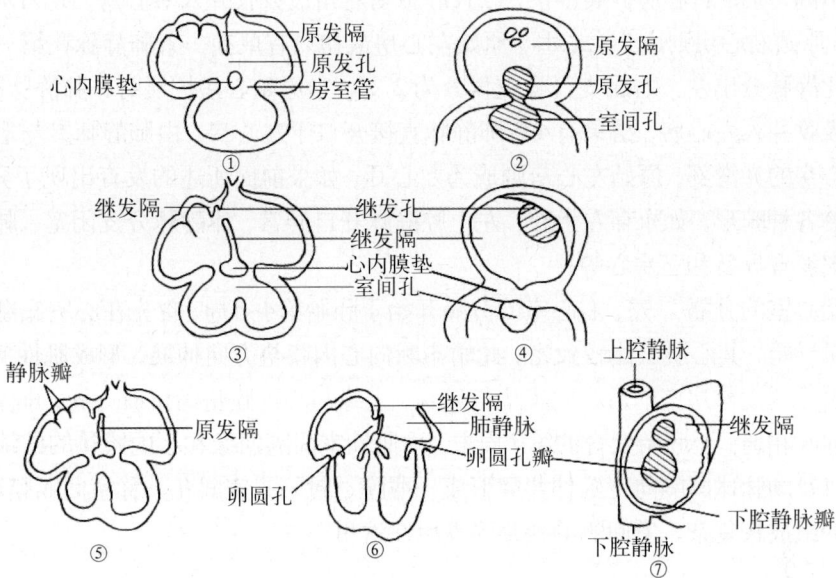

图 4-6 心房、心室的分隔

3. 静脉窦的演变和永久性左、右房的形成　静脉窦位于原始心管尾端的背面，分为左、右两个角，各与左右总主静脉、脐静脉和卵黄静脉相连通。起初两个角是对称的，在头部和腹部通常有许多侧支循环相互连接，血液可从左侧流到右侧，房间隔形成，将静脉窦隔入右角，上腔静脉、下腔静脉和静脉窦内的血液流入右角，右角逐渐变大，左角萎缩变小，其远段成为左房斜静脉的根部，近段成为冠状窦（图 4-7）。

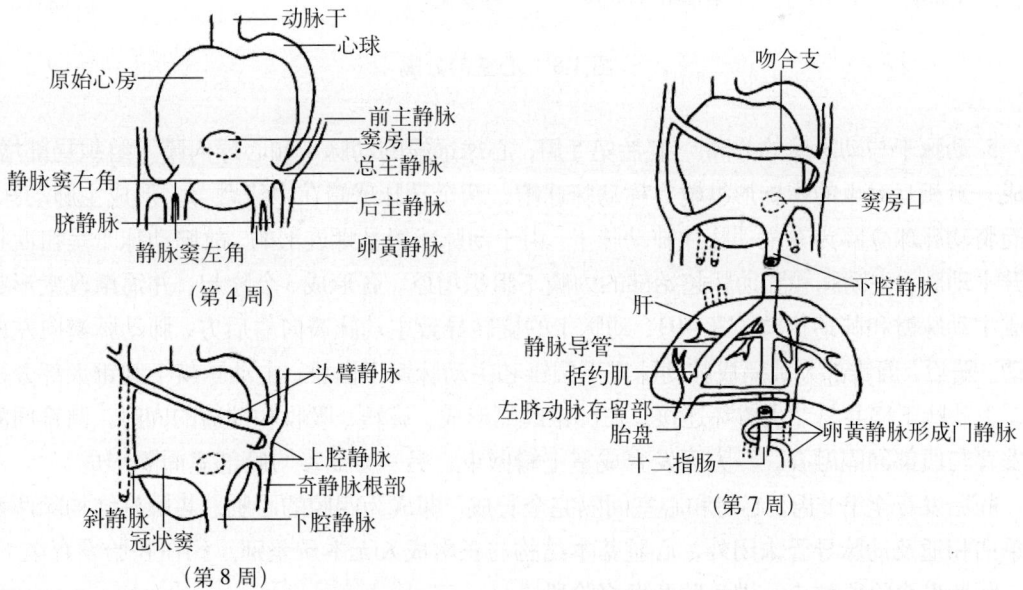

图 4-7 静脉窦及其相连静脉的演变（背面观）

第7~8周，原始右心房扩展很快，以致静脉窦右角被吸收并入右心房，成为永久性右心房的光滑部，原始右心房则成为右心耳。原始左心房最初只有单独一条肺静脉在第一房间隔的左侧通入，此静脉分出左、右属支，各支再分为2支。当原始心房扩展时，肺静脉根部及其左、右属支被吸收并入左心房，结果有4条肺静脉直接开口于左心房。由肺静脉参与形成的部分为永久性左心房的光滑部，原始左心房则成为左心耳。如果前面所述的发育出现了异常，可产生静脉系统的各种畸形，如永存左上腔、左上腔静脉开口异常、体静脉分支闭塞、肺静脉异位引流、静脉窦发育异常和三房心等。

4. 原始心室的分隔　左、右心室的分隔开始于胚胎第4~5周，首先在心室底壁中央发生一个半月形肌性嵴，其心肌层比较致密，此嵴不断向心内膜垫方向伸展，形成肌性室间隔。肌性室间隔的前后两端与房室前后心内膜垫相融合，上缘与心内膜垫间留一孔，即室间孔，左右心室借室间孔相通。至胚胎发育的第7周末，由肌性室间隔凹缘和心内膜垫的结缔组织向室间孔增生，以及动脉球间隔向下延伸共同形成一薄膜，封闭了室间孔，称室间隔膜部（图4-8）。由于膜部的组成较复杂，室间隔的缺损多发生在这里。

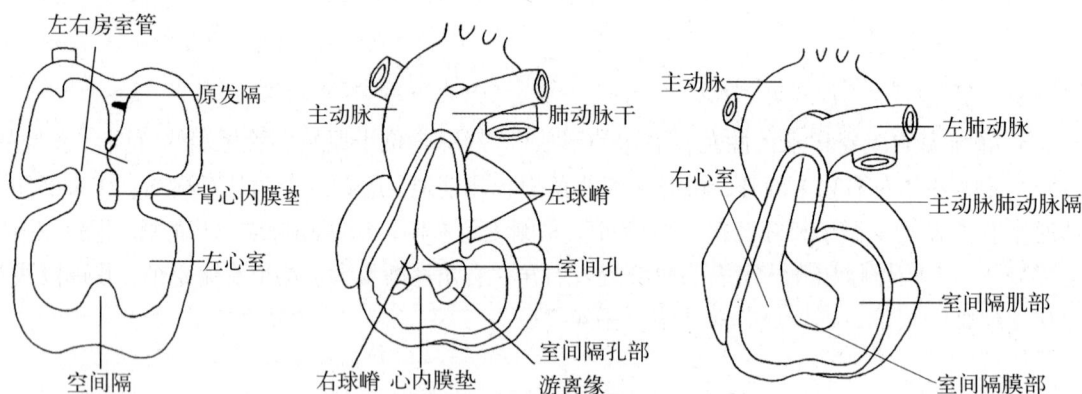

图4-8　心室的分隔

5. 动脉干与动脉球的分隔　胚胎第5周，心球远端的动脉干和心球内膜下组织局部增厚，形成一对相互对生的螺旋形纵嵴，称动脉球嵴，两个动脉球嵴在中线融合，形成主肺动脉隔，从而将动脉球分隔为升主动脉和肺动脉干。由于动脉球嵴是螺旋形的，故肺动脉干呈扭曲状围绕升主动脉，主动脉和肺动脉起始部的内膜下组织增厚，各形成3个隆起，并逐渐改变形状而形成主动脉瓣和肺动脉瓣（图4-9），动脉干的旋转导致主动脉瓣向右后方，肺动脉瓣向左前方转动。随后，圆锥部分被隔成肺动脉瓣下圆锥和主动脉瓣下圆锥。主动脉瓣下圆锥大部分被吸收，主动脉下移并与二尖瓣环连接。在圆锥间隔形成、旋转、吸收和缩短的同时，圆锥间隔向下发育与肌部间隔融合，一方面发育成室上嵴壁束，另一方面参与膜部室间隔形成。

胚胎发育至第8周，心房和心室间隔完全长成，即成为四腔的心脏。其解剖结构除两侧心房单向相通及动脉导管未闭外，心脏基本结构与正常成人无本质差别。约在胚胎发育第11周时，胚胎发育阶段结束，进入胎儿发育阶段。

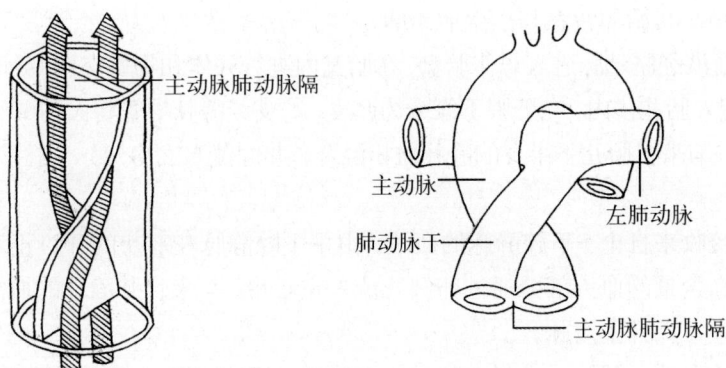

图 4-9　心球及主动脉干的分隔

（四）主动脉弓的演变与发育

胚胎早期有6对动脉弓先后由动脉囊发生，每对动脉弓演变时间不同，同时左、右弓的变化也不相同，动脉弓从胚胎发生第4周开始，到第5~7周演变完成，最早形成的是第1、2对动脉弓，至第3对动脉弓形成时，即退化消失。左、右第3对动脉弓与背动脉相连，向头部延伸形成颈内动脉，而与其相连的一部分动脉囊形成颈总动脉。第4对弓，左侧演变成主动脉弓的一部分，右侧演变成右锁骨下动脉近端。第5动脉弓发育不全并很快退化。肺动脉主干由动脉干分隔而成，而第6对动脉弓右侧部分则形成右肺动脉，左侧部分形成左肺动脉和动脉导管（图4-10）。

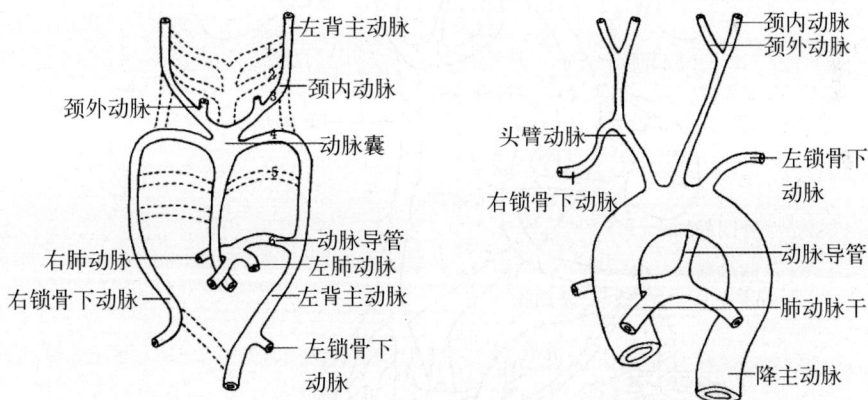

图 4-10　主动脉弓的演变

左图：胚胎早期由动脉囊先后发出6对主动脉弓；右图：演变最终形成主动脉弓

二、胎儿血液循环

（一）胎儿血液循环的途径

胎儿肺部没有进行气体交换的功能，需从母体胎盘获取氧气和营养物质，同时排出二氧化碳和其他代谢产物，其循环状态与出生后不同。

　　胎儿的部分血液经脐动脉进入母体胎盘，在胎盘内进行气体和物质交换，吸取氧气和营养物质，从脐静脉回流入胎儿体内，在肝脏下缘分为两支，一支经静脉导管将大约60%的脐静脉血直接注入下腔静脉，与来自胎儿下半身的静脉血相混合，共同流入右房；另一支注入肝脏，经肝血窦后入下腔静脉。

　　右心房同时接收来自上、下腔静脉的血液，由于下腔静脉在右房的开口正对卵圆孔，致使来自下腔静脉的高含量的血大部分通过卵圆孔流入左心房，与来自肺静脉的血液混合，以期经二尖瓣口入左心室，入升主动脉。

　　进入肺动脉的血液，90%以上经动脉导管直接进入降主动脉，行向腹部、躯干部和下肢，其中部分血液从降主动脉经脐动脉再回到母体胎盘，与母体进行气体交换。小部分经肺动脉各级分支进入肺部，供应肺部的氧气和营养物质，交换代谢产物，随后经肺静脉回流入左心房。

　　进入升主动脉的血液，大部分行向头部、上肢和躯干上部组织器官，包括心脏等重要器官，只有少部分血液进入降主动脉（图4-11）。

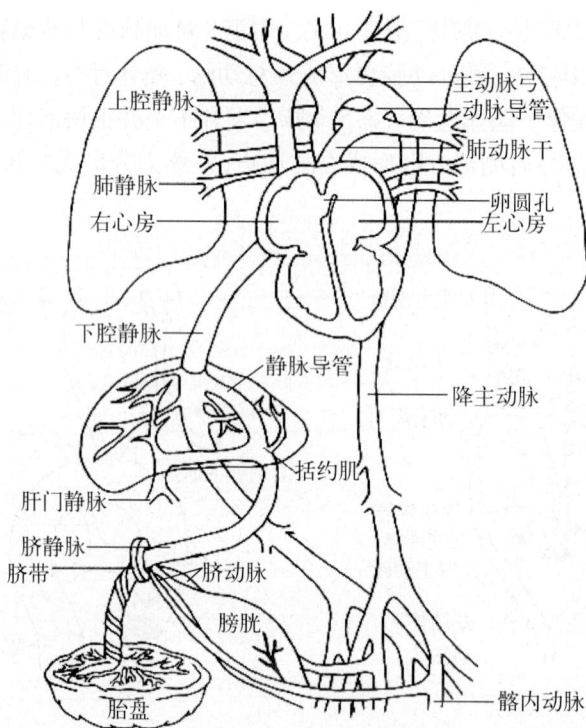

图4-11　胎儿血液循环示意图

综上，胎儿血液循环具有如下特点：

（1）胎儿的心血管系统中只有脐静脉流动的是动脉血，而动脉流动的是混合血。

（2）从解剖上看，胎儿有连接胎盘的两条脐动脉和一条脐静脉，肝内有一条静脉导管。

（3）房间隔有一卵圆孔，使左、右心房相通，这就保证了来自胎盘的血液可直接进入左心系统，参与体循环。

（4）在肺动脉与主动脉之间有一条动脉导管。上腔静脉系统含氧低的血液由肺动脉经动脉导管进入降主动脉，然后经脐动脉流入胎盘，与母体血液进行物质交换。

（二）出生后血液循环的变化

胎儿出生后，胎盘血循环中断，肺开始呼吸，血液循环遂发生改变。

（1）脐动、静脉退化　胎儿出生后，脐带被剪断。脐动静脉血流终止，脐静脉(腹腔内部分)闭锁，成为由脐至肝的肝圆韧带。脐动脉大部分闭锁成为脐外侧韧带，仅近侧段保留成为膀胱上动脉。

（2）动脉导管闭合　由于肺开始呼吸，肺动脉的血液大量进入肺，肺动脉压力降低，肺动脉与主动脉间血液流通趋于停顿，同时，动脉导管因平滑肌收缩而呈功能性关闭状态。2~3个月后由于内膜增生，动脉导管完全闭锁，成为动脉韧带。如果动脉导管不闭合，则成为动脉导管未闭。

（3）肝的静脉导管闭锁成为静脉韧带。

（4）卵圆孔封闭　由于脐静脉闭锁，从下腔静脉注入右心房的血液减少，右心房压力降低；同时，肺开始呼吸，大量血液从肺静脉流进左心房，左心房压力增高，左房压力高于右房，于是卵圆孔瓣紧贴第二房间隔，使卵圆孔关闭。出生后约1年，卵圆孔瓣与第二房间隔因结缔组织增生而融合，达到解剖关闭，最迟不超过3岁。

（5）主动脉峡消失　胎儿出生前，主动脉弓在锁骨下动脉分支处与动脉导管入口间有一段显著的狭窄称主动脉峡。出生后，动脉导管闭合，主动脉弓的血液全部注入降主动脉，使主动脉峡逐渐扩大。一般在出生后3~4个月内，峡部消失，如不消失，可形成主动脉缩窄。

第二节　正常胎儿超声心动图

在妊娠18~24周时，胎儿心脏发育已逐渐趋向完善，心内结构显示清晰，且胎儿活动度大，羊水量多，故此时进行超声心动图检查最佳。妊娠晚期检查时，由于羊水减少，胎儿较大，体位相对固定，且枕前位居多，透声窗差，声束易受胎儿脊柱及肋骨声影的影响而难以显示清晰的图像。妊娠早期超声心动图检查可以检出部分严重的先天性心脏病，但主要适用于高危胎儿，常需至18~22周时复查，以提高胎儿心脏畸形显示率和精确性。

一、二维超声心动图

（一）胎儿二维超声的检查方法

二维超声是胎儿心脏检查最基本、最重要的组成部分，是诊断胎儿先天性心脏结构异常的首选方法。二维超声可以有序地确定心尖的位置、心房体位、房室的连接、大血管的连接，以及心脏周围动静脉血管的连接状态。所观察的情况主要有：心脏在胸腔的位置、心轴、大小是否正常,有无心包积液,左右心房大小,卵圆孔瓣开放情况,房间隔除卵圆孔外有无回声缺失,左右心室大小,心室的收缩情况和室壁厚度,室间隔是否连续,二尖瓣、三尖瓣的形态及在室间隔上的附着部位及其活动是否正常。在透声窗较好的情况下,可显示左右肺静脉与左心房的连接。胎儿心脏二维超声的基本检查应遵循以下步骤:

1. 胎位判定　首先判定胎儿与母体及超声屏幕方位的关系,根据胎头、面部、足、脊柱的所在位置,确定胎儿在宫内的位置和胎儿的左右,通常的胎位有头位、臀位和横位。头位和臀位根据胎儿头枕部朝向分为左前、右前、左后和右后,横位分为右肩前、左肩前、右肩后和左肩后。胎儿在宫内最常见的四种体位是枕左前、枕右前、骶左前和骶右前。

2. 胎儿心脏位置的判定　在确定了胎儿左、右的基础上,横切胎儿腹部,根据心尖指向,确定左位心、右位心或中位心,正常心脏位置的描述见正常四腔心切面。判断胎儿肝脏、胃泡、下腔静脉和腹主动脉的位置关系,了解胎儿有无内脏反位。胎儿心脏方位的识别有以下几个标志:①心尖与胃泡的关系　明确胎儿的左右位置,正常胃泡位于腹腔左侧,胎儿心尖方向朝向左侧与胃泡方向一致。②降主动脉与脊柱的关系　正常胎儿降主动脉位于脊柱前偏左侧。横向扫查胸腔,降主动脉横断面位于脊柱回声前方偏左侧,左房位于降主动脉前。③下腔静脉与脊柱的关系　下腔静脉位于脊柱前偏右侧,较降主动脉位置靠前。

3. 心房位置的判定　心房位置的左、右与内脏的左、右位置是一致的,也称心房内脏位,分为正位、反位和不定位三类。正常情况下,胃泡和脾在左,肝脏在右,腹主动脉位于脊柱的左侧,下腔静脉位于脊柱的右侧,左心房在左侧,右心房在右侧,称心房正位;反之,为心房反位。当腹主动脉、下腔静脉位于同侧或下腔静脉不能显示,称心房不定位,常提示心脏存在复杂畸形。左、右心房的鉴别见本节胎儿四腔心切面的内容。

4. 心室的位置和房室连接　右室位于左室的右前方,左室居右室的左后方为正常排列关系;反之,右室位于左室的左侧,而左室在右室的右侧则为心室转位(ventricular inversion)。判定房室连接关系时,先根据房室瓣及心室内膜面特征来判断心室的形态学,三尖瓣在室间隔上的附着点比二尖瓣低,从而确定二尖瓣、三尖瓣,而左室总与二尖瓣连接,右室与三尖瓣连接;另外,左、右心室的鉴别还可参见本节胎儿四腔心切面的内容。心室确定后,就可以确定房室连接。正常时,左侧是左房、左室连接,右侧是右房、右室连接,当左房与形态学右室,右房与形态学左室连接时,为房室连接不一致。此外,注意有无一侧房室瓣闭锁、房室瓣骑跨、共同房室瓣、双入口等连接方式。

5. 心脏与周围大血管的连接关系　正常时,主动脉由左室发出,上行弯曲形成弓部,发出头臂干;肺动脉由右室发出,平直后行,很快分叉,并通过较粗的动脉导管连接降主动脉。根据大血管形态及空间位置可判断心室与大血管连接是否正常。心室动脉连接的类型包括心室与动脉的正常连接、大动脉转位(transposition of great arteries)、心室双出口(double outlet)和心室单出口(single outlet)。

(二)常用的主要切面

1. 腹部横切面　探头与胎儿脊柱垂直,从脐血管附着处开始检查,此切面见主动脉位于脊柱的左侧，有搏动感，下腔静脉位于脊柱右侧，与主动脉比略靠前，将探头沿胎儿纵轴向腹侧平行扫查，见胃泡位于心脏下方的左上腹部，此切面是确定胎儿左右方位的基本切面之一。胎儿内脏反位时，上述结构的方位发生改变。

2. 四腔心切面 四腔心是筛查和诊断胎儿先天性心脏畸形最基本和最易获得的切面，是测量心胸比例、房室径线的常规切面，也是判断房室关系、诊断先天性心脏病的常规切面。在胎儿胸部膈肌上方横切胎儿胸部，即可获得四腔心切面，由于胎位和探测角度的不同，可显示为心尖四腔心切面和胸骨旁四腔心切面（图 4-12）。观察的主要内容有：

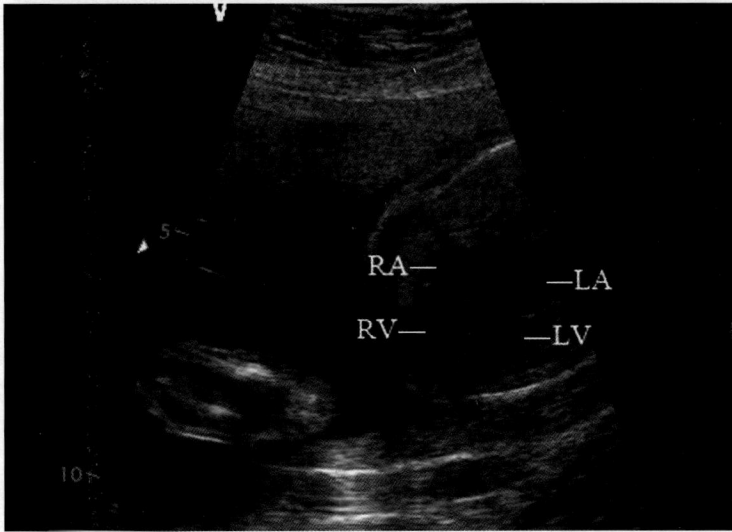

图 4-12 胎儿四腔心切面
LA：左心房；RA：右心房；LV：左心室；RV：右心室

（1）心脏的位置 正常心脏位于胸腔内，偏左前。与小儿心脏在胸腔中的位置略有不同，因胎儿的肺尚未膨胀，心底部位于胸腔的中后方，心尖朝向左侧方，且由于胎儿肝脏较大，使膈肌上抬，心脏呈水平位。

（2）心腔的辨别 正常条件下，胎儿的左房最靠近脊柱，右心房是心脏在胸腔内最右侧的部分，降主动脉位于左心房的后方。右心室最靠近前胸壁。左心室是心脏在胸腔内最左侧的部分。左、右心房大小相当，左、右心室也基本相等，32 周后右心室略大于左心室。左、右心房间有房间隔，房间隔上的卵圆孔瓣膜开向左心房侧(图 4-13)，卵圆孔瓣是判断左房的标志。心尖或心底四腔心平面上可见肺静脉回流入左心房。左心室略长而窄，右心室略短而宽。右心室内可见调节束，是判断右心室的解剖标志。两心室间为室间隔，三尖瓣隔瓣附着点略低于二尖瓣前瓣附着点（参见图 4-12）。

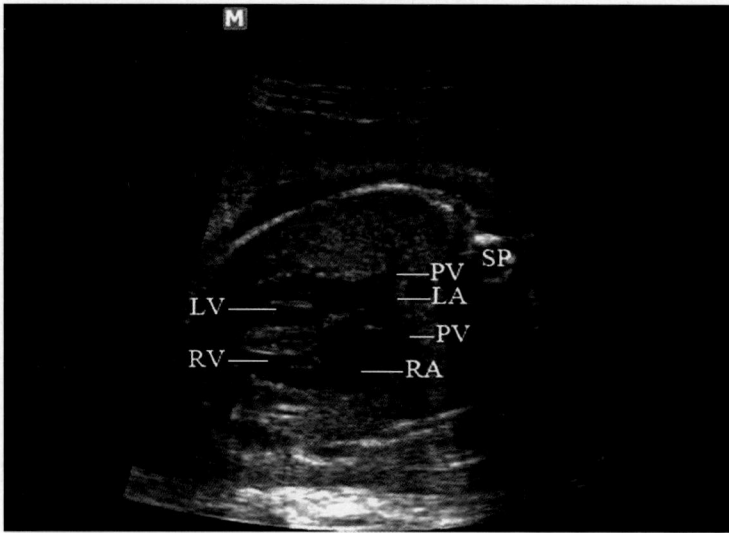

图 4-13　四腔心切面

可见卵圆孔瓣开向左房侧，肺静脉回流入左心房。LA：左心房；RA：右心房；
LV：左心室；RV：右心室；PV：肺静脉；SP：脊柱

（3）心轴的角度　　心轴的角度即脊柱正中至胸骨正中连线与房室间隔连线之间的角度，正常值偏左 45°±20°，测量方法见图（图 4-14）。胎儿心轴异常不仅与心脏在胸腔内的位置有关，而且与器质性心脏病有关。致右心扩大或左心缩小的胎儿心脏病，胎儿心轴角度可增大；致左心扩大或右心缩小的胎儿心脏病，心轴角度可减小。此外，胎儿心轴异常还可由胎儿心脏位置异常或胸腔内病变引起，如右位心、胸腔内肿瘤等。

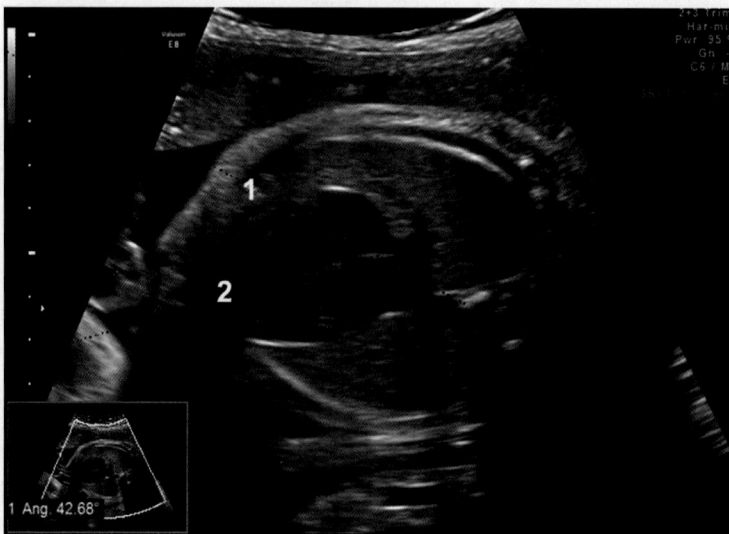

图 4-14　胎儿心轴的测量

1：表示脊柱与胸骨连线；2：表示房室间隔连线；1 与 2 之间的夹角为心轴的角度

（4）心脏的面积　　在胎儿四腔心切面上，应用超声仪器上的面积测量键测量胎儿心脏的面积和胸腔的面积，二者比值约为 1/3（图4-15）。

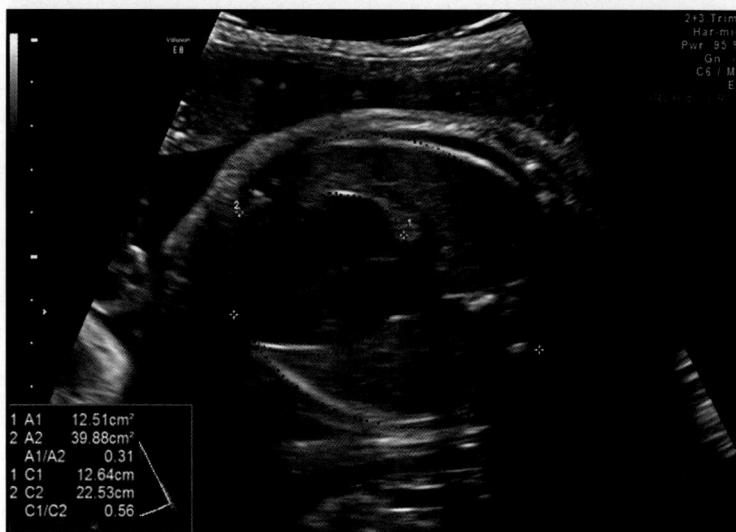

图4-15　胎儿心脏面积的测量

除上述内容外，四腔心切面上还应观察胎儿心室的收缩情况和室壁厚度，室间隔是否连续，房间隔除卵圆孔外有无回声缺失，二尖瓣、三尖瓣的形态、活动及回声情况，有无心包积液等。在透声窗较好的情况下，可显示左右肺静脉与左心房的连接。有研究报道，胎儿四腔心切面可排除70%～85%的胎儿先天性心脏病。四腔心切面可以发现的心脏畸形有：心脏异位，左心发育不良，心肌肥厚，心腔缺如，心室双入口，较大的室间隔和房间隔缺损，心内膜垫缺损，房室瓣畸形，主、肺动脉闭锁或严重狭窄，肺静脉连接异常，心脏肿瘤和一些复杂复合畸形等。但由于四腔心切面不包括大动脉根部和大血管与房室间的连接关系，所以会漏掉部分与大动脉相关的心脏病变，如法洛四联症，大动脉转位，轻、中度肺动脉狭窄，以及微小的室间隔缺损等。

四腔心切面扫查应尽量避开胎儿肋骨和脊柱的遮挡，使声束从胎儿两侧或近腹侧进入，以获得清晰的图像。心尖四腔心切面是观察房室瓣口血流的最佳切面，但由于声束方向与房室间隔方向平行，不利于观察心内膜垫缺损和卵圆孔瓣的启闭情况，检查时应多切面联合扫查，以减少病变的遗漏。

3.心尖五腔心和左室流出道长轴切面　　在心尖四腔心切面基础上，声束略向胎儿头侧倾斜，可显示左室流出道，即心尖五腔心切面（图4-16），从胸骨旁四腔心切面，探头向胎儿右肩部旋转30°，扫查平面倾斜于心室前壁，可获得左室长轴切面（图4-17），显示升主动脉前壁与室间隔相连续，后壁与二尖瓣前叶相连续，在此切面上可测升主动脉内径。探头继续向胎儿前体倾斜显示肺动脉，肺动脉位于主动脉左前方，起始部与主动脉呈十字交叉状，此交叉及主、肺动脉位置关系是排除各种类型大动脉转位的要点。

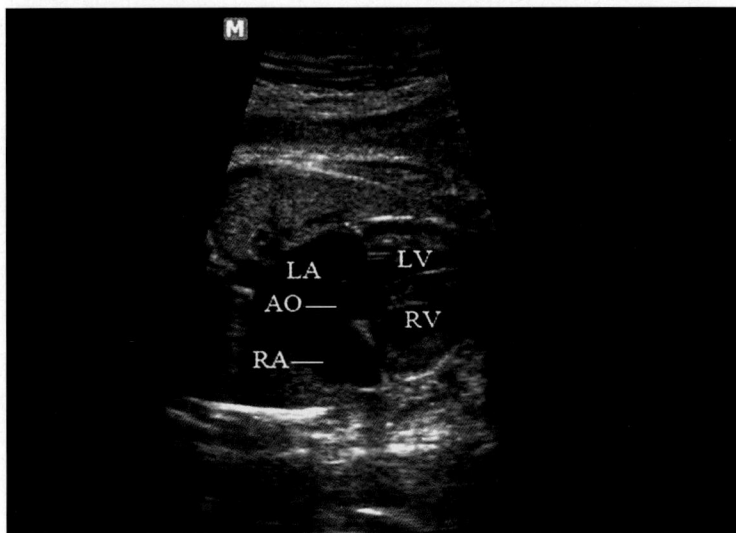

图 4-16　心尖五腔心切面
LA：左心房；RA：右心房；LV：左心室；RV：右心室；AO：主动脉

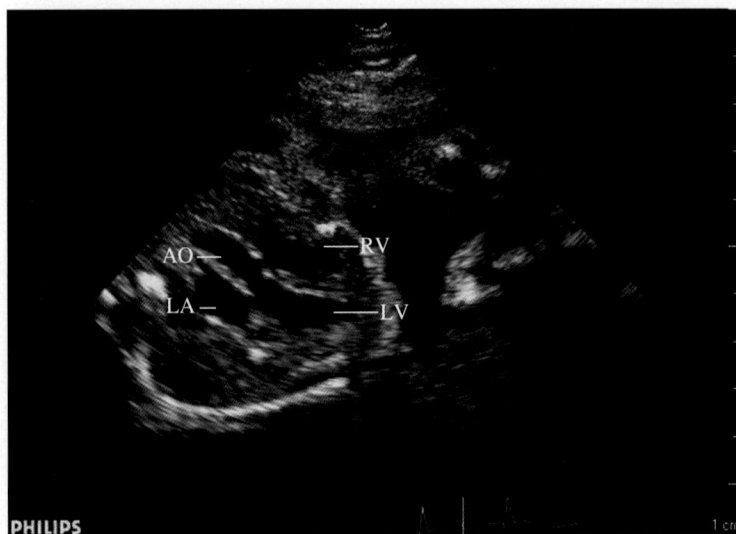

图 4-17　左室流出道长轴切面
LA：左心房；LV：左心室；RV：右心室；AO：主动脉

　　4. 右室流出道和大血管短轴切面　　在左室流出道的基础上，探头略作向上向前移动，即可显示右室流出道（图4-18）。此切面主要观察右室流出道、肺动脉瓣及肺动脉，是判定上述结构有无狭窄、扩张或闭锁的主要切面，在此切面测量肺动脉主干内径。正常肺动脉主干内径略大于主动脉内径。根据左室流出道和右室流出道切面即可判定主动脉与肺动脉的位置关系，因此临床上常用四腔心切面联合左、右室流出道切面对胎儿畸形进行筛查。

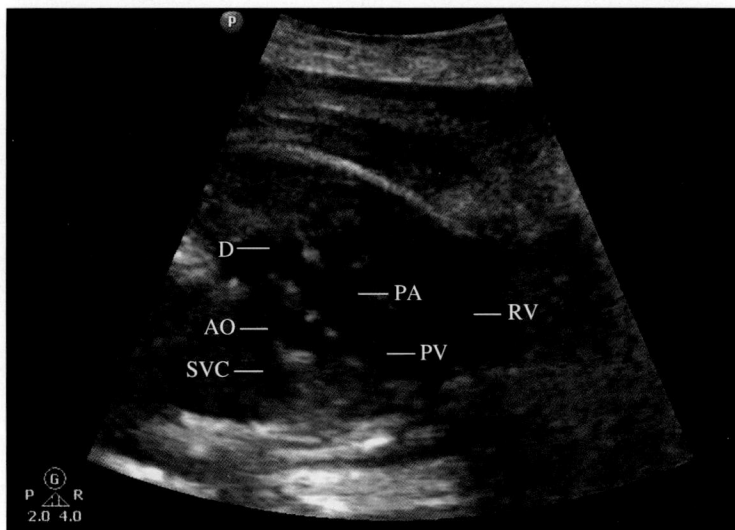

图 4-18　右室流出道长轴切面
PA：肺动脉；PV：肺静脉；RV：右心室；AO：主动脉；SVC：上腔静脉；D：动脉导管

　　5. 主动脉弓和导管弓切面　　在左室流出道切面的基础上向胎儿头侧追踪倾斜或将探头与胎儿长轴平行，在脊柱左侧显示出降主动脉和腹主动脉，在此基础上，探头向头侧移动找出主动脉弓及升主动脉。主动脉弓形似"拐杖把"，弓部发出头臂动脉、左颈总动脉和左锁骨下动脉（图 4 -19，图 4 -20）。在主动脉弓切面的基础上将探头略向胎儿左肩侧移动或在右室流出

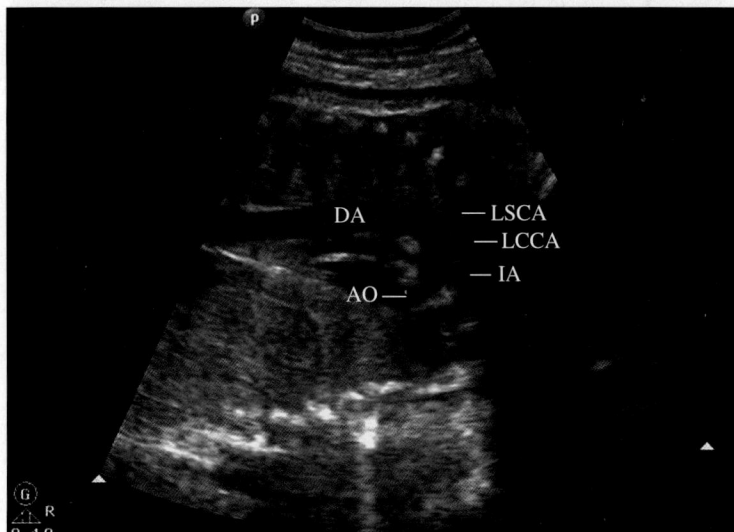

图 4-19　主动脉弓切面
显示头臂动脉、左颈总动脉和左锁骨下动脉。AO：升主动脉；IA：无名动脉；LCCA：左颈总动脉；LSCA：左锁骨下动脉；DA：降主动脉

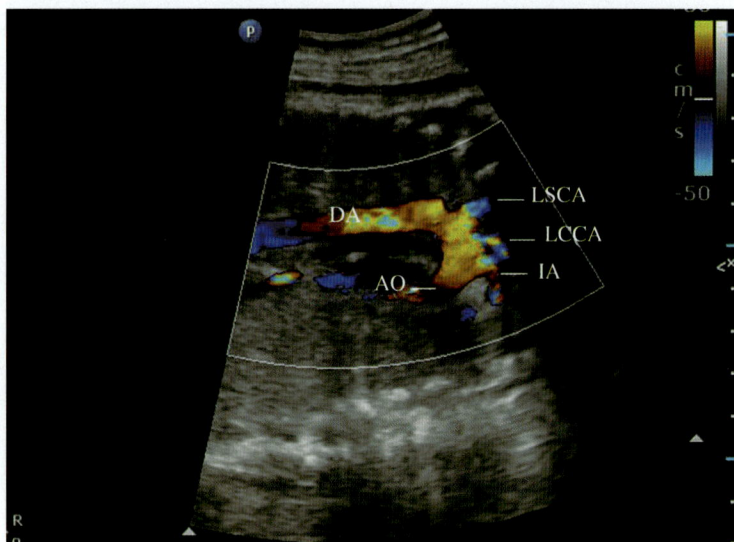

图 4-20 主动脉弓切面

CDFI 显示头臂动脉、左颈总动脉和左锁骨下动脉。AO：升主动脉；IA：无
名动脉；LCCA：左颈总动脉；LSCA：左锁骨下动脉；DA：降主动脉

道切面基础上向胎儿头侧追踪可显示导管弓切面，动脉导管呈直角形，位于主动脉弓下方，起始于肺动脉，形似"曲棍球杆"（图 4-21，图 4-22）。两弓相距很近，如由动脉导管弓探测主动脉弓，将探头轻度向胎儿头部及右侧移动，进行小角度扫描即可获得主动脉弓图像。

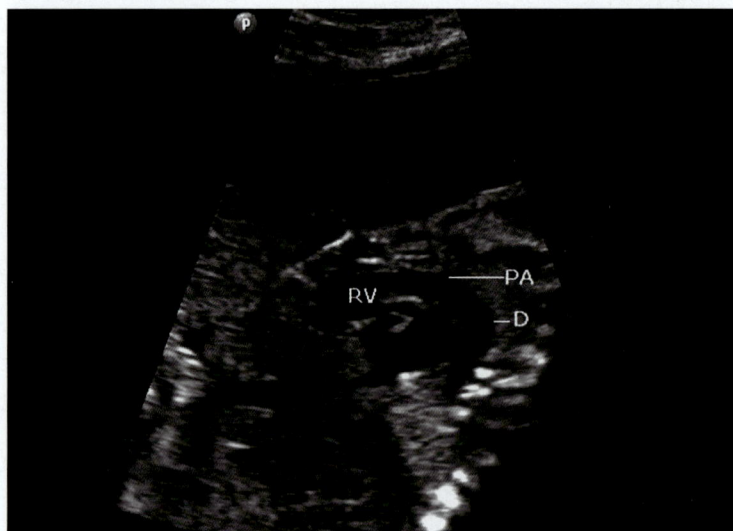

图 4-21 导管弓切面

二维超声显示右心室（RV）、肺动脉（PA）及动脉导管（D）

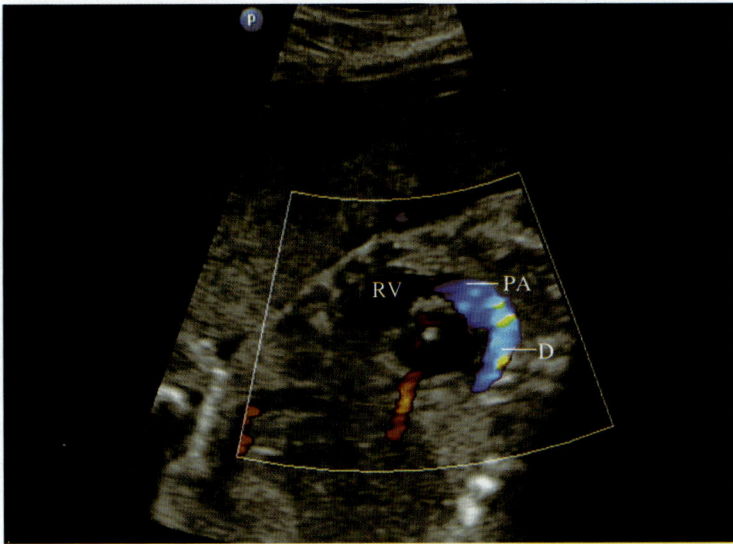

图 4-22 导管弓切面
CDFI 显示右心室（RV）、肺动脉（PA）及动脉导管（D）

6. 三血管切面 在四腔心切面的基础上将探头向胎儿头侧平行移动即可获得。标准的三血管切面胸骨后方为胸腺。胸腺左后方可见肺动脉主干与动脉导管相连接，升主动脉位于肺动脉主干的右后方。上腔静脉紧邻升主动脉的右后方。气管横切面位于升主动脉与上腔静脉之间的后方（图 4-23）。形成肺动脉主干、升主动脉和上腔静脉从左前向右后呈平行排列。血管内径依次递减。该切面对大血管病变的检出有重要意义。

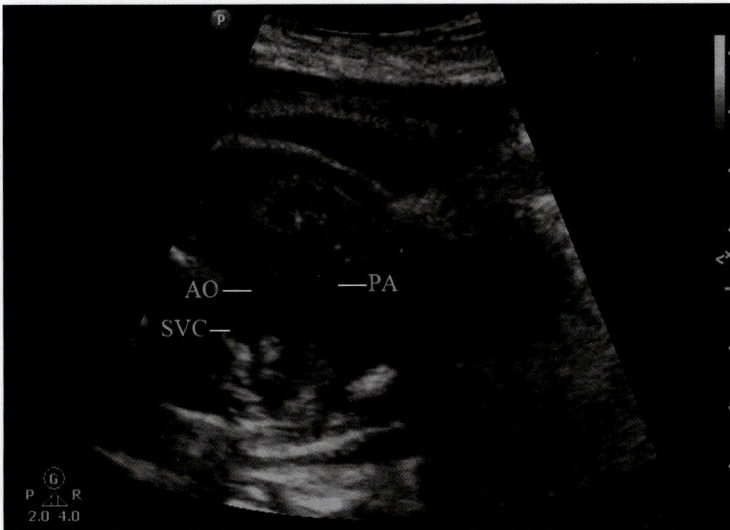

图 4-23 三血管切面
PA：肺动脉；AO：主动脉；SVC：上腔静脉

7. 心室短轴切面　　显示心底短轴切面后，探头声束平面平行向胎儿心尖方向移动，可显示左、右心室横断面（图4-24），右心室靠近胸壁，此切面主要观察心室大小、室壁厚度。

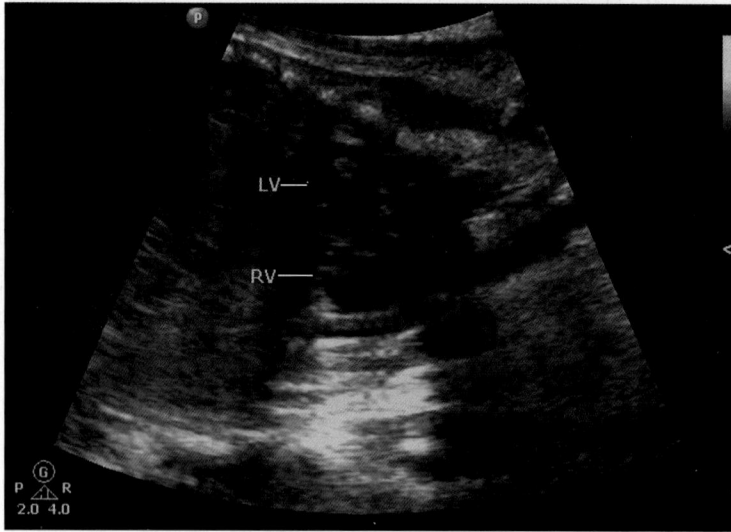

图 4-24　心室短轴切面
LV：左心室；RV：右心室

8. 双房切面　　双房切面显示左、右心房及房间隔，重点观察房间隔及卵圆孔，可见卵圆孔瓣位于左房侧。

9. 上、下腔静脉长轴切面　　以主动脉弓切面为基准，探头平移向胎儿右侧，可显示上、下腔静脉与右心房之间的关系（图4-25）。下腔静脉的内径稍大于上腔静脉。该切面有助于判断心房位置，右心功能和体静脉畸形等。

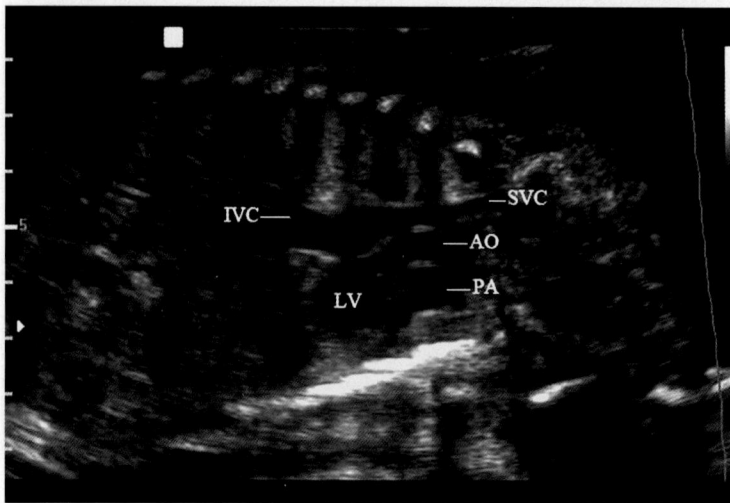

图 4-25　上、下腔静脉长轴切面
LV：左心室；AO：主动脉；PA：肺动脉；SVC：上腔静脉；IVC：下腔静脉

二、M型超声心动图

M型超声心动图是以二维超声的引导取样线,通过不同部位描记时间活动曲线来观察心脏的活动。M型超声对辨别胎儿心律失常,测量心腔和大血管内径,计算心室缩短分数,评价胎儿心功能有重要价值。但有时胎儿位置不固定,活动度大,胎动频繁,或胎儿体位不好,常难以获得满意的图像,采用解剖M型超声心动图可提高取样的成功率,提高M型图像质量。

(一)心室腔与大血管的测量

心室内径的测量多采用乳头肌水平双心室短轴切面,取样线垂直穿过双心室,可以记录右心室壁、室间隔、左心室壁的活动(图4-26),以此测量心室壁及室间隔的厚度、心室腔的收缩期和舒张期内径、计算心室缩短分数。心室壁及室间隔肥厚可见于母体患糖尿病的胎儿、双胎自体输血综合征,以及某些先天性心脏病胎儿。心室缩短分数正常范围是0.28~0.38。

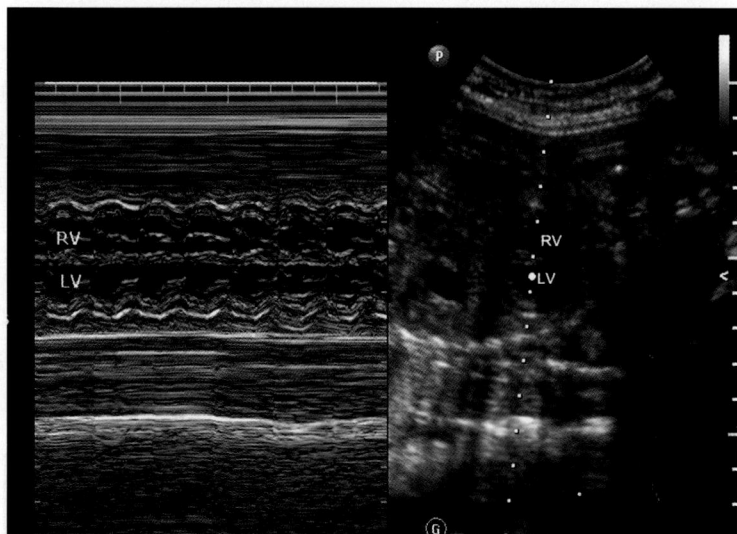

图4-26 双心室短轴切面
取样线垂直穿过双心室,可记录右心室壁、室间隔、左心室壁的活动

(二)诊断心律失常

M型超声心动图用于观察胎儿心律失常时,对于取样的切面无固定要求,常选用四腔心切面。M型取样线穿过心房与心室或房室瓣与半月瓣,同时显示出心房壁和心室壁的运动曲线或同时显示房室瓣和半月瓣的运动曲线,即可观察心房舒缩和心室舒缩间的关系,辨别心律失常的类型,如传导性或非传导性房性早搏、室性早搏、心房颤动、室上性心动过速、房室传导阻滞等。正常情况下,一次心房收缩后即有一次心室收缩。在M型曲线上心房壁开始收缩或房室瓣曲线上的F点代表心房收缩开始,心室壁开始收缩或房室瓣关闭(C点)或半月瓣开放则代表心室收缩开始。

（三）其他方面的应用

M型超声心动图还可以用于评价心功能、探测和测量心包积液、区分胸腔积液和心包积液，彩色M型条件下判断室间隔缺损分流的时相等。

三、多普勒超声心动图

多普勒超声心动图对于研究胎儿血液循环和血流动力学具有重要价值，多普勒超声心动图包括脉冲多普勒、连续多普勒和彩色多普勒血流显像，其中脉冲多普勒和彩色多普勒血流显像是胎儿心血管检查常用的技术，连续多普勒仅用于胎儿心血管异常高速血流的检测。多普勒超声心动图可用于显示正常和异常的血流，判断分流、反流和湍流，评价心功能以及诊断心律失常等。应用多普勒超声对胎儿心脏及大血管血流进行检查时，应尽量减小超声声束与所测血流方向间的夹角，以小于20°为宜。

（一）二尖瓣口和三尖瓣口血流

二尖瓣和三尖瓣瓣口血流的观察多采用心尖四腔心切面，彩色多普勒显像（color Doppler flow imaging，CDFI）显示舒张期由心房进入心室的同色血流，收缩期瓣口无血流通过。胎儿时期右心系统占优势，因此三尖瓣口彩色血流的亮度和宽度略大于二尖瓣口（图4-27）。若心脏的收缩期瓣口出现心室返回心房的血流，即出现房室瓣反流，严重的反流可影响预后。频谱多普勒显示二尖瓣及三尖瓣血流频谱呈双峰（图4-28），三尖瓣频谱也可为单峰。第一个峰是心室舒张早期，心室快速充盈形成的E峰，第二个峰是心室舒张晚期心房收缩形成的A峰。与成人不同的是在整个孕期，E峰与A峰的比值随着孕周的增加而增大，但始终小于1，这种特点可能与胎儿心室舒张早期主动松弛功能有关。

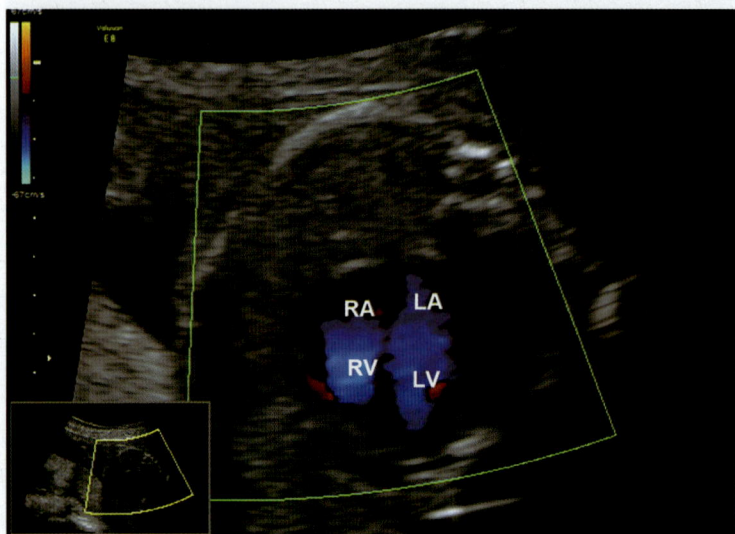

图4-27 四腔心切面

CDFI示三尖瓣口彩色血流的亮度略大于二尖瓣口。RA：右心房；LA：左心房；
RV：右心室；LV：左心室

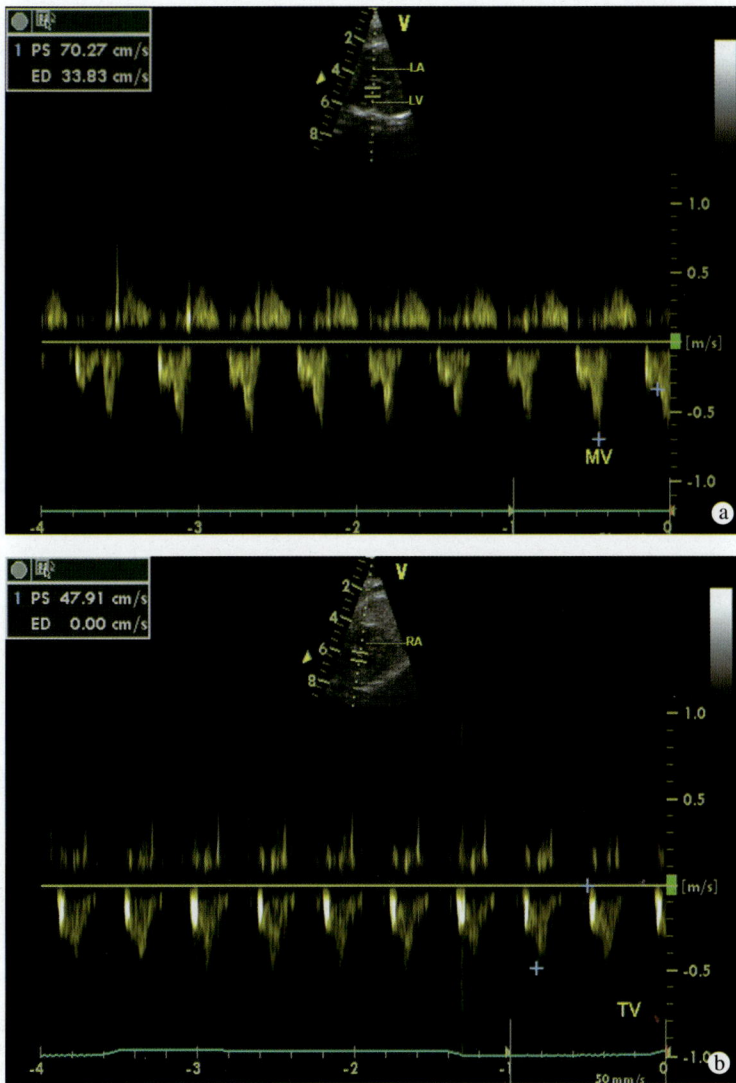

图 4-28　二、三尖瓣血流频谱

显示二尖瓣及三尖瓣血流频谱呈双峰。a. 二尖瓣频谱; b. 三尖瓣频谱

（二）主动脉和肺动脉血流

CDFI在主动脉瓣口和肺动脉瓣口均显示收缩期单一明亮的彩色血流, 舒张期无血流显示。于心尖五腔心切面、左右室流出道长轴切面, 将脉冲多普勒取样容积置于主动脉瓣或肺动脉瓣口, 可获得主动脉瓣和肺动脉瓣频谱。主动脉瓣口和肺动脉瓣口血流均显示为收缩期单峰层流频谱, 主动脉瓣口血流速度大于肺动脉瓣口血流速度, 但频谱宽度较肺动脉瓣口窄（图4-29）, 这可能与胎儿主动脉内径小于肺动脉内径有关。左、右肺动脉频谱形态呈双峰, 并可见收缩中期反流信号。肺动脉血流频谱与产后新生儿相比峰值前移, 提示胎儿时期肺循环阻力较高。

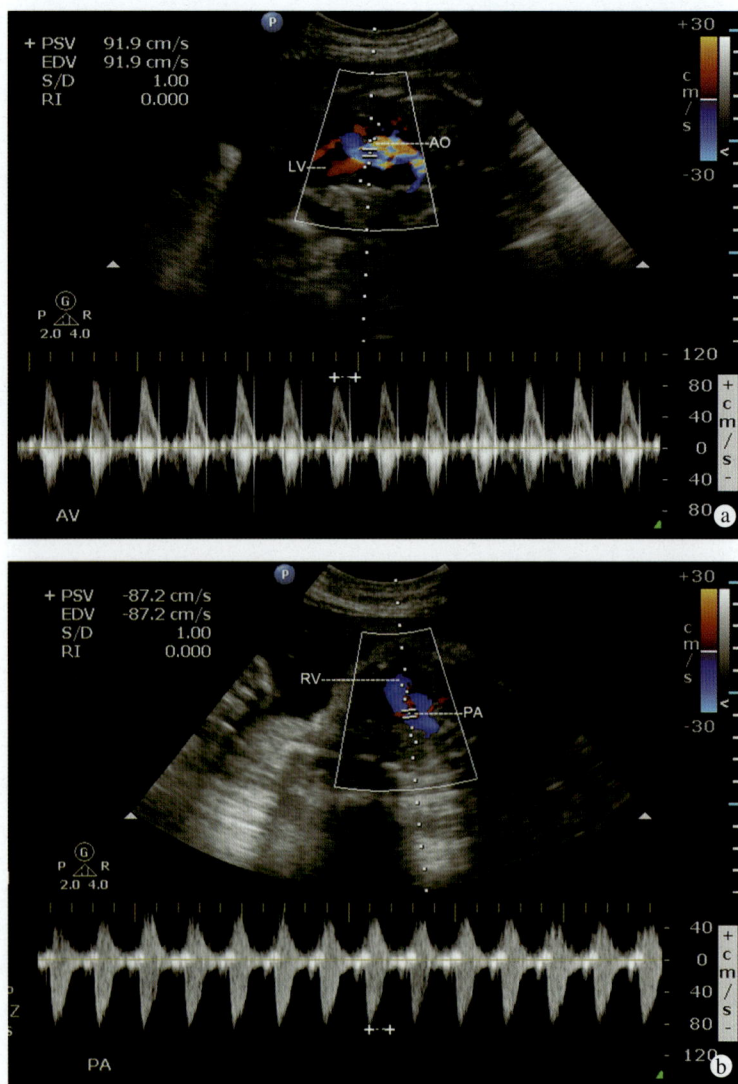

图 4-29　主、肺动脉瓣血流频谱

主动脉瓣口血流速度大于肺动脉瓣口血流速度。a. 主动脉瓣频谱；b. 肺动脉瓣频谱

（三）下腔静脉及肺静脉血流

CDFI 显示上、下腔静脉血流呈持续状流入右心房。下腔静脉血流束朝向卵圆孔，上腔静脉血流朝向三尖瓣口。将频谱多普勒取样容积置于上腔静脉或下腔静脉心房入口处，显示上、下腔静脉血流频谱。上腔静脉与下腔静脉血流频谱相似，均为流向右心房的双向窄峰频谱，心室收缩期下腔静脉血流快速进入右心房，形成一个较高的峰即 V 峰，心室舒张期早期出现第二个峰即 E 峰，心房收缩期可见一个小的反向峰 A 峰，时相较短，为心房收缩血流反流入下腔静脉所致（图 4-30）。当严重的三尖瓣反流时，右心室后负荷过重，胎儿水肿，A 峰明显增高，提示有心功能不全。肺静脉内血流速度较低，彩色血流信号较暗淡，肺静脉的血流频谱与下腔静脉相似（图 4-31），其形态及意义与下腔静脉相同。

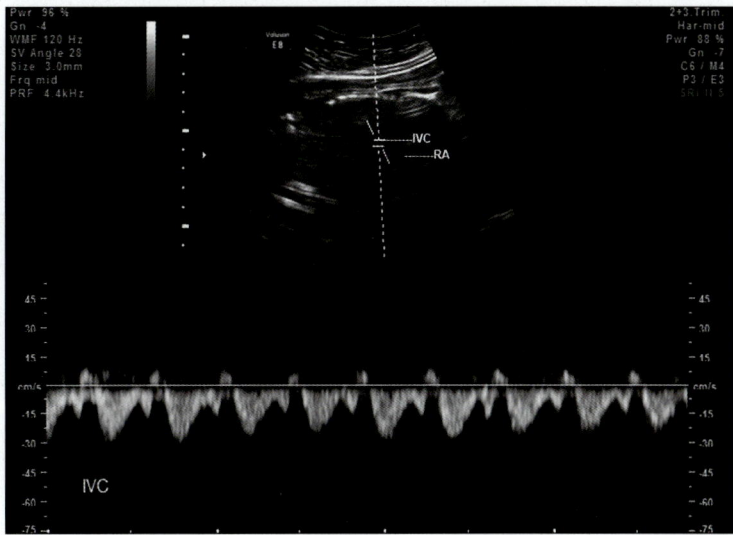

图 4-30　下腔静脉血流频谱

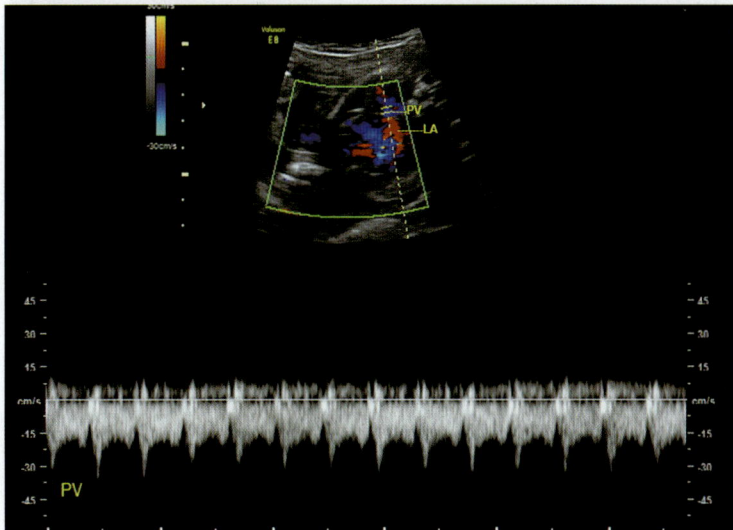

图 4-31　肺静脉血流频谱

（四）主动脉弓及动脉导管弓血流

CDFI显示动脉导管内的血流方向由肺动脉流向主动脉,在主动脉弓与动脉导管弓均显示收缩期明亮的彩色血流信号, 但动脉导管血流亮度高于主动脉弓。两弓的多普勒频谱形态相似, 收缩期流速高, 舒张期流速低, 二者相比, 动脉导管收缩期流速高于主动脉弓, 舒张期动脉导管血流频谱呈波峰状, 而主动脉弓内舒张期血流频谱较平坦 (图 4-32)。正常情况下, 其血流搏动指数>1.9, 动脉导管血流搏动指数的降低提示动脉导管收缩。

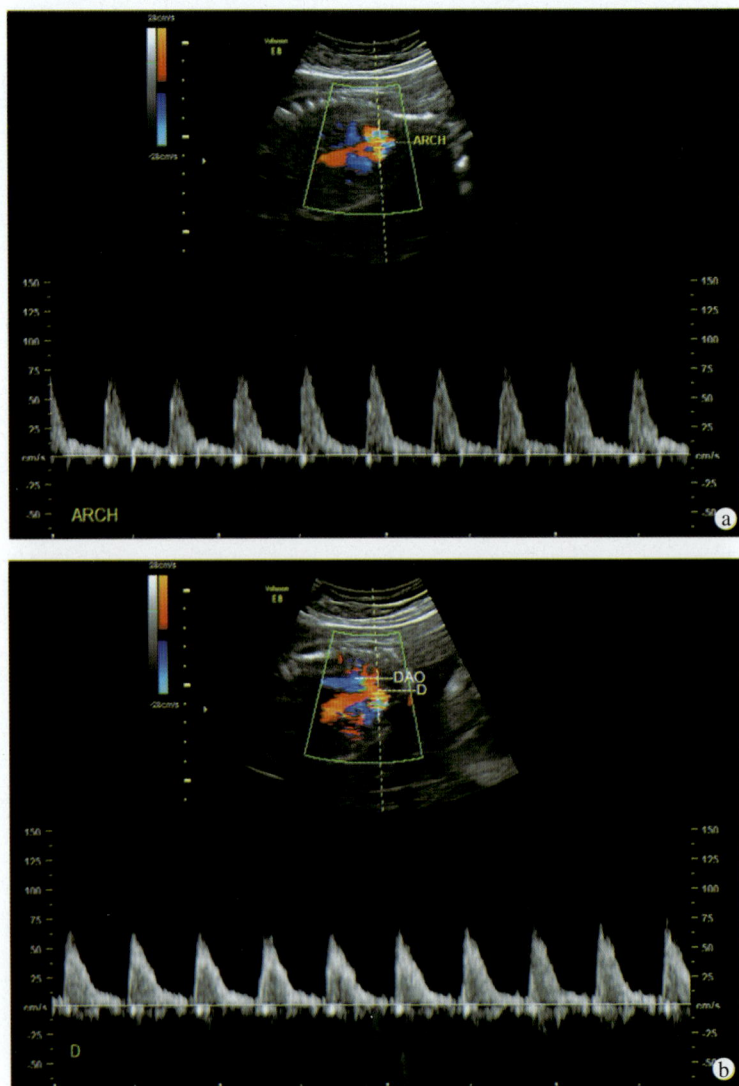

图 4-32　主动脉弓(a)与动脉导管弓(b)血流频谱

（五）卵圆孔血流

CDFI显示经过卵圆孔的血流为单向血流，血液由右心房经卵圆孔进入左房，在不同孕周胎儿卵圆孔右向左分流的彩色血流亮度可有一定的差别，但均呈单一色彩。血流频谱为双期双峰单向，由于卵圆孔瓣在一个心动周期中有2次开放，故形成双峰，收缩期峰值流速较高，舒张期峰值流速较低（图4-33）。当卵圆孔瓣吸收过度或缺失，或左房压力过高时，可出现双向血流频谱。

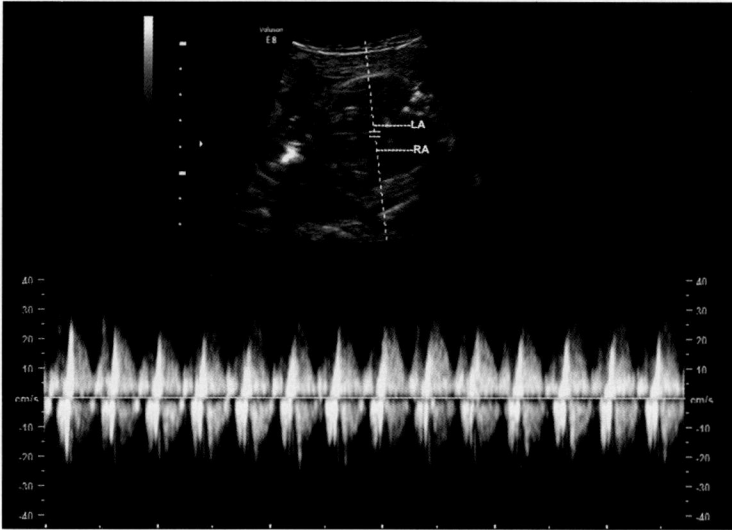

图 4-33 卵圆孔血流频谱

第三节 胎儿常见先天性心脏畸形

一、单心室

单心室（single ventricular，SV）畸形是指心房通过双侧或共同房室瓣仅与一个主要心室相连接的一类心脏畸形。单心室占先心病发病率的 1%～2%，占紫绀型先心病的 10% 左右。

【病理及病理生理】

1. van Praaph 将单心室畸形分为四型

（1）主腔为左室解剖结构，右室的漏斗部为残余腔（78%）。

（2）主腔为右室解剖结构，左室残腔位于主腔的后方（5%）。

（3）左、右侧心室肌各半，组成共同心腔，没有或仅有残存的室间隔（7%）。

（4）无左、右室窦部及间隔结构，心室形态分辨不清楚左右结构（10%）。

2. Elliott 将单心室分为三种类型

（1）左室双入口（DILV） 主腔结构为左心室，残余右室腔位于主腔的前上方。此型占绝大多数。

（2）右室双入口（DIRV） 主腔结构为右心室，残余左室腔在主腔的后下方。

（3）不定型心室双入口（DIIV） 仅有单一心室腔，其小梁发育不良，分辨不清是属于左/右心室结构。

胎儿期由于肺组织没有通气及并列循环的特点，该畸形的存在对胎儿的病理生理没有明显影响；但如果合并完全性心内膜垫缺损，则可引起心脏扩大（瓣膜反流所致）及心功能不全。而胎儿单心室、单心房常合并完全性心内膜垫缺损。

【超声表现】

（1）室间隔残端较短或消失，心室变为一大腔（主心腔）和小腔（残腔）（图4-34），甚至只有一个心腔；室间隔残端分隔主腔和残腔，两者多通过室间隔缺损（球室孔）相交通。常合并心内膜垫缺损，表现为舒张期显示十字交叉部消失，仅见房间隔缺损残端。

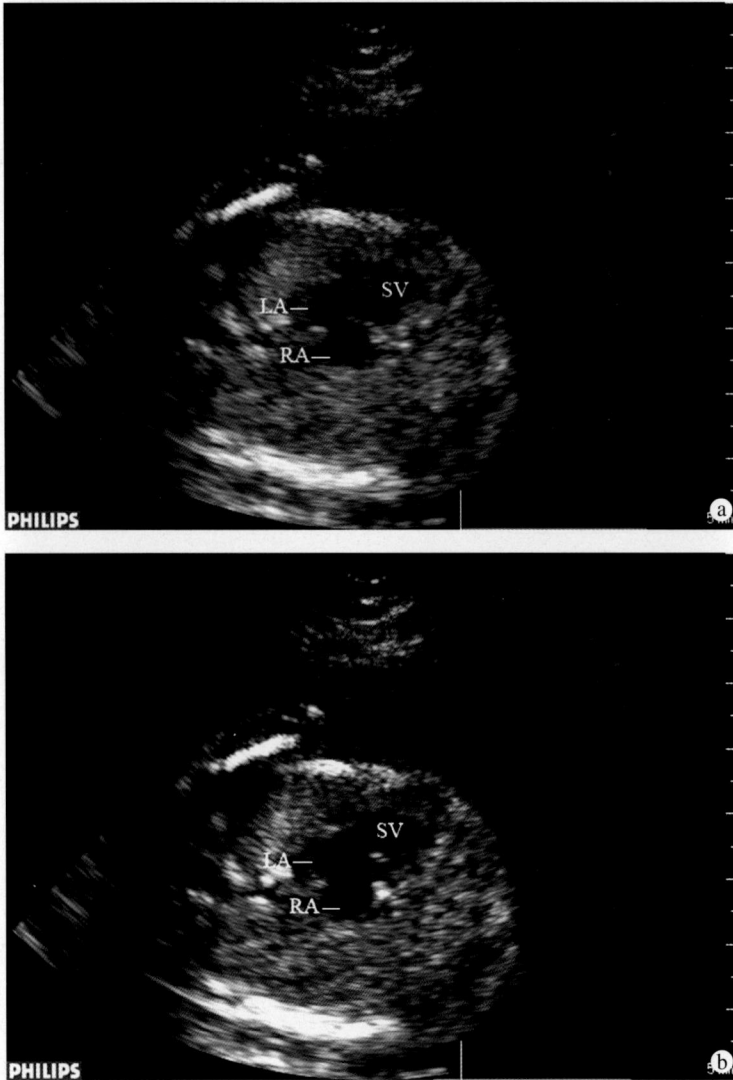

图4-34　单心室

四腔心切面可见一组房室瓣，单一心室。a. 收缩期；b. 舒张期。LA：左心房；RA：右心房；SV：单心室

（2）房室瓣　①两组房室瓣；②共同房室瓣（图4-35）；③一侧房室瓣闭锁，另一侧房室瓣正常启闭。以共同房室瓣多见，表现为舒张期房室瓣分别开向两侧心室壁，收缩期摆向中间位。

（3）心腔（主腔、残腔）与大动脉的关系比较复杂（可表现为关系正常、完全性大动脉转位、心室双出口及单出口等）。

（4）CDFI　舒张期见单一或两组房室瓣血流进入单心室。

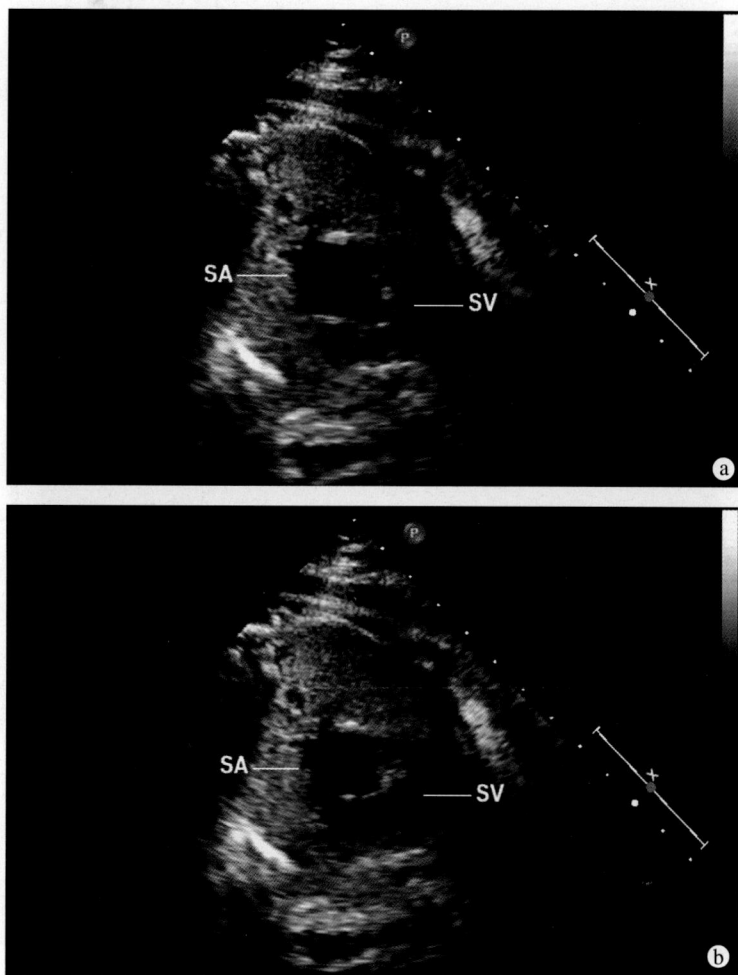

图 4-35 单心房、单心室

四腔心切面可见单一心房（SA），单一心室（SV），一组房室瓣。a. 舒张期; b. 收缩期

【操作技巧】

（1）显示四腔心切面，观察肺静脉汇入心房位置、房间隔是否存在、心内膜垫是否存在、房室瓣数量以及单心室的室腔大小，CDFI 可观察房室瓣反流程度。

（2）探头向胎儿头侧倾斜，显示出大动脉起始部，动态观察主、肺动脉起源及其走行。

【治疗与预后】

由于单心室循环，只能采用 Fontan 类手术治疗，多数愈后良好。

手术方式取决于肺动脉的发育程度：

（1）肺动脉无狭窄的患儿，早期易产生肺动脉高压，故应尽早行肺动脉环扎术，3 岁后行 Fontan 手术。

（2）肺动脉发育差且发绀严重的患儿，应早期行分流术，3 岁后行 Fontan 手术。

（3）如果肺动脉中度狭窄且发育良好，3 岁左右可直接行 Fontan 手术。

二、单心房

单心房 (single atrim, SA) 是指房间隔几乎完全缺失, 左右心房形成一共同心房。单心房很少单独发生, 多合并心内膜垫缺损。

【病理及病理生理】

胎儿时期, 正常右心房血流的一部分经正常开放的卵圆孔进入左心房, 所以即使患有单心房畸形, 胎儿亦无明显血流动力学障碍。

【超声表现】

(1) 四腔心切面显示, 房间隔几乎完全缺失 (图 4-36)。

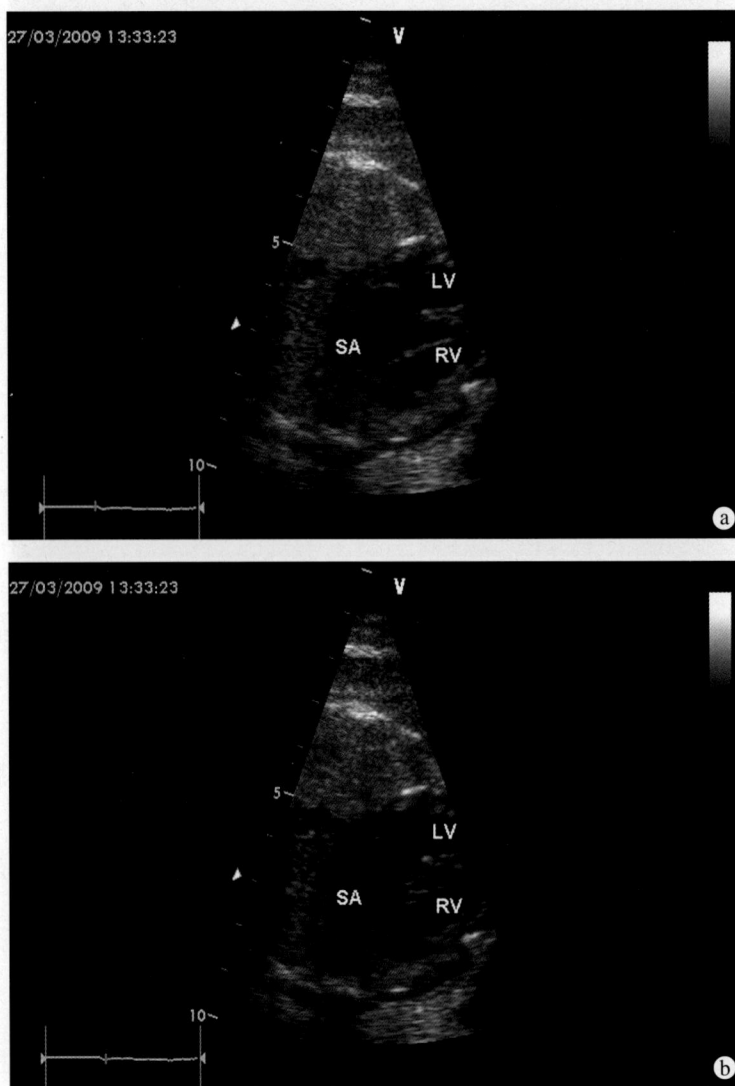

图 4-36 单心房合并心内膜垫缺损

四腔心切面可见单一心房 (共同房室瓣关闭)。a.舒张期 (共同房室瓣开放);
b.收缩期。SA: 单心房; LV: 左心室; RV: 右心室

（2）合并心内膜垫缺损时，见舒张期室间隔缺损残端游离。

（3）常常合并其他畸形，如单心室、心内膜垫缺损等。

（4）CDFI　心房内为混合血，经两组房室瓣口或共同瓣口进入左、右心室。

【操作技巧】

清晰显示四腔心切面，使室间隔与声束垂直，观察房间隔是否存在，如果不存在则应进一步观察肺静脉汇入心房的位置以及心内膜垫是否消失，如果心内膜垫消失则应进一步观察房室瓣数目及室间隔。

【预后】

主要采用手术治疗，单纯单心房手术效果良好。

三、室间隔缺损

室间隔缺损（ventricular septal defect, VSD）指室间隔上残留孔隙，是最常见的先天性心血管畸形，占先天性心脏病的 20%～25%；可单独存在，亦常为其他复杂心脏畸形的组成部分。

【病理及病理生理】

室间隔缺损的病理分类方法较多，目前多采用改良 Soto 法：

（1）膜周型室间隔缺损，又称嵴下型，缺损累及膜部及其周围的肌肉组织。根据缺损累及的部位又可分为几个亚型：①膜周部累及流入道（窦部）；②膜周部向肌小梁部延伸；③膜周部累及流出道；④混合型：膜周部累及流入道、肌小梁部和流出道两个部位以上。

（2）双动脉瓣下室间隔缺损，又称干下型、嵴上型。缺损上缘为肺动脉瓣组织，位于主动脉左右冠瓣交界处的下方。

（3）隔瓣下、非膜周室间隔缺损。

（4）肌部室间隔缺损，缺损的边缘均被肌性组织包绕。

在胎儿时期，由于胎儿循环在左右心室压力相近，没有压力阶差存在（除非有流出道梗阻），一般不会产生明显的心室水平的分流，所以左右心系统大小一般是对称的。出生后，心室水平的左向右分流压差逐渐增加，产生大量左向右分流，使肺循环血量明显增多，导致左心室容量负荷增加，引起左心室扩大。

【超声表现】

（1）较大的膜周部或肌部室间隔缺损，二维超声可直接显示室间隔连续中断（图4-37）。但对于膜周部较小的缺损二维超声容易漏诊。

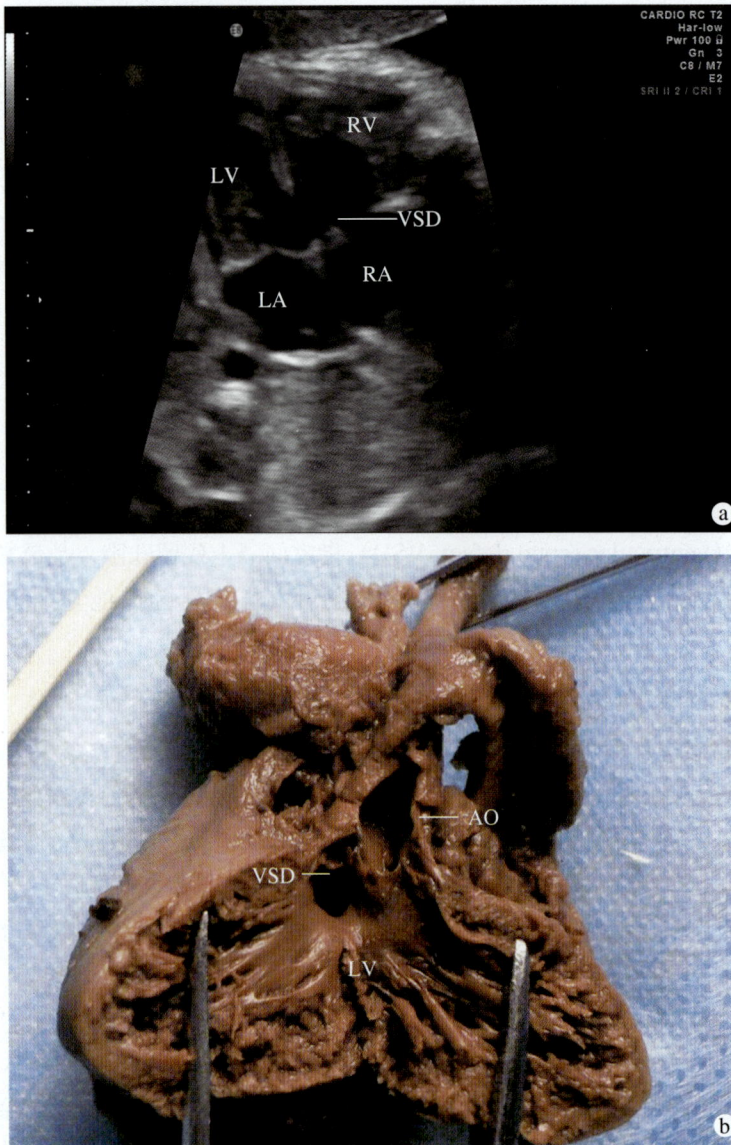

图 4-37　室间隔缺损

a. 二维超声四腔心切面显示室间隔膜周部较大连续中断；b. 尸检标本。RA：右心房；LA：左心房；RV：右心室；LV：左心室；VSD：室间隔缺损；AO：主动脉

（2）四腔心切面显示左右心室大小、比例基本正常。

（3）CDFI 可显示缺损处过隔血流信号（图4-38，图4-39），但流速较低。

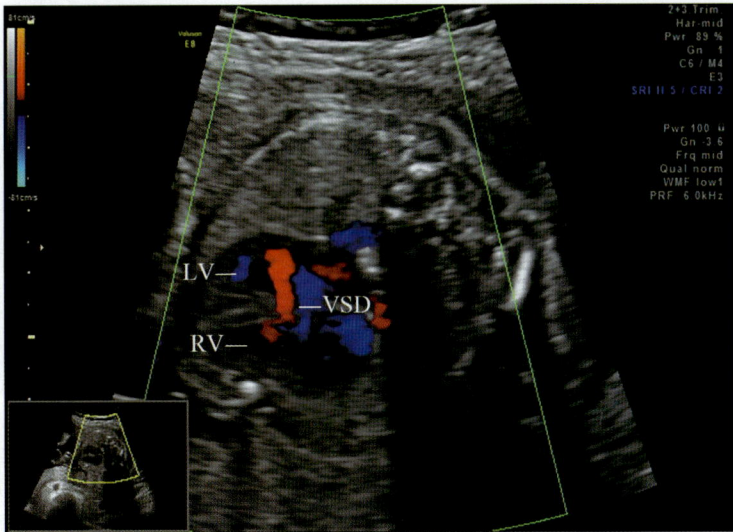

图 4-38　室间隔缺损

CDFI 显示室间隔缺损（VSD）右向左过隔血流信号。LV: 左心室; RV: 右心室

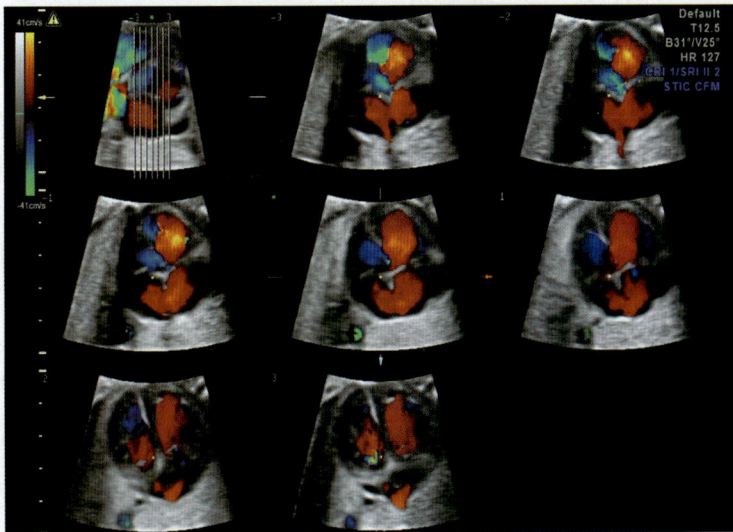

图 4-39　室间隔缺损 STIC 技术

CDFI 显示室间隔缺损左向右过隔血流信号

（4）尤其缺损较大者，当左、右心室压力差较小时，可能看不到过隔血流。

【操作技巧】

（1）清晰显示四腔心切面，使室间隔与声束垂直，观察左、右心室大小及室壁厚度，仔细观察室间隔连续性是否完整，有无明显中断，胎儿心脏 VSD 主要发生于膜周部，操作时应将室间隔膜部显示清晰。若有 VSD, 应在舒张末期停帧, 测量左、右心室及 VSD 大小, CDFI 可显示过隔血流信号, 并观察过隔血流方向, 脉冲多普勒可测量过隔血流流速。

(2) 声束向胎儿头侧倾斜, 显示出左室流出道, 测量主动脉前壁与室间隔残端之间的距离, 并注意主动脉是否骑跨于室间隔之上, 若有骑跨应计算骑跨率。在此切面的基础上, 将主动脉移至探头正下方, 声束略向胎儿头侧倾斜, 并缓慢旋转探头, 显示大动脉短轴切面, 观察 VSD 部位及大小, CDFI 可观察血流方向。

【预后】

单纯室间隔缺损预后较好, 可择期采用手术或介入方法治疗, 效果良好。如果产生严重的肺动脉高压, 即艾森曼格尔综合征, 则治疗效果不佳。

四、房间隔缺损

房间隔缺损 (atrial septal defect, ASD) 是原始心房分隔过程中房间隔发育异常, 包括原发孔型 ASD 和继发孔型 ASD。

由于卵圆孔在胎儿时期是开放的, 所以一般不做房间隔缺损的诊断。但是对于特殊类型的房间隔缺损, 超声心动图的特征改变仍可提示诊断。

【病理及病理生理】

原发孔型 ASD 是原发隔发育不全或心内膜垫发育异常所致房室通道。继发孔型 ASD 是继发隔不能将隔上的继发孔覆盖, 或继发隔发育不全, 而形成继发孔缺损。继发孔型 ASD 根据缺损部位又分为中央型、上腔型、下腔型、冠状静脉窦型和混合型。

单纯房间隔发育异常在胎儿期对血流动力学的影响不如出生后明显, 由于胎儿期右心房压大于左心房压, 下腔静脉血液可通过卵圆孔直达左心房, 即使存在房间隔发育异常, 血流方向不会改变, 除非同时合并左心发育不良, 使下腔静脉进入左心房血流量减少。单纯房间隔发育异常, 左右心房间交通孔较大时, 或无卵圆孔瓣作用, 右心房向左心房分流量增大, 甚至出现左向右逆行分流, 可引起右心房增大。出生后, 肺循环建立, 左房压明显增高(8~10 mmHg), 大于右心房压(4~5 mmHg), 如存在房间隔缺损, 则出现完全房水平左向右分流, 右心容量负荷加重, 右心房、室均增大。

【超声表现】

(1) 心尖四腔心和双房切面显示房间隔回声中断 (图 4-40), 断端直径大于 8 mm。

(2) 原发孔型 ASD 时, 于十字交叉处显示原发孔连续中断。通常较小。

(3) 右房增大, 亦可见左房、右室均扩大。

(4) CDFI 显示房间隔回声中断处右向左过隔血流 (图 4-41)。

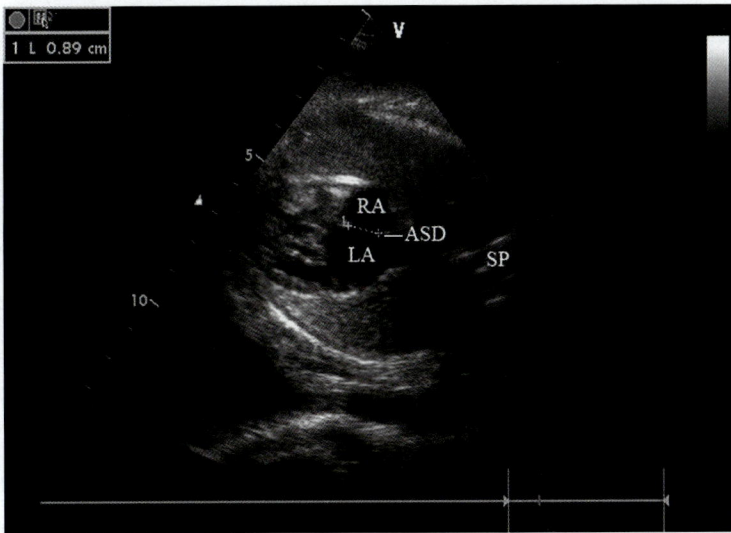

图 4-40 继发孔型房间隔缺损

四腔心切面显示房间隔中部较大回声中断，未见卵圆孔瓣回声。LA：左心房；RA：右心房；ASD：房间隔缺损；SP：脊柱

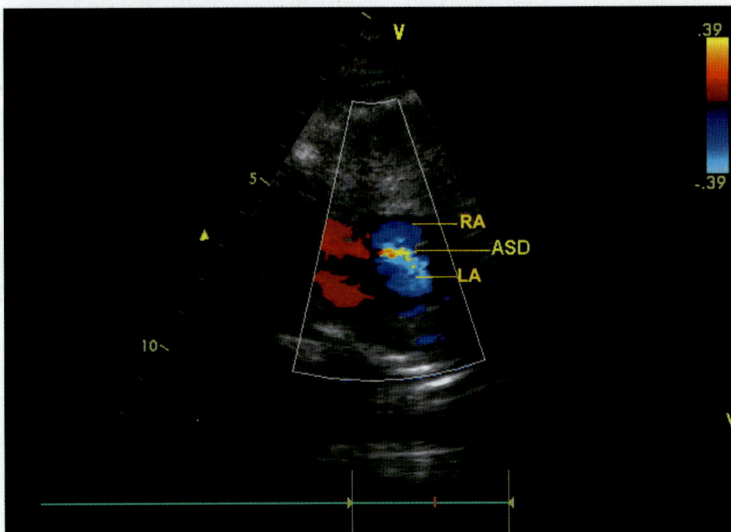

图 4-41 继发孔型房间隔缺损

CDFI显示房间隔回声中断处右向左过隔血流。ASD：房间隔缺损；RA: 右心房；LA:左心房

（5）可伴有二、三尖瓣反流，以三尖瓣多见。

【操作技巧】

清晰显示四腔心切面，首先观察左、右心房是否对称、卵圆孔瓣是否存在以及卵圆孔大小；其次观察原发隔是否存在；再次观察室间隔膜部是否中断，以及房室瓣数目；CDFI可显示卵圆孔处或房缺处右向左的过隔血流信号。

【预后】

胎儿时期房间隔缺损诊断应慎重，如出生后确诊为ASD，其预后较好。缺损较小者，可通过介入方法行房间隔缺损封堵术;缺损较大者,可通过外科手术治疗。

五、法洛四联症

法洛四联症(tetralogy of Fallot,TOF)包括:室间隔缺损、肺动脉狭窄、主动脉骑跨和右心室肥厚。本畸形是紫绀型先天性心脏病中最常见的一种,占先天性心脏病的3.5%~14%。

【病理及病理生理改变】

TOF的胚胎学基础是圆锥动脉发育异常,使圆锥动脉干正常扭转运动不充分,造成主动脉骑跨于室间隔之上,与左、右心室均相通。圆锥动脉干分隔不均匀,造成肺动脉明显小于主动脉,同时圆锥隔未能与膜部室间隔及肌部室间隔闭合,残留主动脉瓣下室间隔高位缺损。

胎儿时期

由于肺循环没有开放,依靠胎盘进行气体交换,所以此种心血管畸形对胎儿血液循环无明显影响。但由于伴有肺动脉或流出道狭窄及主动脉瓣下室间隔缺损,回右心室的血流绝大多数通过骑跨于室间隔上的主动脉供应头颈部,以及经主动脉峡部回流到胎盘,进行气体交换。因主动脉血流增多,导致主动脉增宽,同时肺动脉血流减少,严重者可出现血流经动脉导管逆灌入肺动脉。

出生后

由于存在肺动脉狭窄,排血受阻,右心室压力增高,出现右心室肥厚;右心室内血液通过室间隔缺损,分流到主动脉,产生紫绀;同时肺血流减少,肺静脉回流至左心房的血亦减少,左心室容积变小。

【超声表现】

(1)主动脉明显增宽,右移、骑跨于室间隔之上,主动脉瓣下可见室间隔缺损(图4-42)。

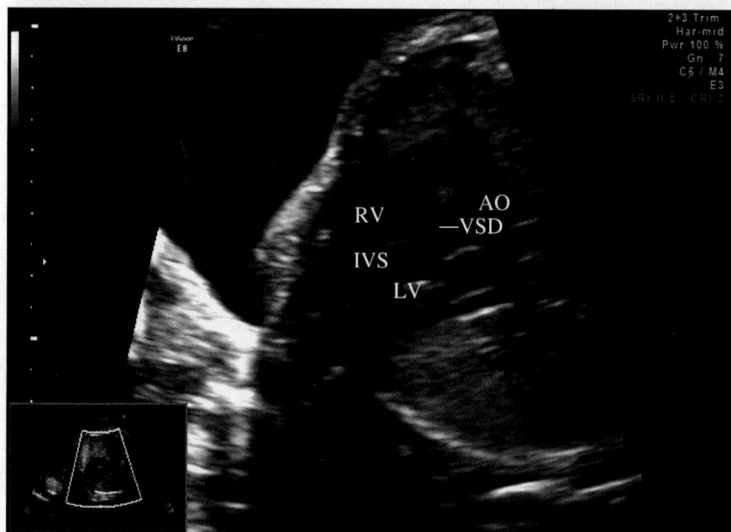

图4-42 法洛四联症

左室长轴切面显示主动脉增宽,右移,骑跨于室间隔之上,骑跨率约50%。
LV:左心室;RV:右心室;IVS:室间隔;VSD:室间隔缺损;AO:主动脉

（2）肺动脉狭窄　　①肺动脉主干弥漫性变细（图4-43），发育不良；②肺动脉瓣狭窄，肺动脉主干及分支呈窄后扩张。

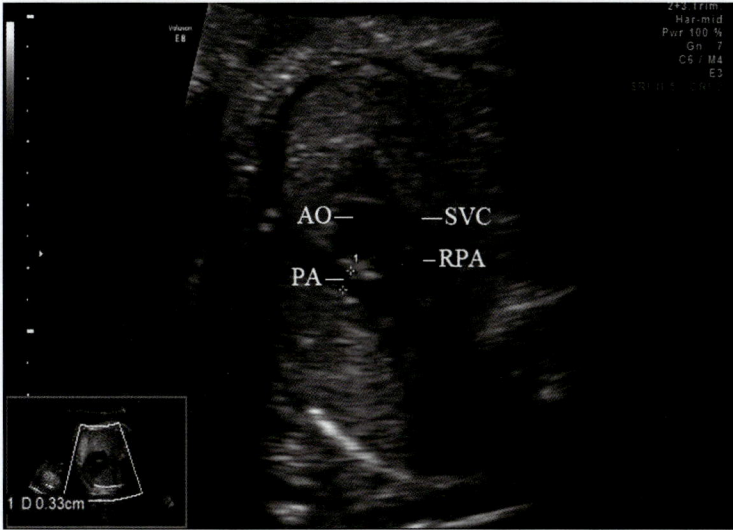

图4-43　法洛四联症

三血管切面显示肺动脉发育不良。PA：肺动脉；SVC：上腔静脉；AO：主动脉；RPA: 右肺动脉

（3）四腔心切面显示左右心比例可在正常范围。

（4）CDFI　　左右心室血液同时向增宽的骑跨的主动脉内射血（图4-44），肺动脉瓣或/和右室流出道内收缩期可见较花彩血流信号。

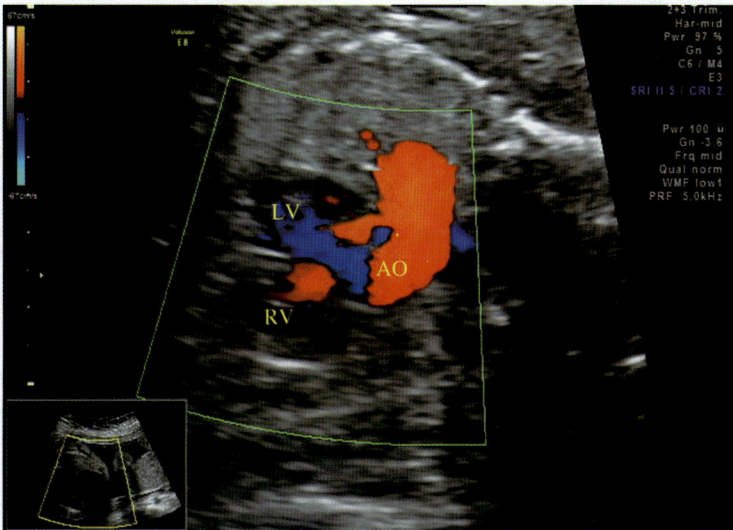

图4-44　法洛四联症

CDFI 示收缩期两心室血流同时向主动脉内射血。LV：左心室；RV：右心室；AO: 主动脉

（5）频谱多普勒　肺动脉内及动脉导管内收缩期可录及较高速血流频谱。

【操作技巧】

（1）清晰显示胎儿四腔心切面，使室间隔与声束垂直，显示出室间隔缺损，并测量室缺大小，此时应用 CDFI 观察血流方向分流水平。

（2）将声束向胎儿头侧倾斜，显示左室流出道及主动脉，观察主动脉内径及骑跨率，CDFI 观察左、右心室内血流共同汇入主动脉。

（3）将声束继续向胎儿头侧偏斜，显示右室流出道及肺动脉主干，并在此切面测量肺动脉内径，CDFI 可显示狭窄处五色镶嵌血流，并应用脉冲多普勒测量狭窄后方血流流速。

（4）三血管切面可显示肺动脉与主动脉内径比例关系，胎儿期肺动脉比主动脉粗大，若肺动脉内径等于或小于主动脉内径，则肺动脉细窄。

（5）由于胎儿期左、右心室压力均衡，故右室肥大不明显。

【预后】

主要通过手术根治治疗。如果肺动脉及分支发育较差，则需采用分期手术矫治；如果单纯肺动脉瓣或／和右室流出道狭窄，肺动脉及分支发育较好者，可采用一期根治手术，一般预后较好。

六、心内膜垫缺损

心内膜垫缺损（endocardial cushion defect，ECD）或房室共道畸形（common atrioventricular canal defect），是一组累及房间隔、房室瓣和室间隔的复合性心脏畸形，发病率占先天性心脏病的 2%～4%。

【病理及病理生理改变】

心脏三尖瓣与二尖瓣在室间隔上附着的位置不在同一水平，三尖瓣附着的位置较二尖偏低（更靠近心尖），所以有一部分室间隔在右房和左室之间，此部称为房室隔。房室隔分为膜部和肌部。心内膜垫缺损时左右房室瓣在交界处失去各自瓣环，不能保持二、三尖瓣的正常形态，而形成五个叶的格局，最为突出的病变特点为骑跨于左右心室的上、下桥瓣。

本畸形的两个基本改变为：①原来在此交接的房间隔与室间隔不能相连；②左右房室瓣环不能再分开，而形成共同的瓣环。原镶嵌于左右房室瓣环之间的主动脉根部也移位于共同瓣环的前方。

根据两桥瓣间有舌带样纤维组织相连及其与室间隔的附着关系，将房室管畸形分为部分型、完全型和过渡型。部分型实际上就是原发孔房间隔缺损合并二尖瓣裂，临床上以部分型最为多见，完全型次之，中间型（过渡型）最为少见。后者介于部分型和完全型之间，有一原发孔房间隔缺损，前后桥瓣这间有纤维舌带连接，并处在室间隔上方，这种纤维组织的舌带覆盖于室间隔的裸露部，与完全型相似，但左右房室瓣是分开的。各型 ECD 的解剖特点（表4-1）。

在胎儿时期，左右心室间的压差较小，分流不明显；但瓣膜发育不良会产生房室瓣反流，可能导致心房、心室增大，发生心功能不全和胎儿水肿。

表4-1　ECD的分类及各型解剖特点

分类	解剖特点
部分型	单纯原发孔缺损型房间隔缺损
过渡型	原发孔房间隔缺损＋室间隔小缺损，左右房室瓣口分开
完全型	共同房室瓣口＋十字交叉结构消失（原发孔房间隔缺损和室间隔膜周部缺损）
A	前桥瓣腱索与室间隔嵴顶部相连
B	腱索未附着于室间隔上，而连于右室异常乳头肌
C	由于右前上瓣很小或几乎无发育，前桥瓣腱索未与右室异常乳头肌或室间隔相连而连于右心室侧壁，在室间隔上形成漂浮瓣

【超声表现】

（1）部分型　四腔心切面见房间隔原发孔处连续中断，房侧残端是"秃枝"状，室间隔连续完整，两组房室瓣开闭。

（2）完全型　心脏十字交叉结构消失，左右房室瓣融合为一个共同的房室瓣。四腔心切面：多数情况下，舒张期两组共同瓣膜分别开放向两侧室壁（图4-45A），收缩期两共同瓣复位搭成"一"字形（图4-45B）。图4-45C为尸检标本。

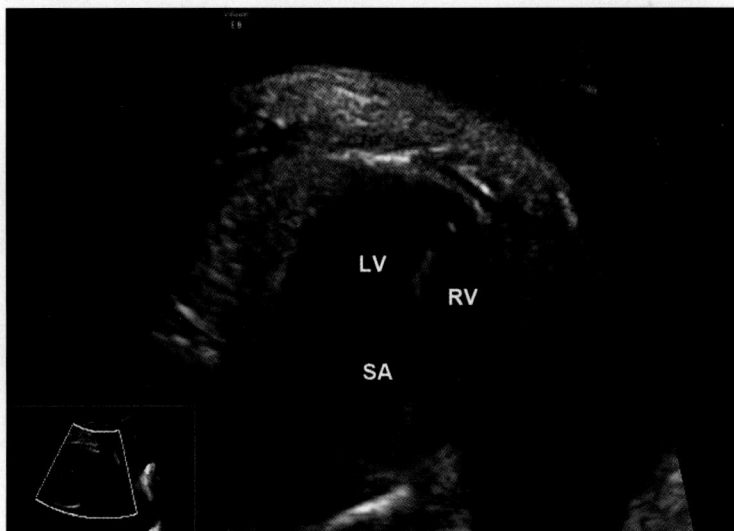

图4-45A　完全型心内膜垫缺损合并单心房（舒张期）
四腔心切面见心脏十字交叉结构消失，左右房室瓣融合为一个共同的房室瓣。LV：左心室；RV：右心室；SA：单心房

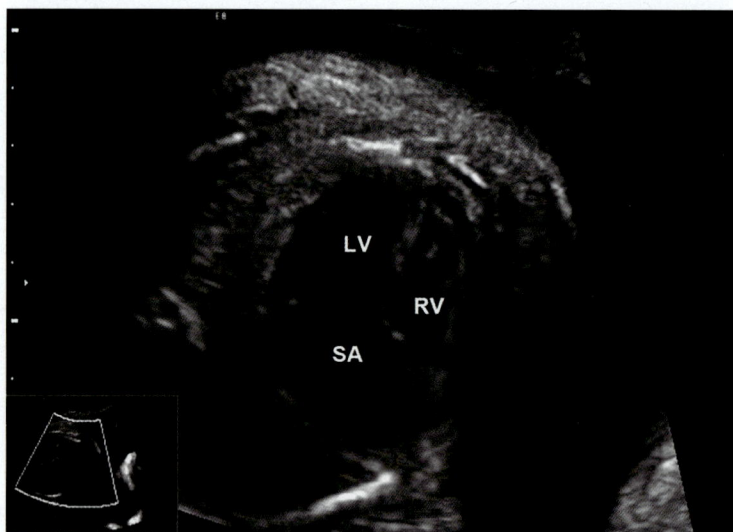

图 4-45B　完全型心内膜垫缺损合并单心房（收缩期）

四腔心切面见心脏十字交叉结构消失，左右房室瓣融合为一个共同的房室瓣。LV：左心室；RV：右心室；SA：单心房

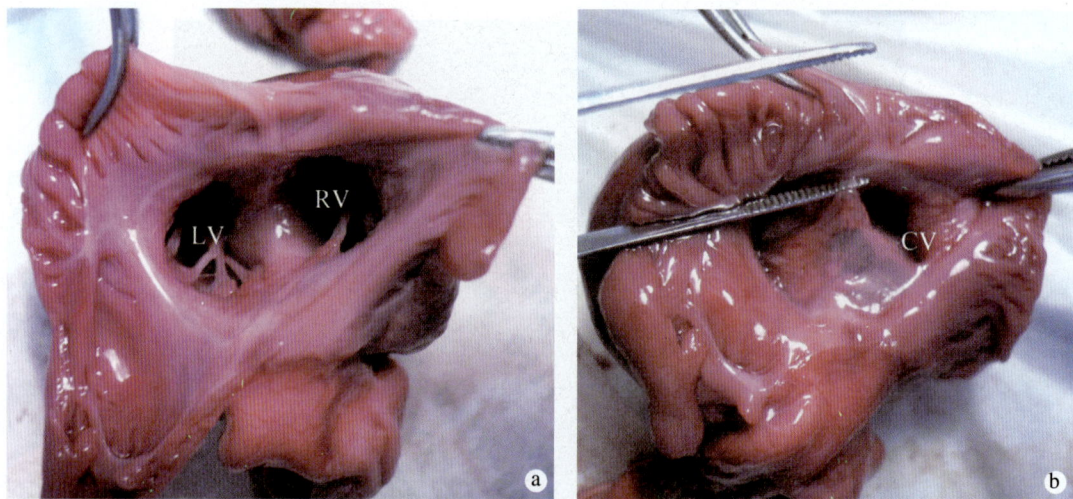

图 4-45C　完全型心内膜垫缺损合并单心房尸检标本

a. 尸检示左、右心腔；b. 共同房室瓣。LV：左心室；RV：右心室；CV：共同房室瓣

（3）过渡型　　房间隔原发孔处连续中断，可见较小的室间隔膜部连续中断，左右房室瓣仍为两组，常合并二尖瓣前叶裂和/或三尖瓣隔叶裂（此点胎儿时期难以检测到）。

（4）相应的心房、心室增大，与瓣膜反流侧相一致。

（5）CDFI　　房室瓣反流（图 4-46），程度不同，可来自于共同瓣。也可来自于两组房室瓣口。

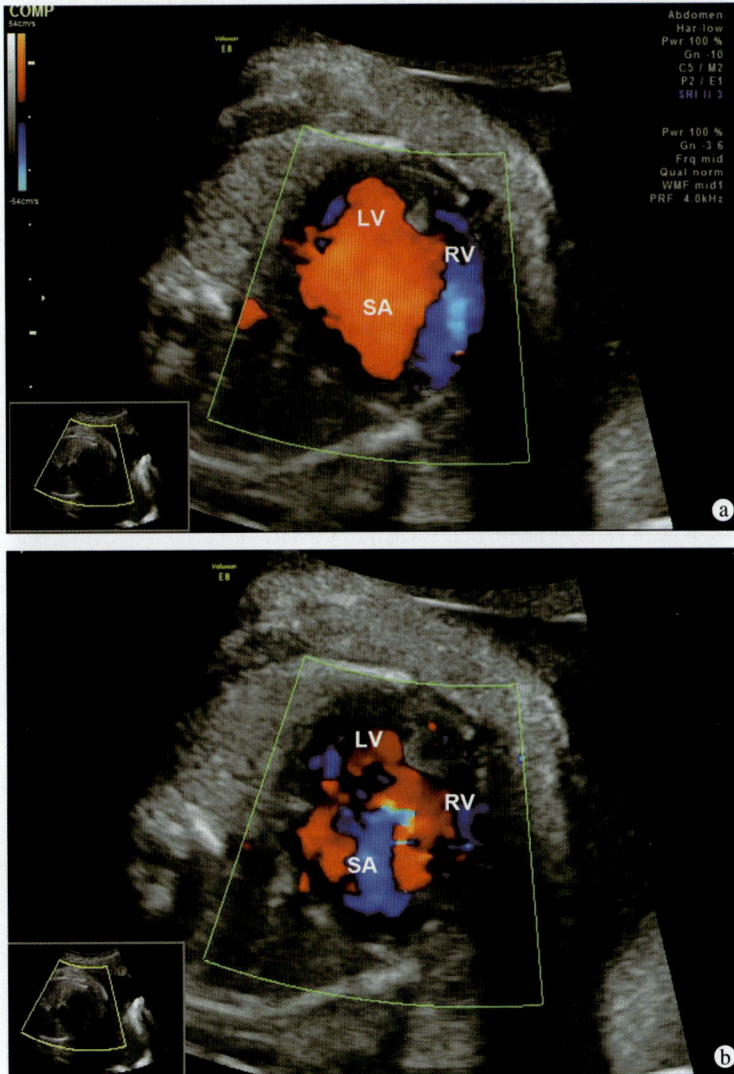

图 4-46　完全型心内膜垫缺损
CDFI 示共同房室瓣血流。a. 舒张期；b. 收缩期。LV：左心室；RV：右心室；SA：单心房

（6）常伴有其他畸形（肺动脉狭窄、右室双出口、单心室等）。

【操作技巧】

（1）清晰显示胎儿四腔心切面，尽量使室间隔与声束垂直，观察 ECD 的大小和房室瓣数量。停帧于舒张末期，如果为完全型心内膜垫缺损此时可以显示出室间隔残端与房间隔残端，并测量两端点之间的距离，如果为部分型心内膜垫缺损此时可以显示出原发孔缺损的大小。CDFI可辅助观察房室瓣数量及房室瓣反流情况。

（2）如果胎儿体位较好，可在四腔心切面的基础上，将探头旋转90°，显示出心室短轴切面房室瓣口水平，进一步确认房室瓣数量。在扫查过程中，应注意观察左室流出道和右室流出道，确认主、肺动脉起源，以排除合并大动脉转位和心室双出口。

【预后】

各型ECD均需要手术治疗，部分型预后良好，完全型应在1岁内手术矫正，以免导致不可逆转的肺动脉高压。手术效果主要取决于房室瓣发育及肺动脉高压的程度。

七、肺动脉瓣狭窄

肺动脉瓣狭窄（pulmonary valve stenosis，PS）是指肺动脉瓣收缩期不能完全开放，引起血流梗阻，多由于瓣膜畸形或瓣叶粘连引起，是一种较常见的先天性心脏畸形，占先天性心脏病的8%～10%。

【病理及病理生理】

先天性肺动脉瓣狭窄多为瓣叶交界处融合，瓣环小，收缩期呈"帐篷"状，常伴有狭窄后扩张。肺动脉瓣狭窄还常伴有其他畸形，如室间隔缺损、F4、右室双出口等。

由于肺动脉瓣狭窄，右心室流出道梗阻，使右心房进入右心室血流减少；右心房经卵圆孔进入左房血流增多；左心系统血流增多致使左心室增大、主动脉增宽；通常右心室缩小，室壁肥厚，三尖瓣可出现反流，严重的三尖瓣反流可导致右心室明显扩张。严重的肺动脉瓣狭窄可伴有三尖瓣或发育不良，引起右室发育不良。肺动脉瓣狭窄可伴有右心功能异常，引起胎儿水肿。

【超声表现】

（1）肺动脉瓣略厚，回声略高，开放受限，呈"帐篷"状（图4-47）。此种情况在妊娠中晚期易于检测到。

（2）肺动脉主干呈窄后扩张，但如果肺动脉发育不良时，主干仍呈弥漫性变细。

（3）右心室壁继发性肥厚，右心室腔变小，左心相对扩大。

（4）CDFI 收缩期于肺动脉内见源于肺动脉瓣口五彩镶嵌血流束（图4-48）。当肺动脉瓣狭窄严重时，可见血液由降主动脉经动脉导管进入肺动脉。多伴有三尖瓣反流。

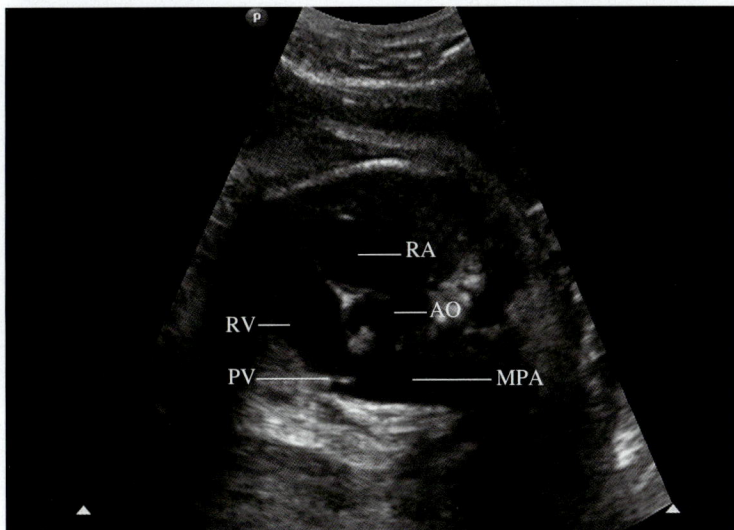

图 4-47　肺动脉瓣狭窄

二维超声心动图显示肺动脉瓣略厚，回声略高，开放受限。RA：右心房；RV：右心室；PV：肺静脉；MPA：主肺动脉；AO：主动脉

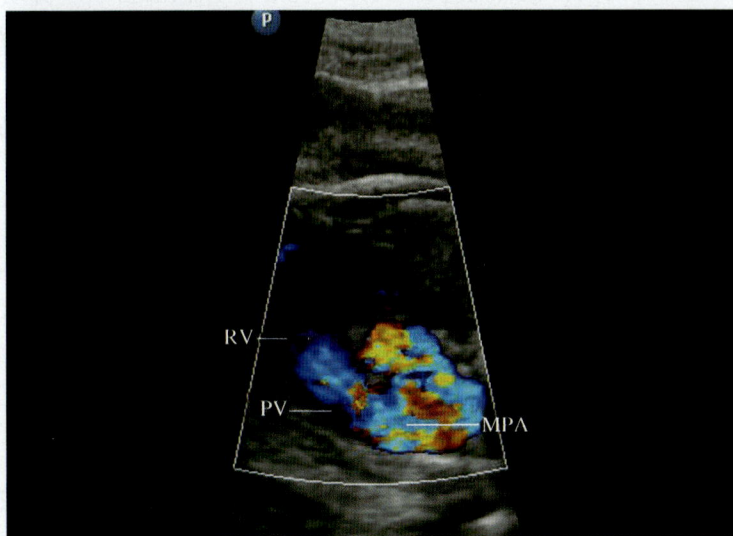

图 4-48　肺动脉瓣狭窄

CDFI 显示收缩期肺动脉内充满五彩镶嵌射流束。RV：右心室；PV：肺动脉瓣；MPA：主肺动脉

（5）频谱多普勒：于肺动脉瓣上可录及收缩期增快的血流频谱（图 4-49）。

【操作技巧】

（1）在肺动脉瓣狭窄的心脏各切面中，右室流出道及三血管切面是最重要的切面。

（2）清晰显示四腔心切面，观察房室腔的大小，特别是左、右心室是否对称，右室壁是否增厚以及室间隔有无缺损，CDFI 可观察三尖瓣反流情况。

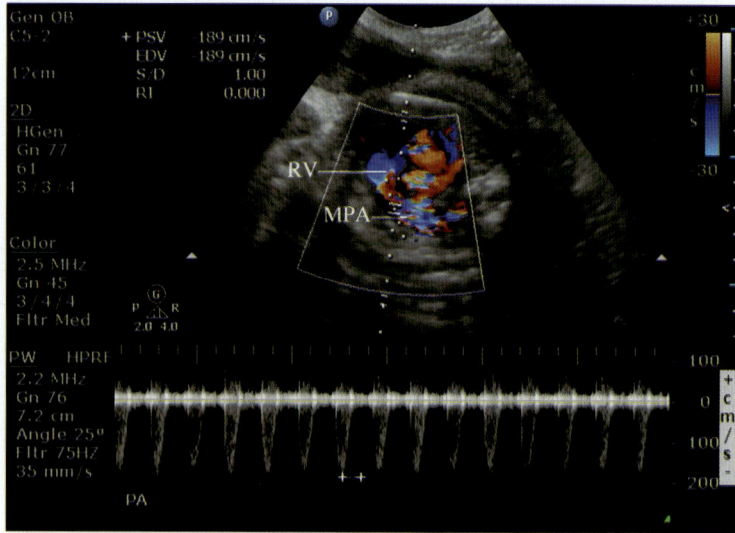

图 4-49　肺动脉瓣狭窄
频谱多普勒显示肺动脉瓣收缩期血流速度增快

（3）将声束向胎头方向倾斜至右室流出道切面，观察右室流出道内径、肺动脉瓣有无增厚、瓣口狭窄程度，以及肺动脉主干有无窄后扩张。此时 CDFI 可显示瓣口狭窄处五色镶嵌血流及增宽肺动脉中涡流，脉冲多普勒可显示高尖血流频谱。

（4）声束继续向胎儿头侧偏斜，显示出三血管切面，观察肺动脉、主动脉及上腔静脉之间的位置关系及内径比例。

【治疗与预后】

新生儿严重的肺动脉瓣狭窄，多采用经皮球囊扩张术，效果多良好。即使较严重的右心室发育不良，也可使右心室得到一定程度的发育，争取行双心室矫治。晚期发病的肺动脉瓣狭窄，经皮肺动脉瓣球囊成形术可取得良好效果。

八、主动脉缩窄

主动脉缩窄（coarctation of aorta，COA）是由无名动脉至第 1 肋间动脉之间的主动脉管腔缩窄。典型的缩窄为主动脉壁局限性束腰样狭窄，管腔内有隔膜样结构使管腔缩小，阻挡血流（隔膜型）；另一类缩窄段较长，管腔内无隔膜，形成管性狭窄。此病占先天性心脏病的6%~10%。

【病理及病理生理改变】

主动脉缩窄病理分为两型。Ⅰ型（导管后型，又称为成人型）：多见，缩窄部位在动脉导管发出后的降主动脉峡部；Ⅱ型（导管前型，又称为婴儿型）：少见，缩窄部位发生于动脉导管之前的主动脉弓。根据缩窄形状和程度也可将其分为管状狭窄和局限性狭窄，两者可同时存在。

胎儿期由于动脉导管向全身供血，对胎儿发育影响不大，但由于主动脉缩窄会增加左心排血阻力，使左心室血流减少，发育障碍，腔室缩小；而流经动脉导管的血流增加，使右心系统代偿性增大，肺动脉增宽。

【超声表现】

（1）升主动脉长轴向主动脉弓延续扫查，可显示胎儿特有切面——主动脉"拐杖"征，可见主动脉弓至降主动脉的自然弯曲消失，出现缩窄段或缩窄环，缩窄远端的降主动脉出现扩张（图4-50）。

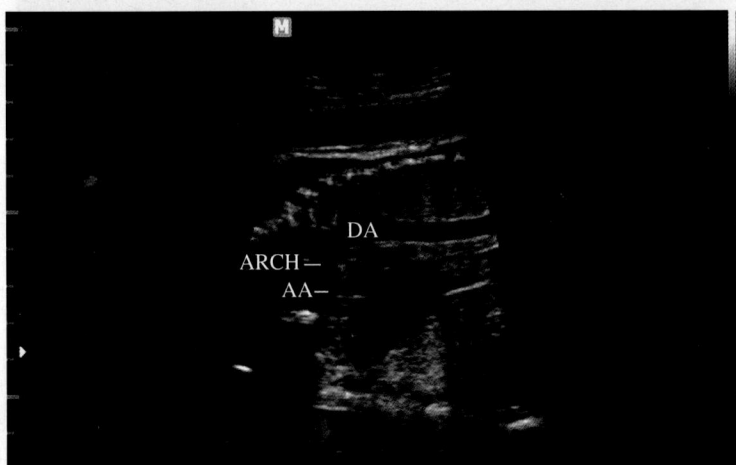

图4-50　主动脉缩窄

二维声像图显示升主动脉、主动脉弓均缩窄。AA：升主动脉；ARCH：主动脉弓；DA：降主动脉

（2）左右心比例失调，左心房室腔明显缩小，右心房室腔相对增大。

（3）肺动脉常增宽，动脉导管多增粗，追踪扫查可清晰显示肺动脉经动脉导管至降主动脉的连续性管腔结构。

（4）CDFI　于降主动脉缩窄处可见稍花彩血流信号汇集，随后在远段降主动脉内散乱分布。有时可见动脉导管内血液反流入主动脉弓及升主动脉内（图4-51）。

（5）频谱多普勒　于降主动脉缩窄口可录及稍快的血流频谱。

（6）常合并其他畸形，如室间隔缺损、主动脉瓣狭窄等。可在相应切面检测出各自的超声特征性图像。

【操作技巧】

（1）清晰显示四腔心切面，观察左、右心室大小及室壁厚度。

（2）将声束向胎儿头侧倾斜，显示左室流出道及部分升主动脉，观察左室流出道内径、主动脉瓣及升主动脉内径，CDFI观察左室流出道及升主动脉内血流方向，并用脉冲多普勒测量左室流出道、主动脉瓣口及升主动脉内血流流速。

（3）继续倾斜声束，动态观察升主动脉、主动脉弓及降主动脉连续性，并于扫查过程中停帧于三血管切面，观察肺动脉和主动脉内径比例关系，然后CDFI观察肺动脉内血流与主动脉内血流是否同向。

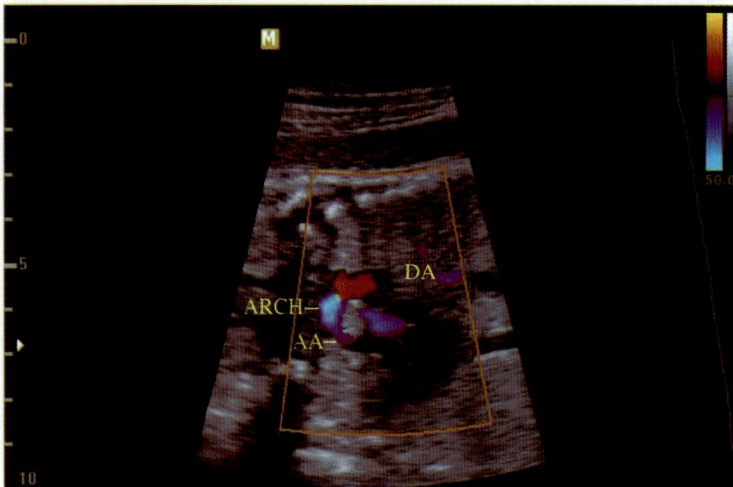

图 4-51　主动脉缩窄

CDFI显示动脉导管血流信号反流入主动脉弓内（蓝色血流）。AA：升主动脉；ARCH：主动脉弓；DA：降主动脉

（4）在三血管切面的基础上，将主动脉移到探头正下方，固定主动脉，缓慢旋转探头，显示出主动脉弓长轴切面，此时再次观察主动脉的连续性及主动脉各段内径，CDFI可显示出主动脉中各段血流方向，确定有无反向血流。

【预后】

胎儿时期，主动脉缩窄对胎儿发育影响不大；出生后，血流动力学改变取决于主动脉缩窄的类型、程度、体肺循环血管阻力、侧支循环及动脉导管的闭合时间等多方面因素。通常导管前型主动脉缩窄血流动力学影响更严重，出生后较快出现心力衰竭，此时死亡率很高。导管后型如狭窄不严重可存活到成年。另外，动脉导管闭合越早，侧支循环建立越少，对患儿的影响越严重，预后也较差。新生儿期严重的主动脉缩窄，可采用择期手术治疗，效果较好。

九、肺静脉异位引流

肺静脉异位引流（anomalous pulmonary venous drainage，APVD）系指部分或全部肺静脉未直接与左心房相连，而与体静脉或右心房相连接；发病率约占先天性心脏病的5.8%。本文只介绍完全型肺静脉异位引流（total anomalous pulmonary venous drainage，TAPVD）。

【病理及病理生理改变】

1. 根据TAPVD异位连接的部位，Darling将其分为四型

（1）心上型　四条肺静脉在左房后方汇合于一共同静脉腔，通过垂直静脉与左无名静脉相连接，回流入右上腔静脉，亦可通过垂直静脉直接与右上腔静脉连接，此型约占50%。

（2）心内型　肺静脉总干直接开口于右房，或引流到冠状静脉窦，此型约占30%。

（3）心下型　四条肺静脉汇合后，从左房后下降，与膈下的肝门静脉相接，偶尔与静脉

导管、肝静脉或下腔静脉相连，此型约占13%。

(4) 混合型 双肺静脉分别通过不同的引流部位至右房，约占5%。

2.胎儿期难以区分出以上分型，由于双肺没有通气，肺动脉血很少，肺静脉回流到左心房的血只占很少的部分，所以右心房回流增加的血很少；同时胎儿的血氧交换是通过母体的胎盘，一般不会引起明显的血流动力学改变。而新生儿期，由于肺静脉的氧合血回流到右心房与体静脉血混合，全部血回流右房后大部分入肺动脉，导致肺血流增加，一部分混合血经房间隔缺损入左房至体循环，引起发绀。同时左心系统明显缩小，常常伴有肺静脉回流梗阻，引起严重的肺水肿。

【超声表现】

(1) 心室及大动脉比例失调，即左心系统及主动脉较小，而右心系统增大（图4-52）及肺动脉增宽。

(2) 脊柱与左心房间可见一异常的管状结构，即共同肺静脉腔（图4-53），为较常见的，有时是惟一的征象。

(3) 二维超声显示卵圆孔过大或房间隔缺损。四腔心切面见房间隔连续中断较大，两侧仅见残端。

(4) 当共同肺静脉腔血液流入冠状静脉窦时，可使其轻度扩大。于左房室沟处探及一个增粗的管状结构。

(5) CDFI 可见共同肺静脉血液直接汇入右房内（图4-54），未进入左心房。

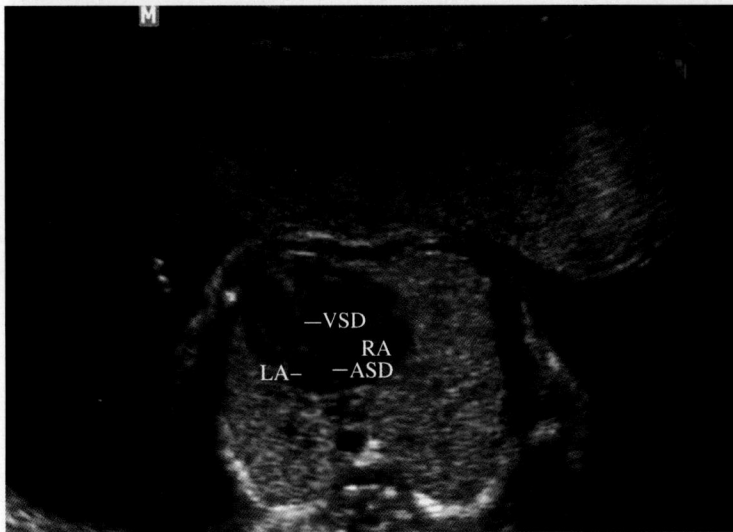

图4-52 完全型肺静脉异位引流（Ⅰ）

四腔心切面显示右房、右室扩大，左房、左室较小，同时合并室间隔缺损（VSD）及房间隔缺损（ASD）。LA：左心房；RA：右心房

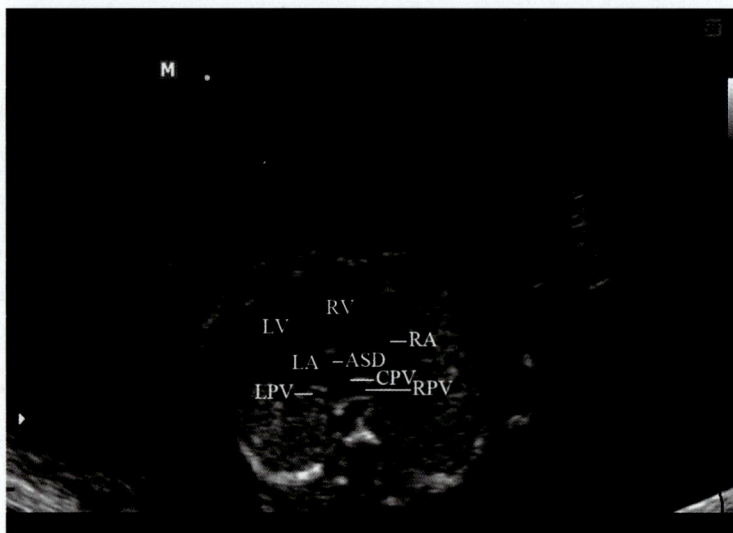

图 4-53　完全型肺静脉异位引流（Ⅱ）

脊柱与左心房间可见一异常的腔隙，即共同肺静脉腔（CPV）。LA：左心房；RA：右心房；LPV：左肺静脉；RPV：右肺静脉；LV：左心室；RV：右心室；ASD: 房缺

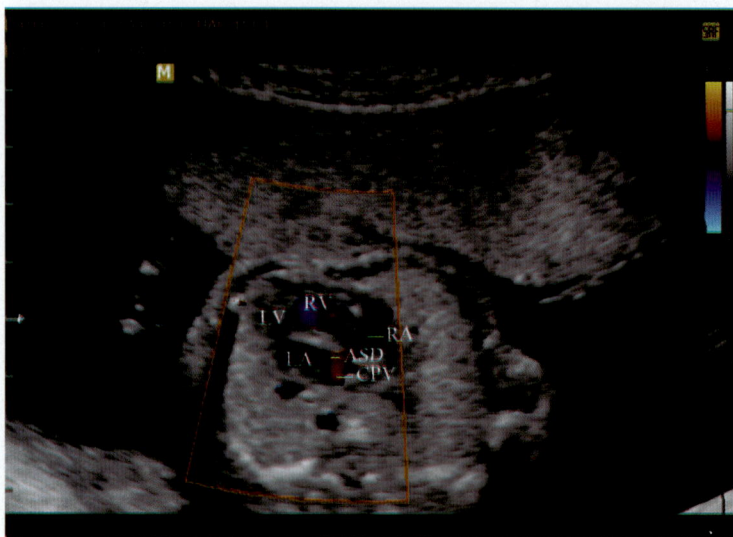

图 4-54　完全型肺静脉异位引流（Ⅲ）

CDFI 显示共同静脉腔（CPV）。血液直接汇入右房内。LA：左心房；LV: 左心室；RA：右心房；RV：右心室；ASD: 房缺

【操作技巧】

清晰显示胎儿四腔心切面，确定左、右心房的位置，观察左、右心房房顶部是否有肺静脉汇入，若为TAPVD患者，应显示出左房与脊柱之间的共同肺静脉及其属支。

【预后】

TAPVD出生后如不及时手术干预，预后均较差，因易短期内出现肺高压，故一旦发现应及早手术治疗，可明显提高患儿的生存率。

十、大动脉转位

大动脉转位是指两条大动脉（主动脉和肺动脉）与相应的两个心室（左心室和右心室）连接异常的一类心脏畸形。可分为完全型和矫正型两种类型。完全型指主动脉连接形态学右心室，肺动脉连接形态学左心室；矫正型大动脉转位是指心房心室和心室大动脉连接异常，但血流动力学在生理功能上得以矫正，即左房—右室—主动脉，右房—左室—肺动脉。本节主要介绍完全型大动脉转位。

完全型大动脉转位（transposition of the great arteries，TGA）绝大多数发生在心房正位、心室右襻的患儿，为新生儿期较常见的一种紫绀型先天性心血管畸形，约占20%，易发生心衰，如不及时治疗，死亡率极高。

【病理及病理生理改变】

van Praaph认为完全型大动脉转位是由于动脉下圆锥肌肉分化比率失常造成的。在绝大多数情况下，主动脉下有发育完善的圆锥，而肺动脉下无圆锥，导致主动脉瓣—二尖瓣失去连接，而形成肺动脉瓣—二尖瓣相连接，这种情况下主动脉下圆锥使主动脉前移与右心室相连。

胎儿体、肺循环平行的特点使许多复杂的畸形在胎儿期能够耐受。由于肺泡没有呼吸功能（通过胎盘进行氧气交换）和卵圆孔、动脉导管开放，且肺动脉、主动脉的血氧饱和度差别不大，主动脉为65%，肺动脉为55%；大动脉转位时，主动脉为55%，肺动脉为65%。轻度血氧饱和度的变化对胎儿无明显影响，因此在宫内不会出现胎儿心衰。

【超声表现】

（1）完全型　主动脉与形态学右心室（功能左室）连接，肺动脉与形态学左心室（功能右室）连接（图4-55a）。左、右流出道切面见常有分叉的肺动脉起自左心室；连接主动脉弓的升主动脉起自右心室。三血管切面见主动脉、肺动脉位置互换。

（2）矫正型　大动脉转位同时两心室也转位，血流动力学上得到矫正，形成左房—右室—主动脉，右房—左室—肺动脉（图4-55b）。四腔心切面见瓣膜附着点较低的三尖瓣与左房相连，二尖瓣与右心房相连。

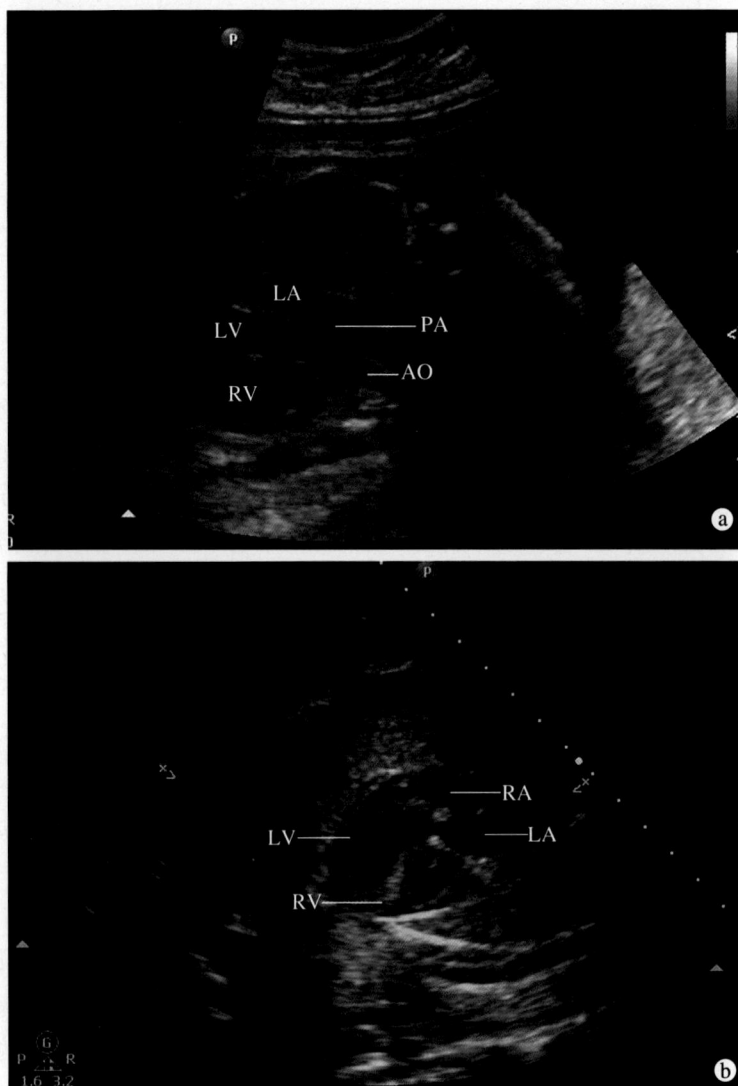

图 4-55　大动脉转位

a. 完全大动脉转位; b.矫正型大动脉转位。LA：左心房; RA：右心房; LV：
左心室; RV：右心室 ；AO: 主动脉 ；PA: 肺动脉

（3）主动脉与肺动脉呈平行关系，主动脉偏前，可延续成主动脉弓、降主动脉; 肺动脉偏后，可延及分叉。

（4）大动脉短轴切面可显示"双环"征，即同时显示两条动脉的短轴。

（5）室间隔缺损是常见的合并畸形。

（6）CDFI　　如合并室间隔缺损时，室水平收缩期可见暗淡的分流束; 如合并肺动脉狭窄时，肺动脉内收缩期见五色镶嵌血流束（图4-56）。

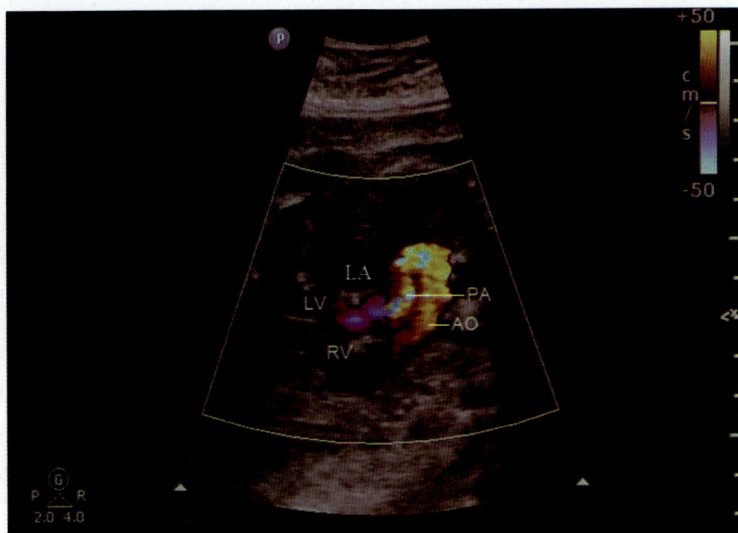

图 4-56　完全型大动脉转位
PA：肺动脉 ；AO：主动脉; LV：左心室; RV：右心室 ；LA：左心房

【操作技巧】

（1）观察腹主动脉与下腔静脉的关系，确定心房正位。

（2）清晰显示胎儿四腔心切面，观察心房与心室连接关系，解剖右心室可见调节束，三尖瓣附着点较二尖瓣附着点更靠近心尖，右心室心内膜面较二尖瓣心内膜面粗糙。

（3）房室关系确定后，将声束向胎头侧倾斜，观察左、右室流出道是否交叉、大动脉起源位置及相对位置关系，主动脉与肺动脉的鉴别：肺动脉主干较短，分支早。主动脉较长，主动脉弓长轴切面可见三支分支，导管弓无分支。

【治疗与预后】

主要采用手术治疗。自采用 Switch 手术，手术成功率逐年提高，目前已高达 80% 以上，预后较好。

十一、永存动脉干

永存动脉干（persistent truncus arteriosus，PTA）是一种较罕见的先天性畸形，占先天性心脏病的 1%~2%。该畸形只有一条大动脉从心室发出，然后发出冠状动脉、肺动脉及升主动脉，几乎均存在室间隔缺损。一般情况下，肺动脉在永存动脉干的冠状动脉与头臂动脉之间发出。

【病理及病理生理】

PTA 的病理分类法主要有两种：

（1）Collett 和 Edwards 分类法（1949 年）

Ⅰ型：共同动脉干发出主肺动脉后，分出左右肺动脉。

Ⅱ型：左右肺动脉（相互分离，但距离很近）发自动脉干的后壁。

Ⅲ型：左右肺动脉分别发自动脉干的两侧壁。

Ⅳ型：肺动脉及动脉导管缺如，肺部的血流由降主动脉侧支供应。

目前认为Ⅳ型不是PTA，而是法洛四联症伴肺动脉闭锁。普遍认为肺血由来自降主动脉粗大的血管供应不是PTA畸形（如Ⅳ型），至少有一支肺动脉发自PTA才能认为是动脉干畸形。

（2）van Praagh分类法（1969年）

Ⅰ型：主、肺动脉间隔部分存在（主肺动脉存在，分出左右肺动脉）。最多见，约占50%。

Ⅱ型：主、肺动脉间隔完全消失。没有主肺动脉，左右肺动脉直接发自共同动脉干的后壁或侧壁，两开口的距离或近或远。相当于Collett 和 Edwards 分类的Ⅱ或Ⅲ型，占25%~30%。

Ⅲ型：只有一支肺动脉发自共同动脉干，另一支肺动脉缺失，受累的心脏由体循环的侧支或动脉导管供血。约占8%。

Ⅳ型：伴有主动脉弓发育不良或中断，同时伴有动脉导管未闭，约占12%。

【超声表现】

（1）各切面仅见一条大动脉明显增宽，骑跨于两心室之间（图4-57），未探及正常肺动脉起自右心室。

（2）动脉干下可见室间隔出现较大的连续中断（图4-57）。

（3）动脉干发出肺动脉及主动脉（图4-58a），根据肺动脉发出部位可确定其分型。

（4）动脉干瓣膜常为多瓣叶，开放常正常，闭合不严。

（5）左、右心室腔比例改变不明显。

（6）CDFI显示左右心室血流汇入同一动脉内，进而向主动脉或/和肺动脉内血流充盈（图4-58b，图4-59）；室间隔缺损处分流信号不明显，动脉干瓣膜常伴有反流信号。

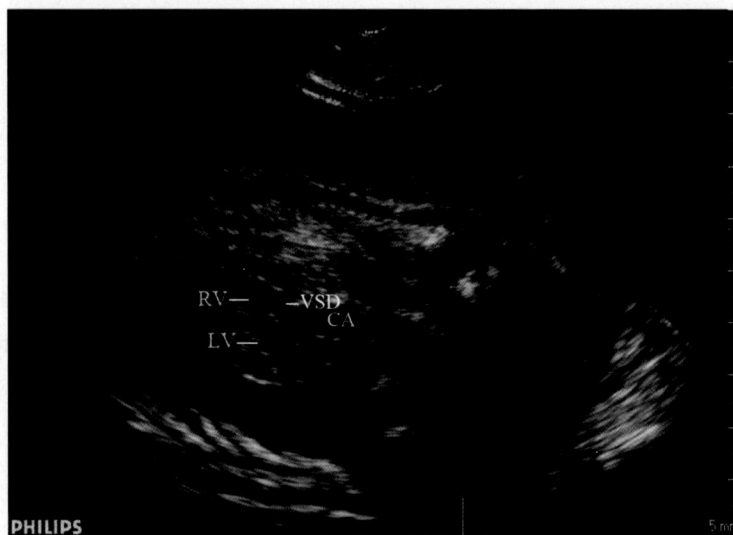

图4-57 永存动脉干

二维声像图显示一条明显增宽的大动脉干骑跨于两心室之间，伴室间隔缺损（VSD）。CA: 动脉干; RV: 右心室 ; LV: 左心室

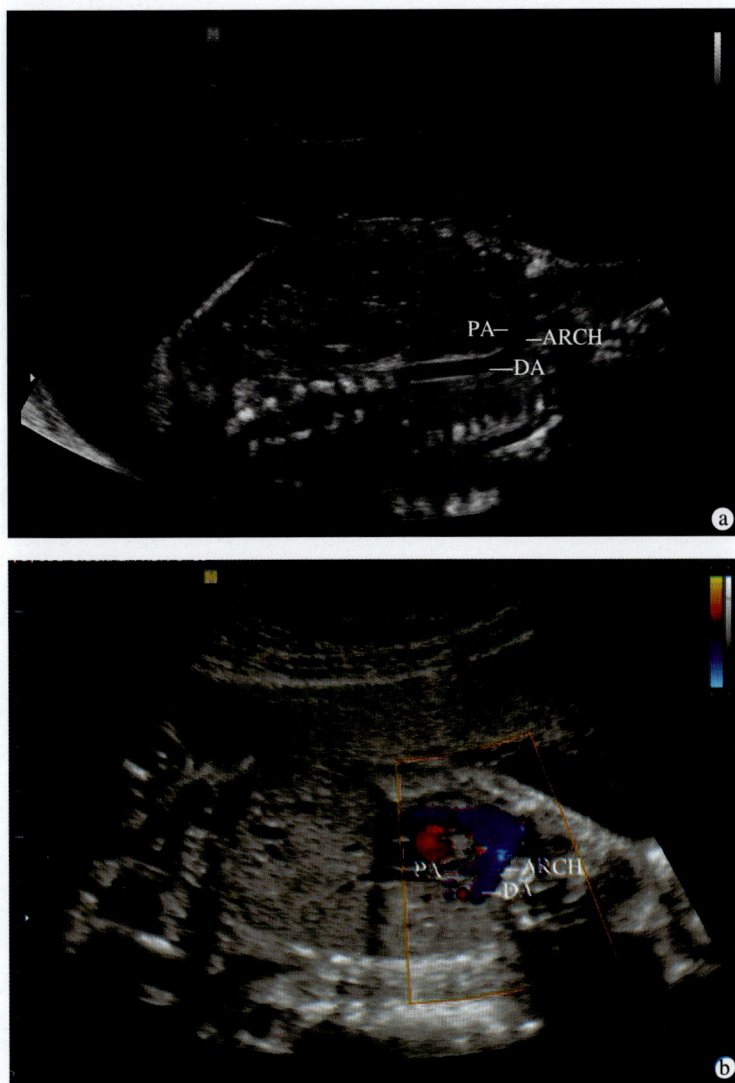

图 4-58 永存动脉干

a. 二维超声示动脉弓发出肺动脉（PA）；b. CDFI 证实动脉弓后壁发出肺动脉。
ARCH：主动脉弓；PA：肺动脉 ；DA：降主动脉

【操作技巧】

（1）清晰显示四腔心切面，使室间隔与声束垂直，观察室间隔缺损大小，然后声束向胎头侧倾斜，观察大动脉起源及骑跨率。

（2）继续倾斜声束，"三血管切面"仅能显示出一条动脉和上腔静脉，并在此切面上仔细寻找大动脉两侧壁有无肺动脉分支，然后固定大动脉缓慢旋转探头，显示出动脉弓长轴，在此观察大动脉后壁有无肺动脉分支。若以上方法均未显示肺动脉，则应显示降主动脉短轴及长轴，观察降主动脉前壁有无侧支为肺脏供血。

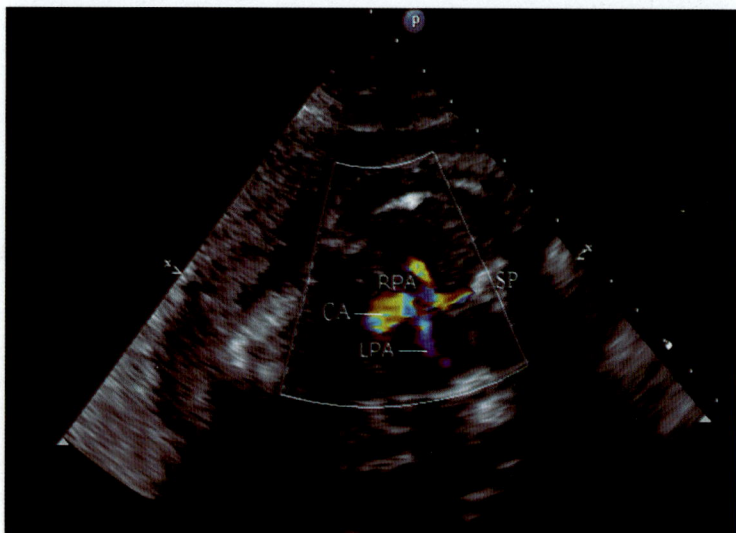

图 4-59 永存动脉干

CDFI 图中显示共同动脉干发出左、右肺动脉（Ⅲ型），向其内射血。LPA：左肺动脉；RPA：右肺动脉；CA：动脉干；SP：脊柱

【预后】

PTA 出生后预后均较差，多数生后一年内夭折，故现在多主张早期矫治（3 个月之前），随着心肌保护技术及带瓣管道的应用，手术的死亡率逐渐降低。早期手术可以减少肺动脉高压以及术后肺动脉高压危象的发生。

十二、右室双出口

右室双出口（double outlet of right ventricle，DORV）是一种较常见的先天性心血管畸形，是指两条大动脉（或一支完全，另一支大部分）发自形态学右心室。发病率占先天性心脏病的 1%~2%。

【病理及病理生理】

右室双出口常常合并较大 VSD、法洛四联症、大动脉转位等。

1. 右室双出口的室间隔缺损有四种类型

（1）主动脉下室间隔缺损；

（2）肺动脉下室间隔缺损；

（3）双动脉下室间隔缺损；

（4）远离两大动脉的室间隔缺损。

2. 大动脉的关系分为四种

（1）大动脉关系正常 主动脉瓣和主动脉干于肺动脉瓣和肺动脉干的右后方起自右心室。

（2）右侧位主动脉 主动脉位于肺动脉干的右侧，主动脉瓣和肺动脉瓣呈左右并列关系，为经典右室双出口的大动脉关系。

（3）右前位主动脉（大动脉异位） 主动脉位于肺动脉的右前方（包括主动脉直接位于肺动脉的正前方）。

（4）左前位主动脉（大动脉异位） 主动脉位于肺动脉的左前方（包括主动脉直接位于肺动脉的左侧，即并列关系）。

由于胎儿依靠胎盘进行氧气交换，肺泡组织没有开放；胎儿主动脉、肺动脉中血液的氧饱和度无明显差别，而且胎儿供氧血液主要来自右心系统，所以右室双出口对胎儿血流动力学影响不大。但由于右心室需要向两条动脉供血，所以负荷增加，引起室壁肥厚。如伴有肺动脉狭窄时，则右心负荷会进一步加重，可出现相应的病理生理改变。

【超声表现】

（1）两条大动脉呈平行排列，且完全起自右心室，或一条完全另一条大部分起自右心室（图4-60）。

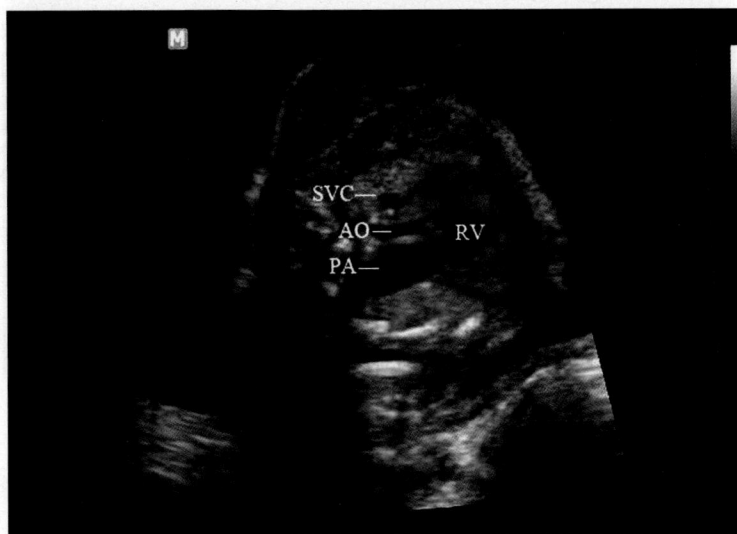

图4-60 右室双出口（Ⅰ）
二维声像图示两条大动脉呈平行排列，完全起自右心室。RV：右心室；AO：主动脉；PA：肺动脉；SVC：上腔静脉

（2）当主动脉位于肺动脉后时，主动脉可骑跨于室间隔之上，且骑跨率＞75%，其后壁与二尖瓣前叶无纤维连续。可探及圆锥组织的团块状强回声。当肺动脉位于主动脉后时，肺动脉可骑跨于室间隔之上，且骑跨率＞75%（又称Taussing-Bing综合征）。

（3）室间隔膜部可见较大的连续中断，它是左心室的惟一出口。

（4）肺动脉　无肺动脉狭窄时，肺动脉明显增宽，内径大于主动脉（图4-61）；伴有肺动脉狭窄时，肺动脉常发育不良，内径小于主动脉。三血管切面有助于诊断。

（5）妊娠早期左右心室比例变化不大，晚期时出现左心室发育不良，腔室较小，而右心室增大。

（6）CDFI　左心室血液通过室间隔缺损进入右心室，然后射入两条大动脉内，如合并肺动脉狭窄时，于肺动脉瓣口可见五彩镶嵌射流束。常伴有三尖瓣反流。

（7）频谱多普勒　室水平可录及左向右分流频谱，但流速不快。合并肺窄时，可于肺动脉内录及较高速的血流频谱。

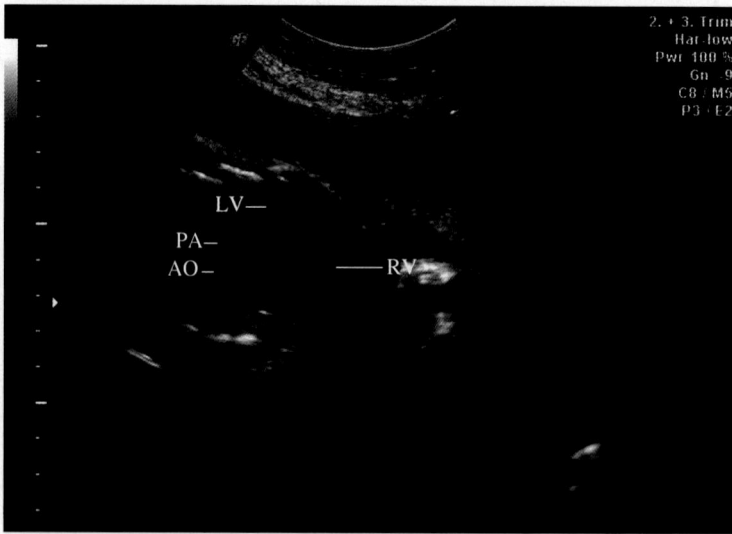

图4-61　右室双出口（Ⅱ）

二维声像图示室间隔较大缺损。AO：主动脉；PA：肺动脉；LV：左心室；RV：右心室

【操作技巧】

（1）清晰显示胎儿四腔心切面，室间隔与声束垂直，观察左、右心室比例及室缺的大小；

（2）然后声束向胎儿头侧倾斜，显示流出道切面，观察主动脉及肺动脉起源及相对位置关系，并同时显示出主动脉起始段和肺动脉起始段，若不能同时显示，可连续扫查进行动态观察，重点观察主动脉起始段与室间隔的关系。

（3）三血管切面观察主、肺动脉内径比例，以及左、右位置关系。

【预后】

根据不同的解剖类型，采用不同的手术方案。主动脉下室间隔缺损，直接通过室间隔缺损修建半拱形内隧道，此类预后较好。肺动脉下室间隔缺损，可行Switch或Rastelli手术，效果可较好，也可不良。

十三、三尖瓣闭锁

三尖瓣闭锁（tricuspid atresia，TA）是指三尖瓣解剖型闭锁，不能开放，伴有右心室发育不良。它是一种极少见的复杂畸形，占先天性心脏病的 1.4%～2.7%。

【病理及病理生理改变】

三尖瓣闭锁是胚胎的心室襻与心房排列错误所致。此畸形主要为三尖瓣闭锁，右室窦部发育不良或缺如，室间隔向右侧移位。大动脉位置大多正常。根据三尖瓣闭锁的不同，分三种病理类型：①肌型闭锁；②膜型和瓣膜型闭锁；③房室通道型和三尖瓣下移型闭锁。房间隔缺损是必存的结构异常，常合并室间隔缺损。

胎儿期，由于三尖瓣闭锁者主要由左心室向全身供血，肺部因无通气功能，血流量很少，不负担全身血供，氧合血由脐静脉供应，因此，胎儿生长发育多不受影响。出生后，脐静脉供应阻断，肺膨胀，肺循环开始，血流动力学出现明显异常。左心室接受肺静脉和体静脉混合血，动脉血氧饱和度下降，新生儿出生后即发生紫绀、呼吸困难、充血性心力衰竭等症状。

【超声表现】

（1）右侧房室瓣环处未见三尖瓣开闭运动，代之以一条强回声带（图 4-62）；仅见左侧房室瓣开闭运动。

（2）右心房、右心室明显偏小，发育不良（图 4-62）；左心房、左心室明显增大。

（3）常伴有室间隔缺损，且缺损的大小将直接影响右心室的发育情况。缺损越大，右心室发育越接近正常。如不伴有室间隔缺损时，右心室仅为一残腔或不能显示。

（4）CDFI 仅显示左侧房室瓣口舒张期见宽大明亮的血流通过，右侧房室瓣口未见血流显示。

【操作技巧】

（1）清晰显示四腔心切面，先使室间隔与声束平行，房室瓣环与声束垂直，观察二、三尖瓣启闭运动，若为三尖瓣闭锁，则在三尖瓣处可见强回声亮线，CDFI 可显示二尖瓣口血流经过情况，三尖瓣口无血流。

（2）然后使室间隔与声束垂直，观察左、右心室大小、有无室间隔缺损和卵圆孔瓣开放方向，CDFI 可显示过隔血流信号。

（3）声束向胎儿头侧倾斜，显示右室流出道切面，观察肺动脉内径及肺动脉瓣是否无闭锁。

【预后】

预后较差。胎儿发生三尖瓣闭锁时，自然病程不长，约 50% 死于生后 6 个月之内，仅 10% 存活至 10 岁以上，手术治疗同单心室类似，主要采用改良 Fontan 术。不具备条件者可先行减症手术。

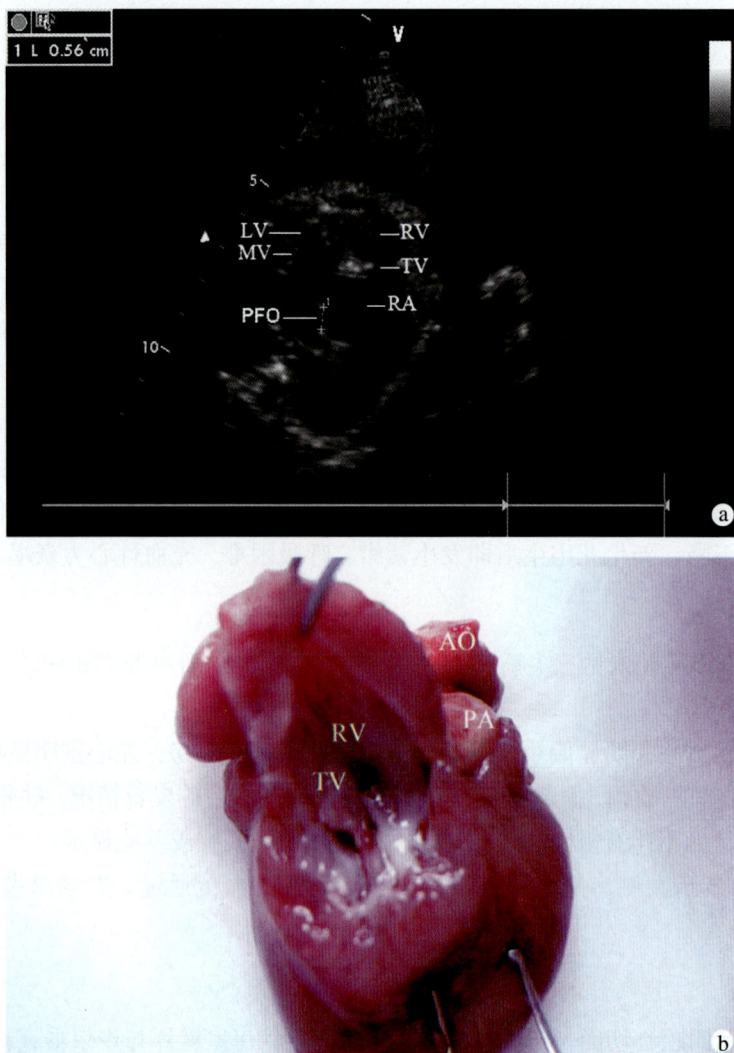

图 4-62　三尖瓣闭锁二维声像图及标本

a. 二维超声显示右室明显缩小，三尖瓣环处呈强回声带；b. 尸检证实右室发育不良，三尖瓣闭锁。LV：左心室；RV：右心室；MV：二尖瓣；TV：三尖瓣；PFO：卵圆孔；RA：右心房 ；AO: 主动脉 ；PA: 肺动脉

十四、左心发育不良综合征

左心发育不良综合征（hypoplastic left heart syndrome，HLHS）是指左心发育很小，伴有二尖瓣和/或主动脉闭锁或发育不良的一组心脏畸形综合征。

【病理及病理生理改变】

（1）左心发育不良综合征主要病变包括：主动脉瓣闭锁或重度狭窄，二尖瓣闭锁或重度狭窄，主动脉缩小，左心房、左心室发育不良，右房、室增大。

（2）头颈部与冠状动脉血流的惟一来源是动脉导管血液倒灌入主动脉弓与升主动脉内。

【超声表现】

（1）心腔明显不对称，左房、左室明显小于正常，右房、右室明显大于正常（图4-63）。

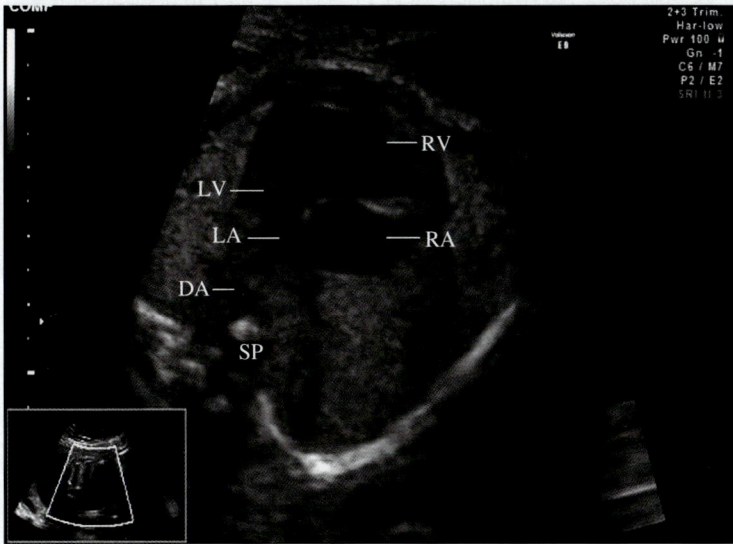

图4-63 左心发育不良心尖

四腔心切面显示左心明显缩小，右心明显增大。LV：左心室；RV：右心室；LA：左心房；RA：右心房；DA：降主动脉；SP：脊柱

（2）升主动脉及主动脉弓发育不良，当主动脉瓣闭锁时，升主动脉及主动脉弓常难以显示。

（3）二尖瓣闭锁时，二尖瓣环处显示为一强回声纤维样结构，未见瓣膜启闭运动。

（4）CDFI显示左心内血流很少，血流黯淡（图4-64），甚至不能检出。

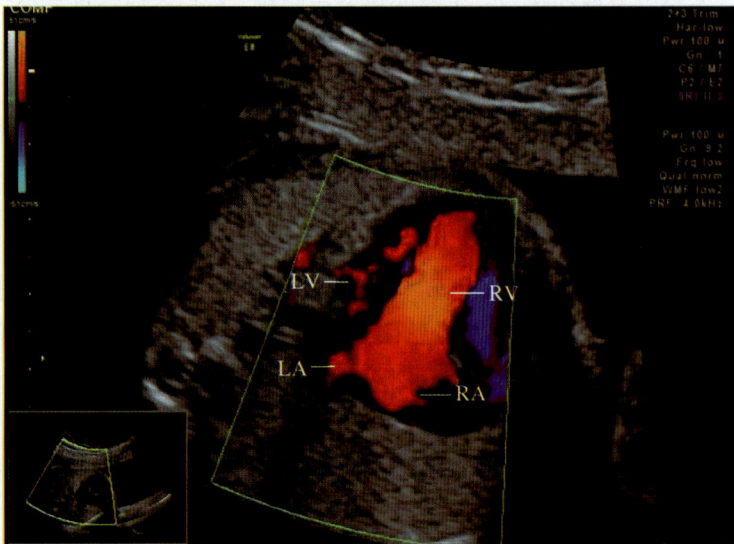

图4-64 左心发育不良

CDFI显示左心明显缩小，血流黯淡；右心明显增大，血流明亮。LV：左心室；RV：右心室；LA：左心房；RA：右心房

【操作技巧】

(1) 清晰显示胎儿四腔心切面，观察各房室腔大小，二、三尖瓣形态及启闭运动，有无室间隔缺损，并测量各心腔内径；观察卵圆孔瓣开口方向，CDFI可证实卵圆孔瓣处血流方向。若左心发育不良导致左心压力过高卵圆孔瓣处会出现左向右分流。

(2) 声束向胎儿头侧倾斜，显示左室流出道切面，观察升主动脉是否细窄，并测量细窄处内径，应用CDFI观察升主动脉内血流是否反向，并应用脉冲多普勒测量升主动脉内血流流速。

(3) 三血管切面可以观察肺动脉与主动脉内径比例，CDFI可显示肺动脉与主动脉内血流方向是否同向。

(4) 固定主动脉于探头正下方，缓慢旋转探头，显示主动脉弓长轴切面，观察并测量主动脉各段内径，CDFI观察升主动脉及主动脉弓内血流方向是否反向。

【预后】

此病胎儿可在宫内存活，血液从动脉导管倒灌入主动脉弓、升主动脉及冠状动脉内，以至于胎儿头颈部，上肢及心脏并不缺血，胎儿生长也可正常，但胎儿出生后常常出现明显的症状。患本病的新生儿预后极差。

十五、右心发育不良综合征

右心发育不良综合征（hypoplastic right heart syndrome，HRHS）系指右心的几个组成部分均可有发育不全的一类心脏畸形。本病占先天性心脏病的比例高达 2.7%以上，男女比例约为 3∶2。

【病理及病理生理】

右侧心脏发育不全以及肺动脉与三尖瓣的狭窄或闭锁。右心室形态可完全缺失，或在显微镜下仅可辨认一缝隙，多数为一小空腔，仅可容纳数毫升血液。此时心脏的基本工作量相当于单心室，左室功能容量超负荷。

胎儿期：由于胎心为并行循环，右心发育不良时左心代偿，对胎心无明显影响。由于肺动脉血流减少，可出现动脉导管中血流逆灌入肺动脉。

【超声表现】

(1) 左室内径明显增大，右室内径明显小，右室壁肥厚，三尖瓣发育不良开闭极小（图4-65），合并肺动脉瓣闭锁或重度狭窄，肺动脉瓣回声增强，无启闭活动或仅有开放明显受限。

(2) 主肺动脉及左、右肺动脉发育细（图4-66）。主动脉增宽。

(3) 右心房扩大，右心室及流出道狭窄或呈盲端。

(4) CDFI 肺动脉瓣处无或仅有极少血流通过，动脉导管血流逆灌入肺动脉。

【操作技巧】

(1) 清晰显示胎儿四腔心切面，观察各房室腔大小、有无间隔缺损，并测量各心腔内径，观察卵圆孔瓣开口方向，二、三尖瓣启闭运动，注意观察三尖瓣是否闭锁。

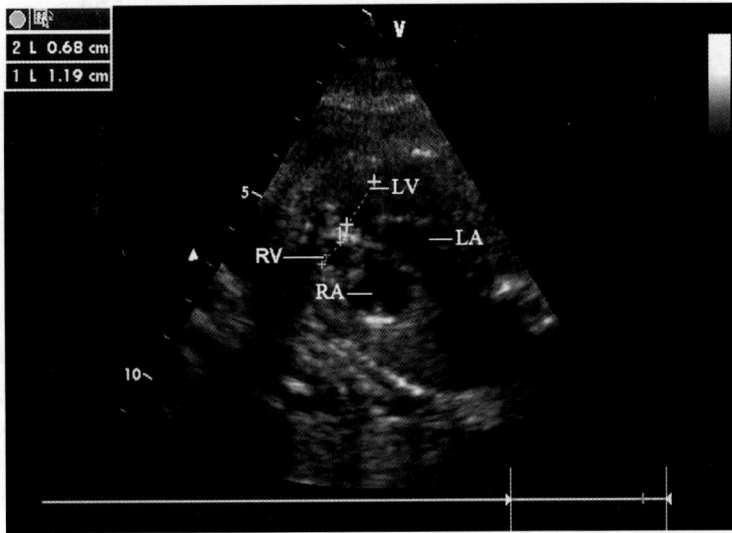

图 4-65　右心发育不良综合征

二维超声示右室明显缩小，右室壁肥厚，三尖瓣发育不良。LV：左心室；
RV：右心室；LA：左心房；RA：右心房

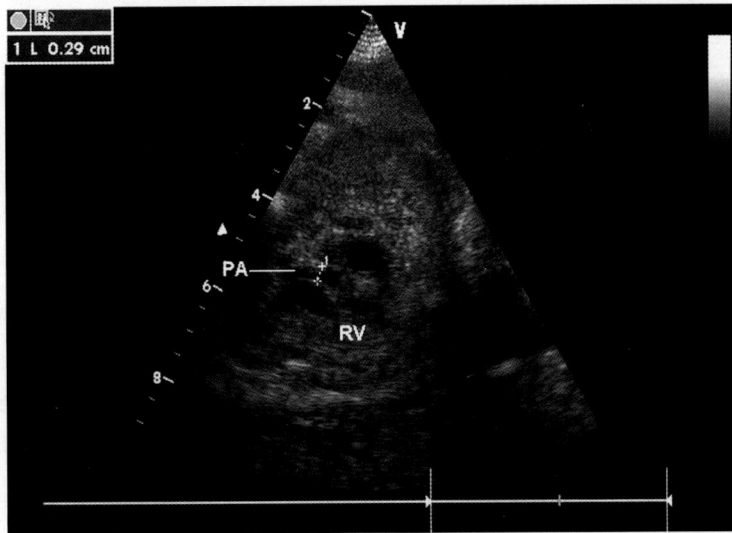

图 4-66　右心发育不良综合征

二维超声显示右室明显缩小，右室壁肥厚，肺动脉发育细。PA：肺动脉；
RV：右心室

　　(2) 声束向胎儿头侧倾斜，显示右室流出道切面，观察肺动脉瓣有无闭锁、右室流出道和肺动脉主干是否细窄，并测量细窄处内径。

　　(3) 调整探头方向，显示出肺动脉分叉处，观察左、右肺动脉是否细窄，然后寻找动脉导管弓，应用彩色多普勒观察动脉导管、肺动脉主干内血流是否反向，并应用脉冲多普勒测量肺动脉及动脉导管内血流流速。

（4）三血管切面可以观察肺动脉与主动脉内径比例，CDFI可显示肺动脉与主动脉内血流方向是否同向。

（5）固定肺动脉于探头正下方，缓慢旋转探头，显示导管弓，观察并测量肺动脉、动脉导管及降主动脉内径，CDFI观察导管弓内血流方向是否反向。

【预后】

出生后需施行外科手术治疗。对于左右肺动脉发育尚可的患儿，可采用Fontan手术，引导体静脉血直接入肺动脉，术后患者的存活率及生理功能均得到提高。若不具备Fontan手术条件者，施行减症手术可改善患儿临床症状和延长生命。

十六、心脏肿瘤

胎儿心脏肿瘤（fetal cardiac tumors）是一种罕见的心脏畸形，发生率占活产儿的0.0017%～0.027%，占所有尸检病理标本的1/10 000。绝大多数为良性，其中最多见的是横纹肌瘤（60%），其次是畸形瘤（20%），少见的有纤维瘤、血管瘤、平滑肌瘤及黏液瘤等。恶性心脏肿瘤有横纹肌肉瘤、血管肉瘤、恶性畸胎瘤等。

【病理及病理生理】

肿瘤不同，其大小和生长部位也各不相同。横纹肌瘤好发部位为室间隔和心室壁，可突出于心室腔、流入道及流出道，也可侵及瓣膜装置，形态呈结节状，可单发，但常为多发，主要病理结构为横纹肌细胞。畸胎瘤好发于心包，以囊性为主的混合性包块，包膜完整，内部结构紊乱，常引起进行性心包积液。纤维瘤好发于室间隔左侧或左室游离壁，罕见位于右心室，可有蒂与心室壁或室间隔连接，可发生钙化。黏液瘤多数起源于左心房，有蒂，附着于房间隔上，活动度较大。血管瘤多起源于右心房，常伴有心包积液。恶性间皮瘤常位于房室结，导致传导系统受损。

恶性心脏肿瘤可危及胎儿生命，良性心脏肿瘤如瘤体较大，数量多发，侵及多部位，可造成胎儿血流动力学不稳定，发生心脏扩大、心功能不全、心律失常及严重者胎儿水肿，可致胎儿期死亡或新生儿夭折。

【超声表现】

1. 横纹肌瘤

（1）好发于室间隔和心室壁；

（2）瘤体呈圆形或椭圆形的略高回声团（图4-67）；

（3）瘤体可凸入心腔内、流入道或流出道，导致其狭窄（图4-68）；

（4）CDFI可见狭窄处五彩镶嵌的血流信号，频谱多普勒可探及高速射流信号。

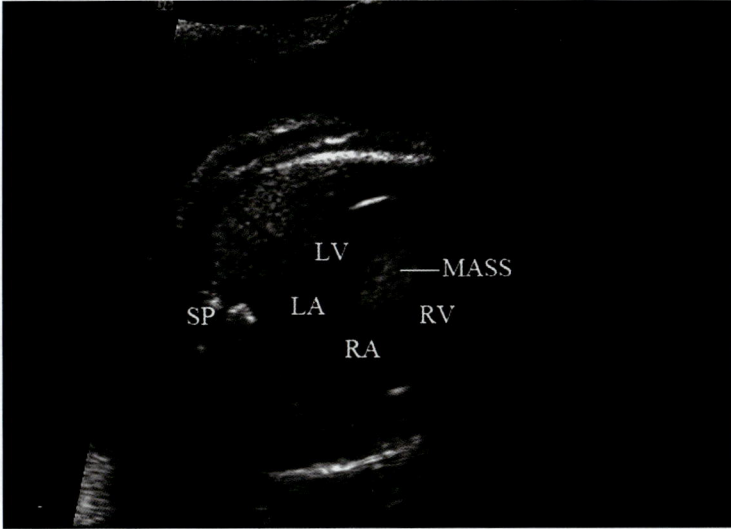

图 4-67 横纹肌瘤

二维超声显示室间隔内椭圆形略高回声团。LA：左心房；RA：右心房；LV：
左心室；RV：右心室；MASS：肿块；SP：脊柱

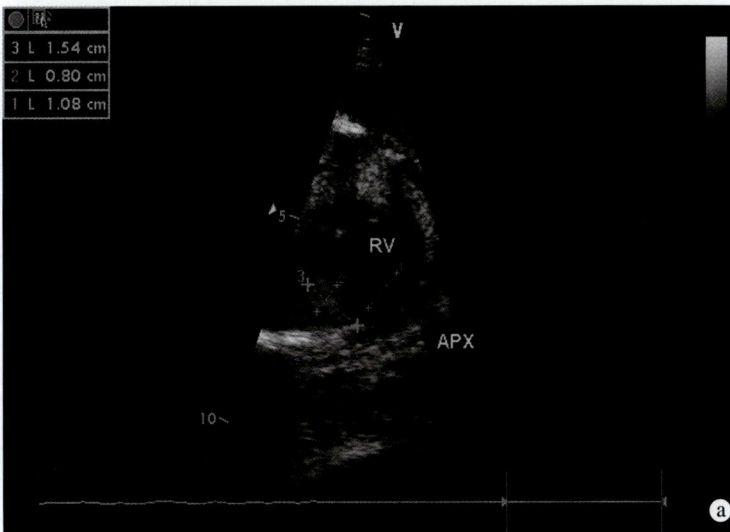

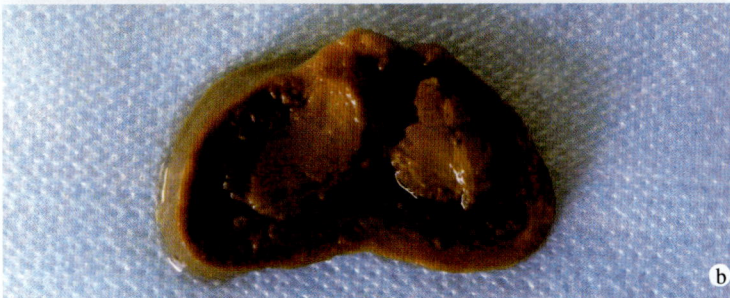

图 4-68 横纹肌瘤声像图及标本

a. 二维超声显示左、右室壁内均见一椭圆形略高回声团；b. 尸检证实为横纹
肌瘤。RV：右心室；APX：心尖

2. 畸胎瘤

（1）好发于心包腔内，可从心外累及心腔；

（2）瘤体呈不均质混合性团块；

（3）常伴有心包积液，且进行性增长；

（4）心腔受压变小，舒张受限，收缩无力。

3. 黏液瘤

（1）左心房内多见，单发；

（2）瘤体呈形态不规则的低回声或等回声团，舒张期进入房室瓣口，收缩期回到心房；

（3）瘤体有蒂，常附着于房间隔上，活动度较大；

（4）瘤体可随血液阻塞部分房室瓣口；

（5）CDFI可见房室瓣口狭窄处五色镶嵌的血流束，频谱多普勒可测得高速射流频谱。

【操作技巧】

心脏任何切面发现异常团块回声，均应观察其发生部位、大小、回声、活动程度、与周围组织关系，以及是否对心脏血流动力学的影响等内容，故应对心脏各切面进行全面扫查。

【预后】

胎儿预后取决于肿瘤类型、大小及部位等因素。如横纹肌瘤虽为良性肿瘤，但胎儿常发生心衰，引起宫内死亡，同时常与结节性硬化症相关联引起神经系统病变，预后极差，因此多数学者主张一旦发现，应终止妊娠。另外，有些心脏良性肿瘤，可阻塞流入道或流出道，引起急性心衰或心律失常；或较早引起进行性心包积液，这些胎儿宫内死亡率多极高，预后均较差。

（杜国庆　吴　娟　田家玮）

第五章

胸腔畸形

胎儿胸腔内主要为呼吸和循环两大重要功能的脏器：心脏和肺脏。心脏的畸形较为常见，详见第四章。本章主要阐述心脏以外的胸部畸形，此类畸形相对较少见，检查时容易被忽视，但某些畸形常引起较严重的后果或预示其他系统疾病，应该引起足够的重视。

第一节　胎儿胸腔的胚胎发育、解剖特点

（一）肺的胚胎发育

人胚发育第4周时，原始咽尾端的腹侧壁内面出现一纵沟，即喉气管沟。随后，喉气管沟与前肠逐渐分离，形成管状结构，称为喉气管憩室，其头端发育为喉，中段发育为气管，末端膨大发育为肺芽，肺芽分左右两支，称支气管芽，将来发育为支气管和肺。肺芽反复分支形成支气管树，支气管树的终端反复分化形成囊状结构，这些囊状结构最后分化为呼吸性细支气管、肺泡管和肺泡。第5周时，支气管芽发育伸长形成原始支气管，并分支形成肺叶。第7周，围绕分支周围形成结缔组织、软骨和平滑肌成分。第24周时，呼吸性细支气管出现并分支形成原始的肺泡，在其周围有毛细血管网，但此时不能进行气体交换。同时，肺泡Ⅱ型细胞开始分泌肺泡表面活性物质。28~32周时，表面活性物质分泌增多，为胎儿出生后肺泡有效地进行气体交换做好了充分准备。因此妊娠7个月的胎儿出生后可以存活。此外，肺发育过程中，以下4个因素对其正常发育非常重要。

（1）适当的胸廓空间的发育　肺的发育好坏与其受压程度直接相关，肺受压越重，其发育越差。严重的骨骼发育异常伴有骨性小胸廓或胸腔肿块均可导致胸腔空间明显减小，肺没有足够的空间发育，从而导致肺发育不良。

（2）胎儿呼吸运动　胎儿呼吸运动对于胎儿肺的发育非常重要，阻断膈神经和颈索均可抑制胎儿呼吸运动，常引起肺发育不良。

（3）肺内液体对气道的"支架"作用　发育阶段的细小气道内存在一定量的液体，这部分

液体能扩张气道，称之为"液体支架"，对胎儿肺的发育非常重要。正常情况下，肺内液体由原始气道分泌、吸收并部分排出，其总量维持于平衡状态，一旦肺内液体在气道内的产生、排出和储存的动态平衡受到破坏，肺的正常发育就会受到影响。这也可能是胸腔肿块、小胸廓和羊水过少导致胎儿肺发育不良的间接因素。但其机制尚不清楚。

（4）适当的羊水量　严重的羊水过少可导致胎儿肺的发育迟缓或发育不良，这可见于胎膜早破引起的持续性羊水外漏胎儿和无功能肾性羊水过少胎儿。目前发病机制有两种说法：其一是羊水过少，引起胸廓的外在压迫性作用；二是羊水过少致低羊水压，胎儿呼吸运动时，气道内的液体丢失增加，从而导致肺发育不良。

以上四个因素中的任何一个因素受到阻碍，均会影响肺的正常发育。

（二）膈肌的胚胎发育

横膈的发育包括四个部分：

（1）胚胎原始横膈发育成膈肌腹侧的中央部分，将来形成膈肌的中心腱；

（2）胸腹腔膜发育成膈肌的左右背外侧部分；

（3）食管背系膜形成膈肌的背侧中央部分，将来发育成膈肌脚；

（4）胸壁皱褶发育成左右外侧部分。

这四部分相互融合形成完整的膈肌（在胚胎第6～14周逐渐形成），最初的横膈主要为间充质组织，颈部第3、4对生肌节伸入其中后形成膈肌的肌肉部分。由于胸壁皱褶形成膈的后外侧部分最后关闭，左侧关闭较右侧为晚，所以较易形成左侧膈疝。

第二节　正常胎儿胸腔的声像图特点

（一）正常肺的声像图特点

正常肺脏位于胸腔心脏两侧，右肺比左肺略大，呈均匀的中等回声，随着孕周增大回声逐渐增强，于妊娠晚期，肺组织回声略强于肝组织回声，肺脏充满胸腔，与胸壁紧贴，其间无间隙，彩色多普勒于两肺门区可显示肺动静脉，分别汇入主肺动脉和左心房。

（二）正常膈肌的声像图特点

正常膈肌表现为光滑的带状低回声，边界清晰，连续完整，略向上隆起，位于双侧胸腔的底部，肺、心脏与肝脾之间（图5-1）。

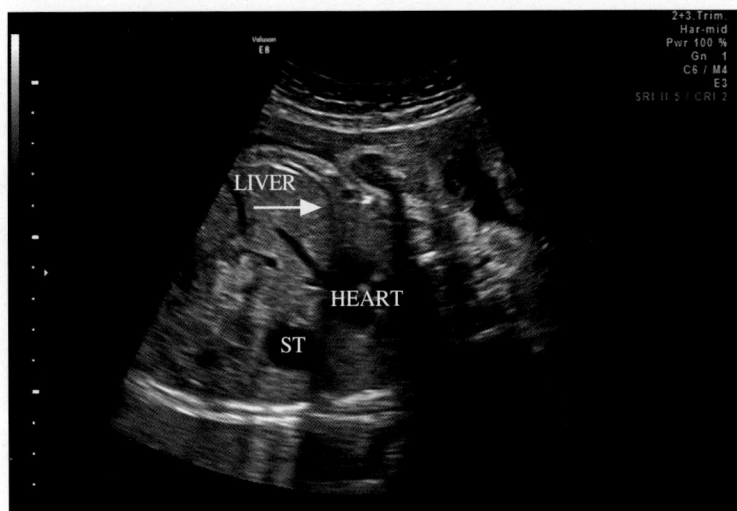

图 5-1　胎儿胸部冠状面

↑：膈肌，LIVER：肝脏；HEART：心脏；ST：胃

第三节　肺脏畸形的超声诊断

一、先天性肺囊腺瘤畸形

先天性肺囊腺瘤畸形(congenital cystic adenomatoid malformation of lung, CCAM)是一种少见的先天性肺发育异常，属于肺错构瘤之一，发生率约占胎儿肺先天性肺畸形的25%，男性发病略高于女性。

【病理改变】

胚胎发育期，因气管、支气管异常的萌芽或分支异常发育所致。病变可发生在支气管分支的不同部位和不同的发育阶段。其病理形态与其他类型的肺囊肿截然不同，其特点为末梢支气管过度生长，呈腺瘤样生长，并损害肺泡致其发育不良，在肺实质内形成界限明确的病变。囊肿常为多房性，也可为单房性，腔内充满黏液。左右两肺的发生率基本相等，典型者为单侧，可累及一侧肺或一叶肺，但是95%以上仅限于一叶或一段肺，累及双侧肺者不到2%。通常有肺变形及纵隔移位，甚至心脏受压移位，导致胎儿血液动力学发生改变，出现胸腹水、胎儿水肿，并常伴羊水过多。

病理组织学上按Stocker分类，分为三型：

Ⅰ型　大囊型，表现为一定数量的大囊肿，囊肿大小不等，直径2～10 cm，囊光滑，囊肿之间可见正常肺实质；

Ⅱ型　中间型，表现为多个小囊肿，囊肿直径在2 cm以内，患侧胸腔肺内可见多个大小不等的圆形无回声区，边界清、壁薄，囊肿之间为不规则的肺组织；

Ⅲ型　小囊型，呈实质性改变，显微镜下是由无数密集的小囊肿构成，囊肿大小不超过0.5 cm，这种病变常占据整个肺叶或肺的某一叶。

【超声表现】

（1）囊实混合性肿块　Ⅰ型和Ⅱ型肺囊腺瘤表现为胸腔内囊实混合回声肿块，囊肿直径大小不等，Ⅰ型囊肿较大而少，直径大于2 cm，周边可见多发不规则小囊性结构；Ⅱ型囊肿较小而多，一般小于2 cm，且大小相近，呈"蜂窝"样结构（图5-2）；

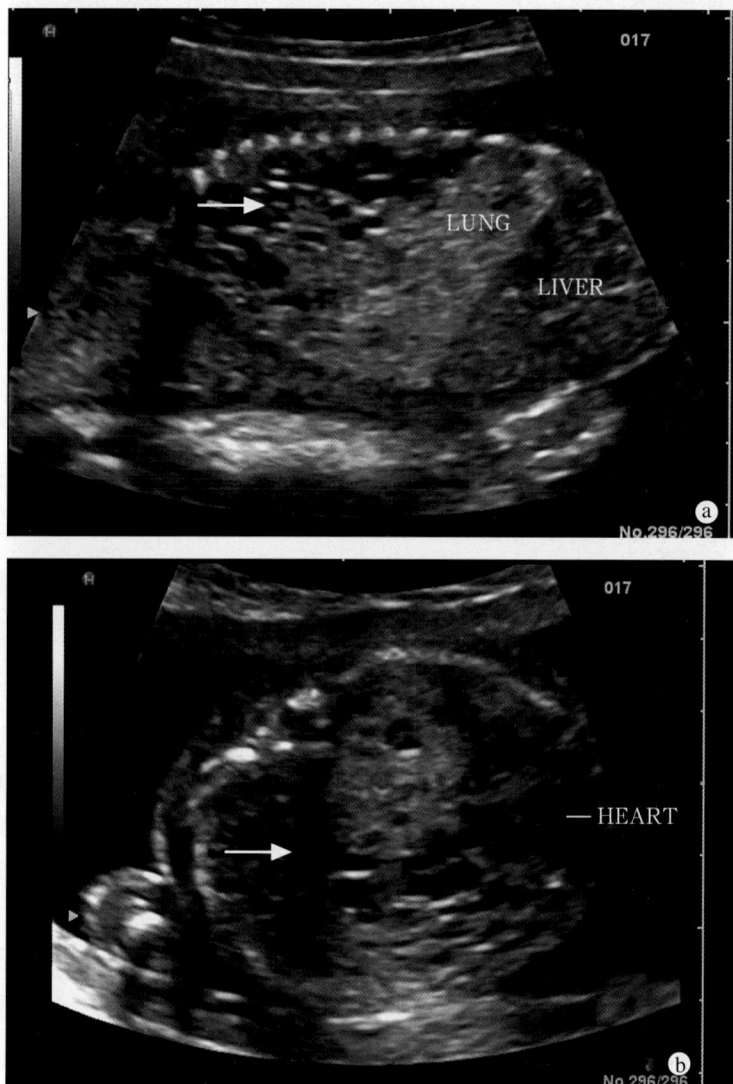

图5-2　胎儿肺内囊实混合性团块
a.为矢状切面；b.为横切面。LUNG：肺脏；LIVER：肝脏；HEART：心脏；↑：混合性团块

（2）实性强回声肿块　Ⅲ型典型的声像图表现为肺内实性强回声肿块，边界清晰，形态一般较规整，但大多数先天性囊腺瘤畸形病灶的强回声内至少可探及一个囊肿，尽管这个囊肿

很小；

（3）占位效应 先天性囊腺瘤病灶很大时，可以占据大部分胸腔，可对肺脏产生明显的压迫效应，使正常肺组织明显变小，发育不良；心脏及纵隔可受压移位，偏向对侧，明显压迫心脏及胸内大血管时，可引起胎儿胸腹水及全身水肿；

（4）羊水量的变化 可有羊水过多，可能原因是由于肿块压迫胎儿食管致胎儿吞咽羊水量少，或肿块产生液体过多所致。

【操作技巧】

胎儿产前超声检查没有胸腔结构的常规测量，而对于胸腔的检查操作者往往将目光着重于心脏疾病的筛查，而忽视胸腔其他畸形。如肺内发现异常病灶，在病灶内寻找到多发的囊性回声即可诊断为先天性肺囊腺瘤畸形。该病与隔离肺的鉴别要点是前者为肺内动脉供血，后者为体循环动脉供血。还要注意了解病灶大小，纵隔移位情况和胎儿有无水肿、腹水等。

【预后】

（1）目前认为，肿块大小、类型、纵隔移位程度、是否出现胎儿水肿和羊水过多，均与预后有关，这些指标是判断预后的重要指标。出现胎儿水肿者，预后最差，有学者报道其死亡率高达100%；单纯的先天性肺囊腺瘤Ⅰ型、Ⅱ型预后较好，但Ⅲ型常易出现胎儿水肿，预后不良；肿块较小、无心脏及纵隔移位、未合并其他畸形者，预后最好，成活率可达100%。

（2）部分先天性肺囊腺瘤畸形的肿块可以随着孕周的增大而缩小，据报道，有53%～69%的肿块于随访过程中发生不同程度的缩小，所以对小的囊腺瘤畸形可建议患者随访，不必马上终止妊娠。如果先天性肺腺瘤样囊肿随着妊娠的进展逐渐缩小，则预后良好；有报道其生存率可高达100%。仅有10%进行性增大，在有症状的新生儿中手术后生存率达90%。

二、隔离肺

隔离肺（pulmonary sequestration），又称肺隔离症，是以血管异常为基础的胚胎发育缺陷所造成的肺先天性畸形，指没有功能的胚胎性及囊肿性肺组织。它从正常肺分离出来，一般不与支气管相通，故无功能。隔离肺直接由体循环动脉供养而不接受肺血流，静脉则回流至肺静脉或奇静脉。临床较为少见，占肺部疾病的0.15%～6.4%，多见于男性，男女比例为4:1；左侧多于右侧，多见于下叶后基底段。

【病理改变】

在胚胎发育期间，肺动脉发育不全使一部分肺组织血液供应受障碍，并由主动脉的分支代替肺动脉供应该区肺组织，由于来自主动脉的血液含氧量与来自肺动脉的血液完全不同使该段肺组织无法进行有效交换，因而发育不全，致肺无功能。分为叶内型和叶外型，前者位于脏胸膜组织内，其囊腔病变与正常的支气管相通或不相通，临床多见，约占75%，多发生于双肺下叶内；后者被自己的胸膜包盖，独立于正常肺组织之外，囊腔与正常支气管不相通，多发生于左胸腔底部，部分发生于膈下，隔离肺可导致纵隔移位、肺发育不良、胸水及羊水过多，也可同时合并其他畸形，以膈疝、先天性心脏病、前肠重复畸形为主。

叶外型和与正常支气管不相通的叶内型肺隔离症，一般没有症状，多在常规X线检查时发现。与正常支气管相通的叶内型肺隔离症，常出现反复的肺部感染症状，如发热、咳嗽、胸痛、咳脓痰甚至咳脓血痰。

【超声表现】

（1）强回声肿块　典型的超声表现为胸腔底部边界清楚的强回声肿块，呈叶状或三角形，肿块大小不等，较大的肿块多回声不均匀，少数内部可见小囊性回声（为扩张的支气管或与CCAM共存），肿块周围可见一两支血管进入，部分可探测到血管来源于体循环（图5-3），胸主动脉或腹主动脉。

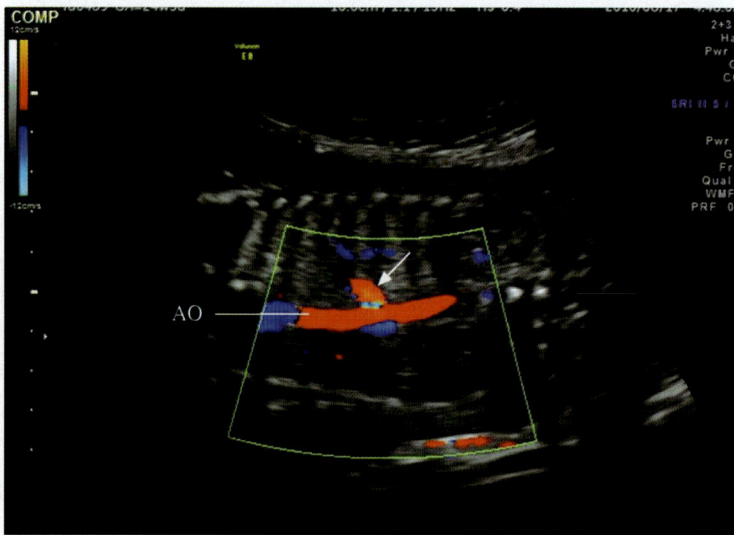

图5-3　隔离肺
CDFI显示肺内肿块血供来源于主动脉分支（↑）。AO：主动脉

（2）占位效应　较大肿块可导致同侧肺发育不良，纵隔、心脏受压向对侧移位(图5-4)，严重者出现同侧胸水或胎儿水肿。

（3）叶外型隔离肺　强回声团块可出现膈内或膈下（图5-5，图5-6），极少数出现在纵隔或心包内。

（4）动态观察肿块的变化，50%～70%的隔离肺随孕周增加可能部分或完全萎缩。

【操作技巧】

胎儿期间肺部发现肿块，肿块体循环动脉的检出是诊断隔离肺最有效的证据。由于隔离肺声像图与先天性肺腺瘤畸形Ⅲ型极为相似，两者鉴别十分困难，此时要注意肿块内血流信号仔细观察及仪器条件的调节，只要发现病灶内有一条血流来源于体动脉即可诊断隔离肺。另外，由于部分隔离肺随孕周增加可部分或完全萎缩，所以产前超声需注意动态观察。

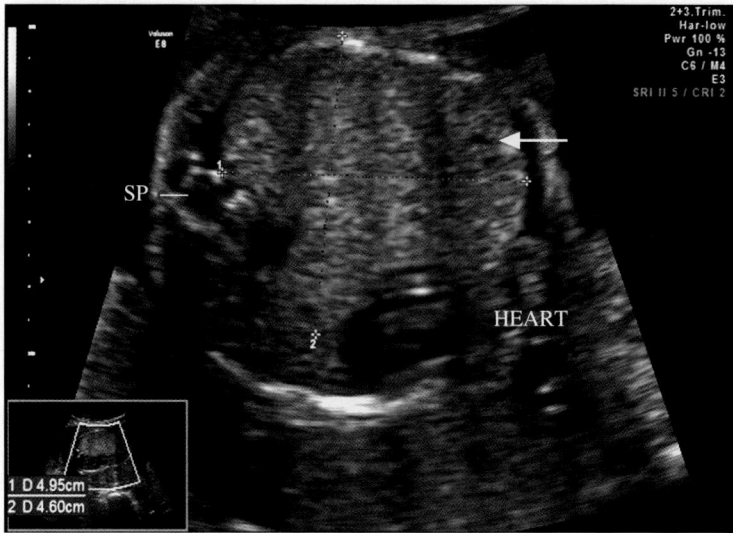

图5-4　隔离肺

横切面显示肺内较大强回声团块，隔离肺肿块（↑）导致心脏受压移位。SP：脊柱；HEART：心脏

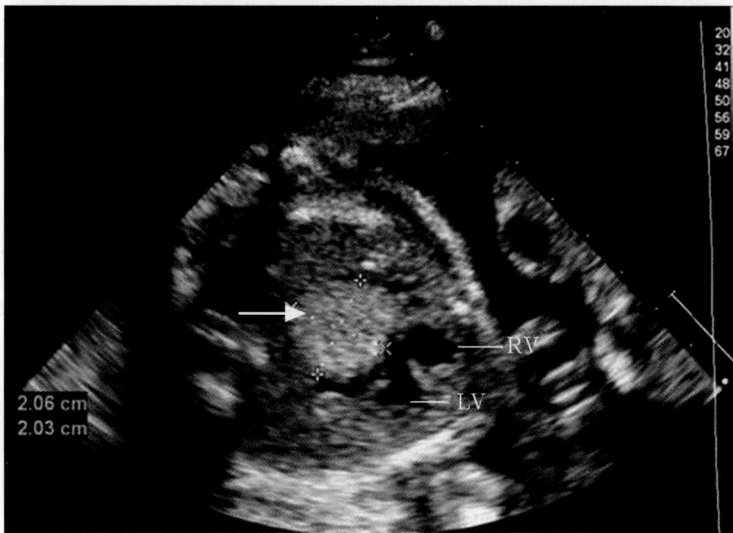

图5-5　胎儿隔离肺表现为胸腔底部的强回声团块（↑）

RV：右心室；LV：左心室

【预后】

　　绝大多数胎儿肺隔离症预后良好，单纯隔离肺轻者无任何症状，部分病灶自发缩小或消失，围产期死亡率仅为5%，危险因素主要为羊水过多、肺发育不良及合并其他畸形。

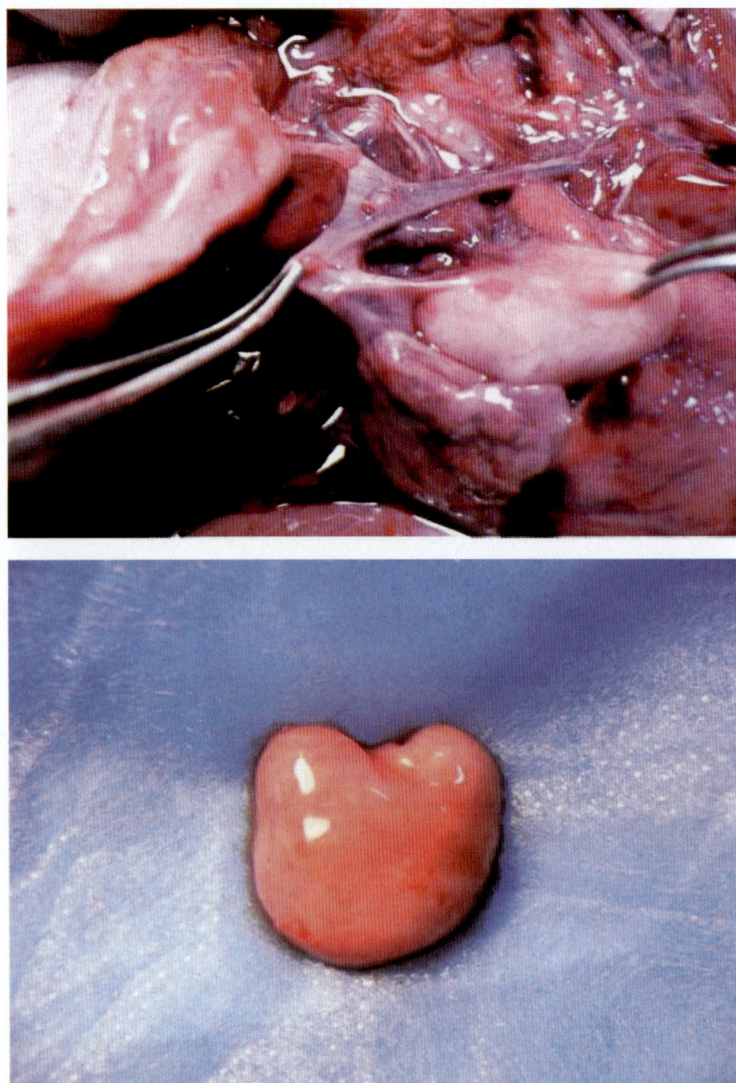

图 5-6 胎儿隔离肺大体标本及剥离出来的隔离肺组织

三、胸腔积液

胸腔积液(pleural effusion)指胸腔内液体的异常积聚,胎儿胸腔积液的发生率约1／15 000,男性发生率高于女性。

【病理改变】

胎儿胸腔积液可以是原发性的（原发性乳糜胸）,也可以是其他原因所致胎儿水肿的一个继发性表现。导致胎儿胸腔积液的原因包括:胎儿、脐带、羊水和胎盘因素、宫腔内感染等,胎儿方面的因素,多见于胎儿血型不合引起的溶血、胎儿多发畸形、染色体异常疾病等。

胸水可以是单侧或双侧,单侧胸腔积液多为原发性。原发性胸腔积液常为乳糜胸,胎儿抽出的胸水为淡黄色的清凉液体,其原因尚不完全清楚,多数认为是淋巴管形成障碍或其完整性受损所致。双侧胸腔积液多继发于胎儿水肿，可伴有其他胎儿畸形。胸腔积液被认为是胎儿水肿最早的征象之一。

胸水可多可少，有文献报道部分可自然消失，大量的胸腔积液可压迫肺导致肺发育不良而引起产后呼吸困难，单侧胸腔积液可压迫纵隔及心脏移向对侧，双侧胸腔积液者，纵隔无移位，但往往肺脏受压明显。

【超声表现】

超声诊断胎儿胸腔积液比较容易，不易漏诊，但不易区分是原发性还是继发性，但两者预后不同，检查时应尽可能区分。

（1）典型声像图表现为胎儿一侧或双侧胸腔内可探及片状无回声区，形态不规则，透声一般较好。

（2）大量胸腔积液时同侧肺受压变小，呈高回声团块状，漂浮于无回声暗区内（图5-7）。单侧大量胸腔积液时，推压纵隔和心脏向对侧移位，圆弧形的隔顶受压变成扁平状。

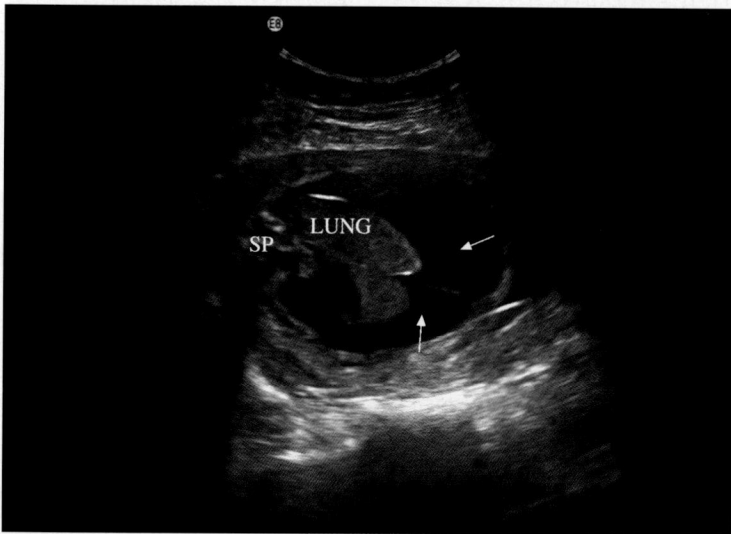

图5-7　胸腔积液
双侧胸腔大量积液（↑）肺脏受压变小，呈高回声团块状。
LUNG：肺脏；SP：脊柱

（3）双侧胸腔积液，多为继发性的，两侧积液量大致相等，一般无纵隔移位现象，但同时要注意探测有无其他水肿或畸形。

（4）原发性与继发性胸腔积液的区别见表5-1。

【操作技巧】

双侧胸腔积液多为继发性的，检查时要扫查全面，注意有无皮肤水肿、腹水，以及其他部位畸形，尤其应注意有无心血管系统的畸形。部分胸腔积液随着孕周增大可能减少或消失，所以要注意随访定期观察。

表 5-1　原发性与继发性胎儿胸腔积液的鉴别

观察内容	原发性胸腔积液	继发性胸腔积液
单侧/双侧	多为单侧	多双侧
合并畸形	不伴其他畸形	常合并其他畸形
胎儿水肿	多无	常有
其他浆膜腔积液	多无	常有
纵隔移位	少量无，大量有	常无

【预后】

9%~22%的原发性胸腔积液可自然消失，预后好，存活率可达100%；单侧胸水不合并羊水过多、胎儿水肿或其他畸形者预后较好。

双侧胸腔积液、合并胎儿水肿及其他畸形如染色体异常、心血管系统畸形者预后较差；胸水发生早，进行性增多者预后较差；大量胸水引起肺发育不全者预后差。

四、先天性膈疝

先天性膈疝（congenital diaphragmatic hernia, CDH）是指膈肌发育不良，腹腔脏器从膈肌损伤或薄弱部进入胸腔，胸腹膜作为疝囊为特征的先天性畸形。男女比例基本相等，75%~90%的CDH发生于左侧，右侧者仅占10%，双侧者<5%。由于胎儿发育期间腹腔内脏器已大量疝入胸腔，压迫肺脏及心脏造成呼吸困难症状，出生后即可发病，为婴儿期常见急诊之一。若不紧急处理抢救，死亡率可达90%以上，因此必须早期诊断和手术，手术治疗效果良好。

【病理改变】

任何原因导致膈肌四部分融合失败即可导致CDH。临床上根据缺损发生的部位不同将膈疝分为后外侧疝、胸骨后疝和食管裂口疝。后外侧疝最常见，位于腰椎与膈肌交接区之侧前方，多见于左侧，疝内容物常为胃、小肠、结肠、脾等，右侧者多为肝、结肠和小肠等；胸骨后疝位于胸骨与肋骨连接之后方，较少见，常无疝囊，疝内容物多为肝脏和结肠，该型多在成年后发病，手术治疗效果良好。

胎儿先天性膈疝，有50%与染色体异常有关，常合并有神经管畸形及心血管畸形，另50%与其他致畸因素有关，可致胎儿肺部发育不良，羊水过多等。肺部发育不良，主要的原因是因为发育中的肺脏长期受到压迫所致。另外还可见肠管发育不良或肠扭转不良、肺高压症、心脏扩大、开放性动脉导管等。

【超声表现】

（1）胸腔内异常回声团块　于患侧胸腔内可探及腹腔脏器回声，疝内容物可为胃、小肠、肝、脾等。左侧膈疝以胃疝入胸腔最为常见，表现为心脏左侧出现无回声的胃泡回声，而腹腔内的胃泡回声消失，甚至有时可见胃泡回声经过膈疝口从腹腔向胸腔延伸；当小肠或结肠疝入胸腔时有时诊断膈疝比较困难，只有见到肠管蠕动时方可确定诊断；右侧膈疝的疝内容物多为肝脏，肝脏为实质性脏器，与肺脏回声相近，因此诊断也较困难，可借助彩色多普勒或观察腹腔肝脏形态发生改变进行诊断（图5-8，图5-9）。

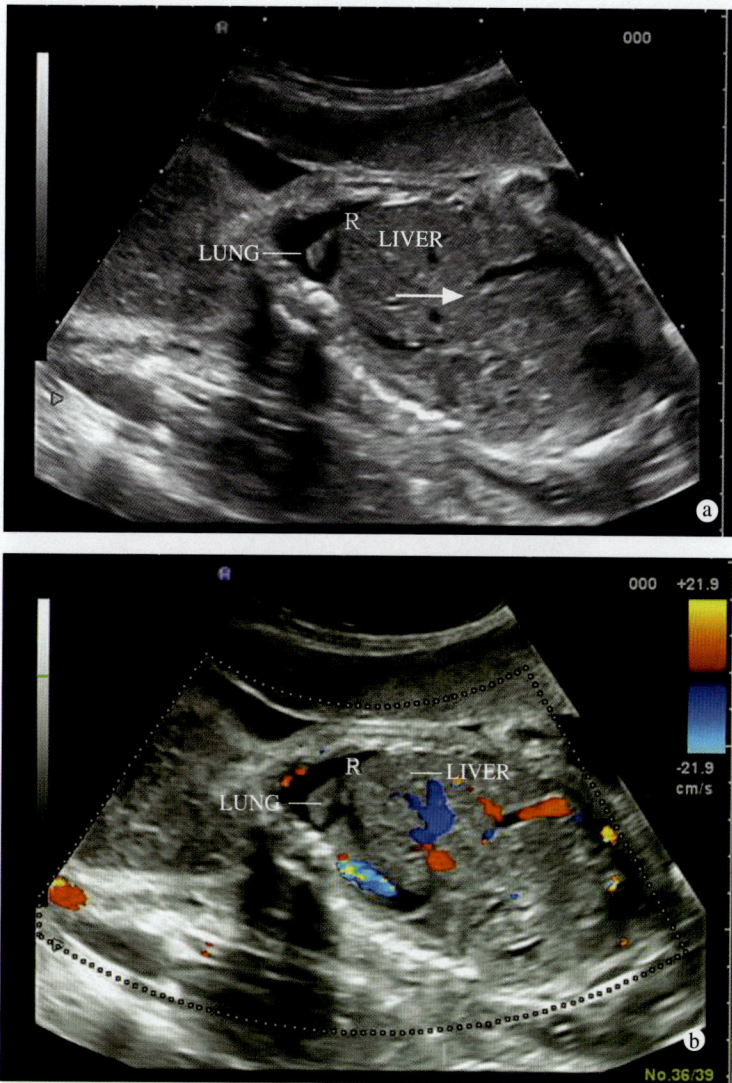

图5-8 先天性膈疝

二维及CDFI矢状切面显示胎儿肝脏（LIVER）疝入胸腔；

a.箭头处为肝脏疝入胸腔的入口；b.彩色多普勒所见。R：右侧；LUNG：肺脏

（2）占位效应 胸腔内肺受压变小，纵隔和心脏受压向对侧移位。心脏的正常切面在常规位置显示不良，常可提示有胸腔的占位压迫所致。

（3）腹围缩小 腹腔有些正常结构不显示，比如胃泡消失，肝、脾形态或位置有改变，甚至消失，致使腹腔空虚，腹围缩小。

（4）膈肌连续中断或消失 胸腹腔矢状或冠状切面显示膈肌正常的低回声带状结构中断或

消失，中间可见其他异常回声穿过。此征象显示比较困难，往往是胸腔内探及腹腔脏器后而有意识地去探查膈肌时方可发现。

（5）交通性膈疝　疝内容物可随腹腔压力的变化而改变，所以胸腔内异常回声包块可大可小，常有变化。

（6）其他间接征象　可合并羊水过多，胎儿胸水、腹水及胎儿水肿及其他部位的畸形。

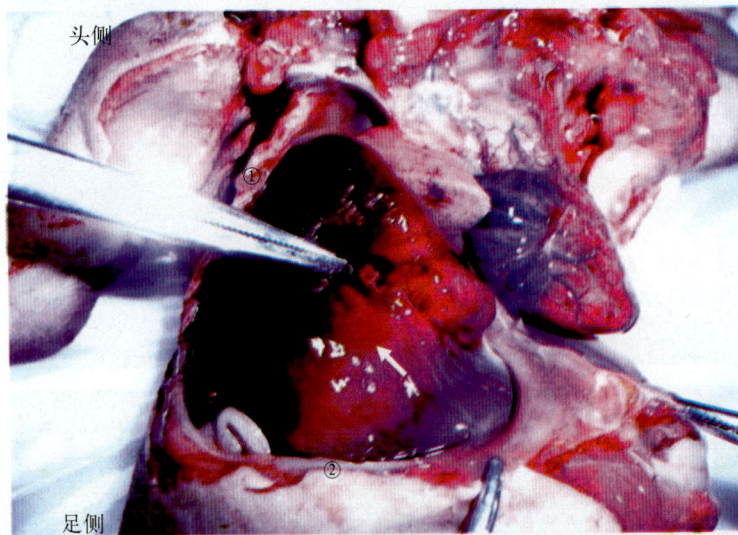

图 5-9　胎儿膈疝大体标本
①肋骨断端；②膈肌；↑：肝脏

【操作技巧】

产前超声检查可以清楚显示胎儿膈肌，但超声评价整个膈肌的完整性比较困难，因此多切面扫查膈肌，观察膈肌的连续性对膈疝的诊断有较大的帮助。只有当腹腔内容物疝入胸腔时，膈疝才有可能被超声发现，正是这个原因有些膈疝只有到中孕期甚至晚孕期才被发现，因此超声产前筛查需要动态连续观察。

胎儿腹部横切面同时显示心脏和胃时不能盲目诊断为膈疝，少数为膈膨升，必须判定膈肌的完整性及有无其他压迫征象。

【预后】

产前可以诊断的膈疝一般均较大，预后不良，围生期死亡率高达80%，主要与胎儿肺脏发育不良和肺动脉压力增高有关。一般来说，疝囊越大、胸腔内肝和胃并存、对侧肺受压程度越重，其预后越差；还有学者认为，右侧膈疝预后较差，双侧膈疝预后更差，死亡率近乎100%；CDH合并其他畸形预后较差。

（任　敏　郝淑艳）

第六章

胎儿泌尿系统畸形

胎儿泌尿系统的畸形较为常见，虽然多数畸形对胎儿生命不构成重大威胁，但在对优生优育高度重视的今天，对每一畸形的筛查都不容忽视。泌尿系统检查是产前超声筛查的重要组成部分，由于超声对含液性脏器及病变的显示敏感性较高，加之泌尿系统疾病常引起羊水量的变化，因此泌尿系统畸形的产前超声检出率较高。

第一节　胎儿泌尿系统的胚胎发育

泌尿系统和生殖系统两者在发生上有着密切的关系，它们的主要器官肾及生殖腺均起源于间介中胚层。胚胎发育第4周，间介中胚层逐渐向腹侧移动，形成左、右两条纵行的索状结构，称生肾索，第4周末，生肾索体积不断增大，从胚体后壁突向体腔，在背主动脉两侧形成左右对称的一对纵行隆起，称尿生殖嵴。它是肾、生殖腺及生殖管道发生的原基。

（一）肾和输尿管的发生

人胚肾的发生过程中相继出现前肾、中肾和后肾。它们从胚体颈部向盆部相继出现，最终后肾保留下来，成为人体的永久肾脏。

1. 前肾　前肾发生最早，人胚第4周初，生肾索形成数条横行的前肾小管，其内侧端开口于胚内体腔，外侧端均向尾部延伸，互相连接成一条纵行的前肾管。前肾于第4周末开始退化，但前肾管的大部分保留，以后成为中肾管。

2. 中肾　中肾发生于第4周末。继前肾之后，形成许多"S"形弯曲的中肾小管。中肾小管内侧端膨大并凹陷成肾小囊，内有从背主动脉分支而来的毛细血管球，即肾小球，两者共同组成肾小体；中肾小管外侧端与向尾延伸的前肾管相吻合，于是前肾管改称为中肾管。至第2个月末，中肾大部分退化。

3. 后肾　后肾发育为成体的永久肾。人胚第5周初，当中肾仍在发育中，后肾即开始形成。第11~12周，后肾开始产生尿液，其功能持续于整个胎儿期。尿液排入羊膜腔，组成羊水的主要成分。后肾起源于生后肾原基和输尿管芽两个不同的部分：

（1）输尿管芽　输尿管芽是中肾管末端近泄殖腔处向背外侧长出的一个盲管。输尿管芽反复分支达12级以上，逐渐演变为输尿管、肾盂、肾盏和集合小管。

（2）生后肾原基　生后肾原基受输尿管芽的诱导而产生。其外周部分演变为肾的被膜，内侧部形成肾小囊和肾小管各段，与肾小体共同组成肾单位。

（二）膀胱和尿道的发生

人胚第4~7周时，尿直肠隔将泄殖腔分隔为背侧的直肠和腹侧的尿生殖窦两个部分。尿生殖窦分为三段：①上段较大，发育为膀胱，它的顶端与尿囊相接，在胎儿出生后从脐到膀胱顶的尿囊退化成纤维索，称脐中韧带。左、右中肾管分别开口于膀胱。随着膀胱的扩大，输尿管起始部以下的一段中肾管也扩大并逐渐并入膀胱，成为其背壁的一部分，于是输尿管与中肾管即分别开口于膀胱。②尿生殖窦的中段颇为狭窄，保持管状，在女性形成尿道，在男性成为尿道的前列腺部和膜部。③下段在男性形成尿道海绵体部，女性则扩大成阴道前庭。

第二节　正常肾和膀胱的超声特点

（一）胎儿肾脏

胎儿肾脏位于中腹部胎儿脊柱前方两侧（图6-1），其上方为"等号"样低回声的肾上腺（图6-2）。横切时近圆形，纵切时呈"蚕豆"形，中央肾门区凹陷。肾脏外缘为肾包膜，表现为高回声，其下方为低回声的肾皮质，皮质之下为肾髓质肾椎体，回声最低，肾盂位于中央，许多正常胎儿肾脏可见轻度的肾盂扩张，表现为肾集合管区内条带状无回声暗区，一般其前后径不超过1.0 cm。彩色多普勒可见肾动静脉出入肾门，分别汇入腹主动脉和下腔静脉。

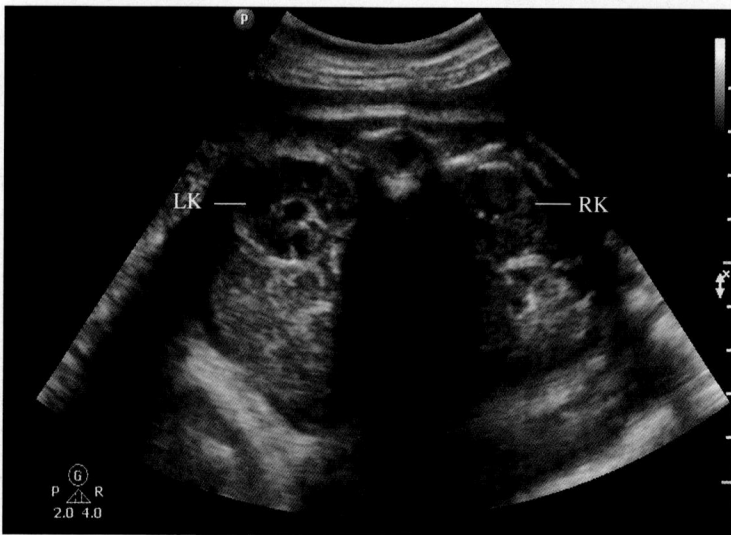

图6-1　正常胎儿肾脏声像图（横切面）

LK：左肾；RK：右肾

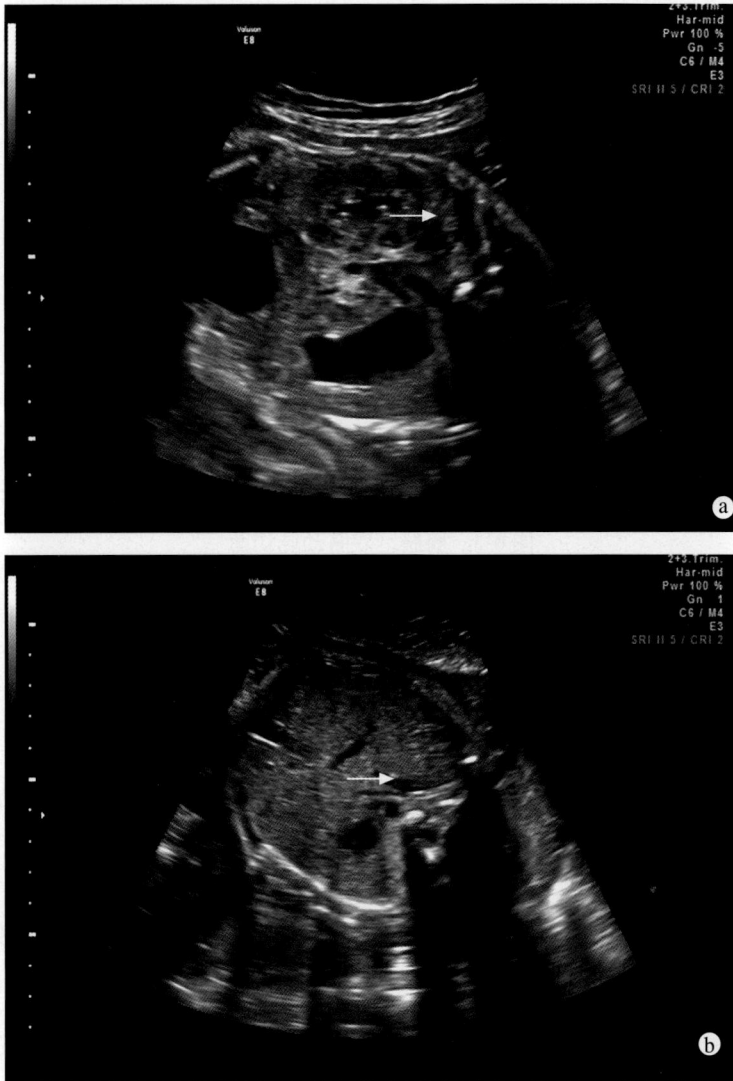

图 6-2 正常胎儿肾上腺声像图
a.冠状面；b.横切面；↑：肾上腺

胎儿肾脏在整个孕期是不断生长发育的，有学者指出，胎儿肾脏长径的毫米数粗略地相当于孕周数。

（二）胎儿膀胱

妊娠 13 周胎儿膀胱即可显示（说明此时肾脏已经开始产生尿液），表现为盆腔内直肠前方的无回声暗区，壁清晰完整，其两侧可以探及脐动脉回声（用于判定脐动脉数目）（图6-3）。由于胎儿不断地产生并排出尿液，所以膀胱时大时小，有时甚至处于完全空虚状态，检查时如暂时不见膀胱显示或膀胱充盈较饱满不能判定泌尿系统有问题，应间隔一段时间后再做检查。

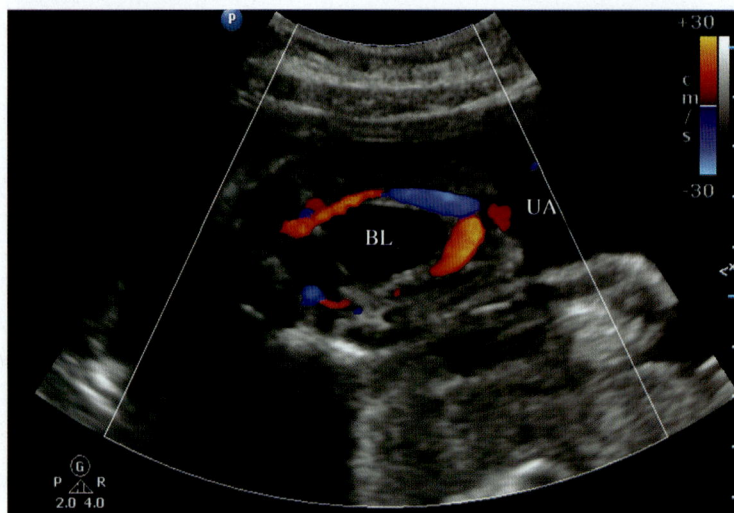

图 6-3　膀胱、双脐动脉切面
BL：膀胱；UA：脐动脉

第三节　泌尿系统畸形的超声诊断

　　胎儿泌尿系统从胚胎第3周末开始逐步分化，直至胚胎第12周末结束，此间任何破坏、阻断胚胎发育的因素均可导致肾脏发育异常，因此泌尿系统的畸形较为多见。人群中有3%～4%的人有肾或输尿管的先天性畸形，其中包括数目异常（双肾缺如、单肾、肾脏发育不全、多肾）、形态异常（融合肾、重复肾、双输尿管）、位置异常(异位肾)、肾脏囊性疾病(多囊肾、海绵肾、髓质囊性病、单纯性囊肿)等，主要表现是不发育、发育障碍及发育不全。所谓畸形不只是形态异常，而且也易于引起泌尿系统感染、结石，以及高血压甚至慢性肾功能衰竭等严重并发症。

一、肾缺如

　　肾缺如（renal agenesis)是指胎儿肾脏先天性不发育，分为单侧肾缺如和双侧肾缺如，其发生率较高，单侧缺如多于双侧缺如。单侧肾缺如在活产儿中发生率约1/1000，双侧肾缺如约为1/4000。

【病理改变】

　　肾缺如是由于胚胎发育过程中，单或双侧没有发生输尿管芽或输尿管芽未能诱导生后肾原基形成肾单位而致单侧或双侧无肾。可为散发性，也可为染色体异常所致。

　　单侧肾缺如者，该侧肾血管亦缺如，对侧肾脏代偿性增大，一般不合并其他畸形，也不影响其他脏器的发育。双侧肾缺如是泌尿系统较严重的畸形，常导致严重的羊水过少。由于羊水过少，胎儿受压及活动受限，进一步导致严重的其他畸形，如肺发育不良、耳低位、眼距过远、小下颌畸形、足内翻等。

【**超声表现**】

1．单侧肾缺如

（1）单侧肾脏缺如　一侧肾区不能显示肾脏回声，而被肠管回声代替，同时仔细观察盆腹腔其他部位及胸腔有无肾脏回声，以排除异位肾（图6-4）。

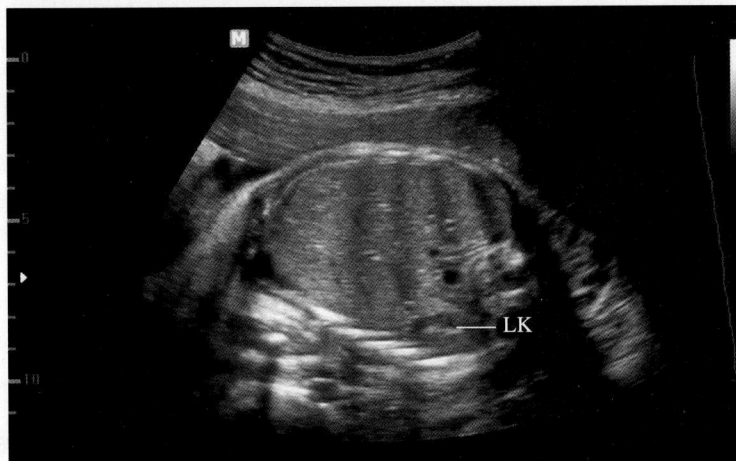

图6-4　右肾缺如伴左肾始基
横切面显示胎儿右肾缺如。LK：左肾

（2）肾上腺"平卧"征　由于肾不发育，肾上腺相对大，且缺乏肾的支撑而平卧于肾区，呈两条平行的低回声带，中央为线样高回声的肾上腺髓质（图6-5）。

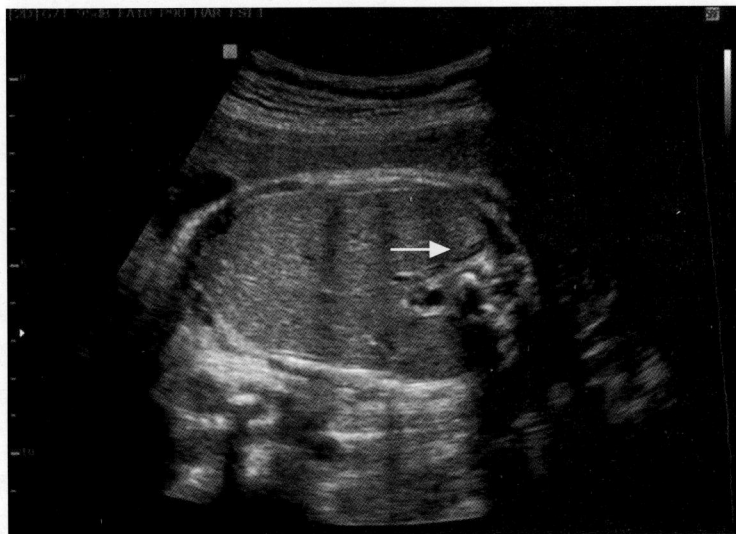

图6-5　右肾缺如伴左肾始基
肾上腺（↑）"平卧"征

（3）彩色多普勒　不能探及患侧的肾动静脉，而对侧存在。

（4）对侧肾脏　代偿性增大。

（5）羊水量　一般正常，膀胱可显示。

2．双侧肾缺如

（1）双侧肾缺如　双侧肾区均不能显示正常肾脏回声，双侧肾上腺呈"平卧"征。盆腹腔及胸腔扫查均不能探及肾脏回声。

（2）彩色多普勒　双侧肾动静脉均不显示。

（3）羊水量　羊水过少，一般在第17周之后方可出现羊水过少的征象，因为16周之前肾脏产生的尿液不是羊水的惟一来源，所以16周前肾缺如可不伴有羊水少。

（4）膀胱不显示　胎儿膀胱较长时间不显示，需长时间多次观察，一般观察1～2 h如不显示即可诊断膀胱不充盈。

（5）合并畸形　双肾缺如常合并很多其他畸形，胎儿羊水过少亦可导致胎儿畸形（Potter综合征），要注意仔细扫查。

【操作技巧】

当在肾区未探及肾脏结构时，应仔细扫查髂腰部、盆腔、对侧肾下方、同侧横膈附近有无肾脏结构，确定无异位肾后方能确诊。肾缺如的肾区部位被弯曲无回声的肠管填充，容易误诊为多囊性发育不良肾；胎儿肾发育不良或不全，其结构、体积异常，超声探查中未见正常肾结构容易忽略而误诊为肾缺如，特别是孕周太小时更易误诊，此时要注意仔细或动态观察，同时应用彩色多普勒观察肾血管的走行及肾血流分布是否正常。

【预后】

单侧肾缺如若不合并其他畸形，其预后较好，可以正常存活。双肾缺如是致死性畸形，胎儿生后不能存活。新生儿主要死于严重的肺发育不良。

二、异位肾

异位肾（ectopic kidney）是指胎儿肾在发育上升过程中受阻，导致肾位置异常，是相对比较常见的畸形，其发生率约为1/1200。位于骨盆内的最常见。

【病理改变】

胚胎发育过程，中轴结构的生长有利于肾的旋转及外侧移位，当后肾上升过程中被肠系膜动脉干、偶尔被脐动脉阻挡时，则肾的位置发生异常，常见异位于髂腰部、盆腔或对侧，极少数穿过横膈进入胸腔。多数异位肾较正常肾脏小，常合并肾盂积水、肾发育不良或多囊性发育不良肾等。肾血管可来自于腹主动脉，也可来源于附近的大血管，如髂血管等。输尿管根据异位肾的位置而伸长或缩短，但汇入膀胱的位置一般正常。对侧异位肾可与对侧肾融合形成融合肾。异位肾常合并其他部位异常，如心血管、消化管、骨骼系统、中枢神经系统等畸形。

【超声表现】

1. 盆腔异位肾

（1）胎儿腰椎一侧或双侧肾区未能探及正常肾脏结构，而代之以肠管回声，一侧或双侧肾上腺呈"平卧"征；

（2）盆腔内可见肾脏回声，一般位于患侧盆腔，大小相对小，形态基本正常，也可合并肾盂积水或多囊性肾发育不良（图6-6）；

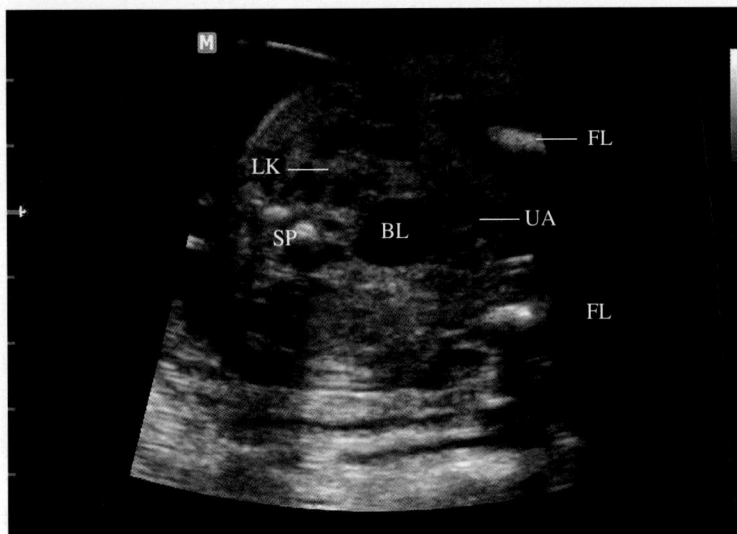

图6-6 左肾多囊肾并盆腔异位

横切面可见左肾移位至盆腔。LK：左肾；BL：膀胱；SP：脊柱；FL：股骨；UA：脐动脉

（3）肾血管分布基本正常，多起源于同侧髂血管，也可起源于腹主动脉；

（4）单侧病变者对侧肾脏相对大。

2. 交叉异位肾

（1）一侧肾区未见肾脏回声，肾上腺呈"平卧"征；

（2）对侧肾脏明显大，两侧肾脏可相互融合，多为下极融合，呈分叶状或"S"形，也可表现为完全独立的两个肾脏回声，多位于右侧；

（3）少数合并肾盂积水；

（4）肾血管为两套，起源于腹主动脉。

3. 胸腔异位肾

（1）同样一侧肾脏未探及，肾上腺呈"平卧"征；

（2）于胸腔纵隔内可见肾脏回声，可全部位于纵隔，也可部分位于纵隔，部分位于腹腔内；

（3）患侧肾形体相对小，可合并肾盂积水或肾发育不良；对侧肾脏相对大。

【操作技巧】

当一侧或双侧肾区未发现肾脏回声时，要注意仔细扫查其他部位，尤其是盆腔和对侧，甚至胸腔，以免误诊为肾缺如。发现异位肾脏时，要注意观察肾脏大小、形态及回声情况，是否合并肾盂积水，同时观察膀胱充盈情况，间接判断肾脏功能。

【预后】

异位肾的预后较好，多数无症状，被无意间发现；盆腔异位肾和对侧异位肾发生尿路感染的几率相对大些。

三、重复肾

重复肾（duplex kidney）也称重复肾脏系统，是指一个肾脏有两个肾盂，分别连接两条输尿管，是一种很少能在宫内做出诊断的泌尿系统畸形，发生率0.4%～4%。

【病理改变】

重复肾的形成是由于胚胎时期输尿管芽顶部分化即将完成时，其主干出现分裂所致，往往有家族史。重复肾多数融合为一体，仅表面有浅沟，其肾盂、输尿管上段和肾血管明显分开，自成体系。重复肾的输尿管变化较多，有肾盂及输尿管上段部分重复和全部重复之分。前者输尿管呈"Y"字形分叉，其下部合并为一条，输尿管出口在正常位置。后者为两条完全分开的输尿管，下位肾盂相连的输尿管一般开口位置正常，而上位肾盂相连的输尿管开口位置往往异常，因而常伴有上位肾盂积水。

【超声表现】

（1）肾脏外形轮廓无明显异常或稍大，有时中间可见浅切迹，双侧肾脏形态大小一般较一致；

（2）肾窦分为上下2个略高回声团，相互不连接；

（3）常合并肾盂积水，一般为上位肾盂积水，可表现条形或囊状无回声暗区，下位肾盂一般正常（图6-7）；

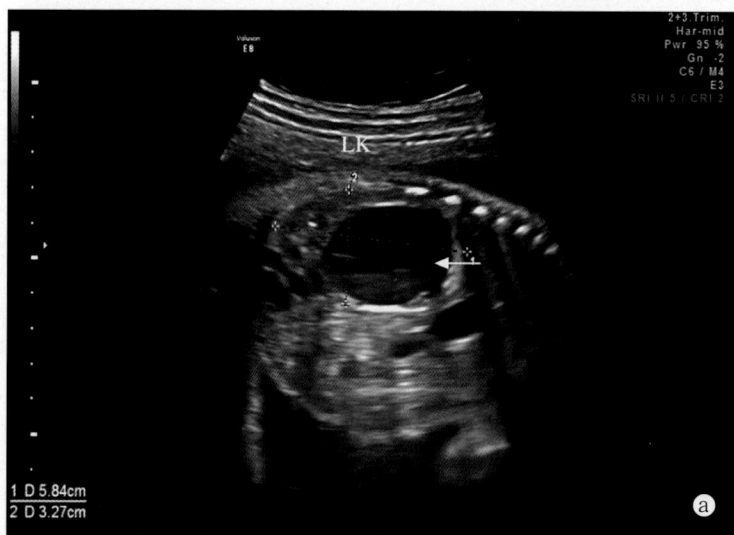

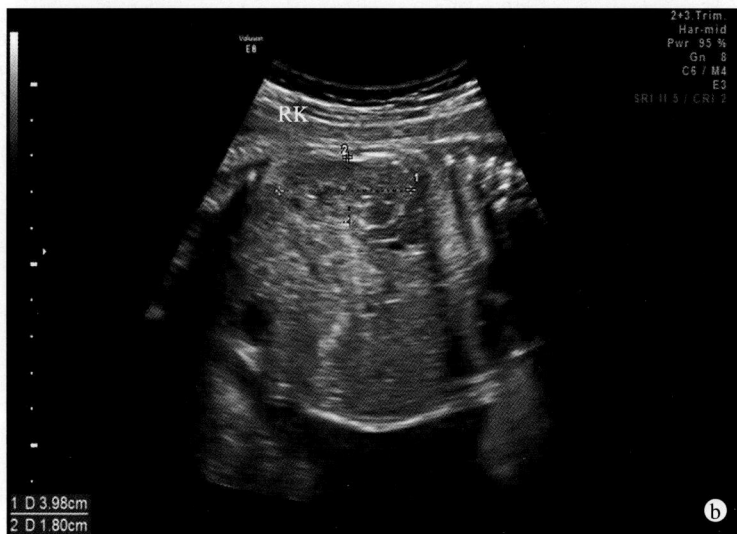

图 6-7　重复肾

a.显示胎儿左肾为重复肾，重复肾（↑）的上位肾盂积水（无回声区），下位
肾盂正常；b.显示胎儿右侧肾正常。RK：右肾；LK：左肾

(4)严重肾盂积水可见输尿管扩张,表现为下腹部及盆腔内扩张且迂曲走行的囊状无回声,可与膀胱相通。

【操作技巧】

重复肾的发生率相对较高,其解剖上有上下两个肾窦,两套输尿管,但正常情况下超声无法显示输尿管,除非合并一个肾盂积水时可帮助诊断及鉴别诊断。同时要详细检查明确重复肾输尿管扩张的严重程度。

【预后】

一般地说,如果无输尿管、肾盂扩张的重复肾不会对身体造成严重影响,也可无任何症状,女性患儿可出现尿失禁。如有输尿管狭窄或反流者,即便是双侧性的,预后也往往较好,因为重复肾还存在另一条正常的输尿管。本病一般不合并其他部位异常,也不合并染色体畸形。对产前做出诊断者,产后应及时做出适当处理,预防泌尿道感染和详细检查明确重复肾输尿管扩张的严重程度。

四、融合肾

胎儿融合肾（fused kidney）是肾旋转、移位、上升过程发生异常形成两侧肾相互融合的畸形,一般对肾脏功能影响不大。发生率约为1/‰,以马蹄肾最多见,男与女的比例为2：1。

【病理改变】

融合肾有同侧融合和对侧融合之分。同侧融合肾为一侧肾异位到对侧并与对侧肾融合成一个肾,颇像重复肾。对侧融合肾是指两侧肾与中线位置相互融合。在胚胎发育过程中,上升的后肾在盆腔、动脉分叉处相互接近，在盆腔内左右肾融合形成团块状为团状肾；在肠系膜下动脉处两肾下极互相融合形成马蹄肾，位置较低，位于下位腰椎水平；而一侧肾下极与另一侧肾上极互相融合为"S"形肾。多数融合肾患者没有任何临床症状，少数可发展为输尿管梗阻。

【超声表现】

1．同侧融合肾

（1）一侧肾脏区域未见正常肾脏回声，代之以肠管回声，同侧肾上腺呈"平卧"征；

（2）对侧肾脏增大增长，可见2个分开的肾窦回声，其中央肾表面有时可见切迹；

（3）彩色多普勒可见两套肾血管出入肾门；

（4）有时合并肾盂积水，以上位肾盂积水多见。

2．对侧融合肾

（1）团块肾　一般于盆腔可探及团块样回声，可见周边低回声的肾实质和中央略高回声的肾窦，形态不规则，边界较清晰，有完整的被膜；正常肾区未探及肾脏结构；膀胱正常显示。

（2）马蹄肾　于中腹部腹主动脉和下腔静脉前方可见两侧肾脏下极相互融合，上极分开，呈"马蹄铁"样（图6-8）。

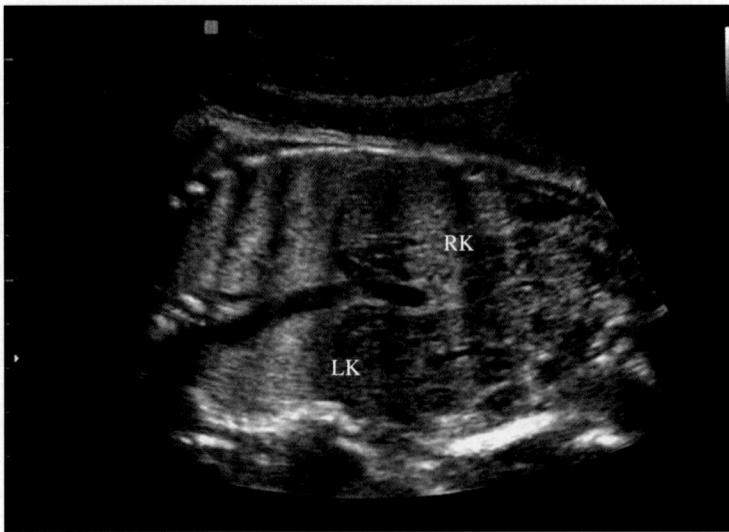

图6-8　马蹄肾

两侧肾脏融合呈"马蹄铁"样。LK：左肾；RK：右肾

（3）"S"形肾　于中腹部腹主动脉和下腔静脉前方一侧肾的下极与另一侧肾的上极相互融合，一侧肾位置较高（为正常位置），另一侧肾较低（可位于盆腔）。

【操作技巧】

注意不要将团块状肾或马蹄肾误诊为盆腹腔肿物，要注意扫查有无正常肾脏回声，如果正常肾区无正常肾脏显示，而于盆腹腔探查到不规则形低回声团块，要想到融合肾。

【预后】

预后较好，无明显临床症状，少数可合并肾盂积水，同侧融合肾如输尿管开口位置异常可出现尿失禁。

五、多囊肾

多囊肾（polycystic kidney）是一种较常见的肾脏畸形，为常染色体遗传性疾病。由于集合小管与远端小管未接通，使肾小管内尿液积聚，肾出现许多大小不等的囊肿（常见于肾皮质），致使正常肾组织受压而萎缩，造成肾功能障碍。临床上分为胎儿型多囊肾（infantile polycystic kidney）和成人型多囊肾（adult polycystic kidney）。

【病理改变】

1. 胎儿型多囊肾　　也称 Potter Ⅰ型，为常染色体隐性遗传性多囊肾，发病率 1:40 000～1:50 000，由于为常染色体隐性遗传，故再发率为 25%。大体上可见双侧肾脏一致性弥漫性增大，被膜完整光滑，切面见弥漫的大头针帽至绿豆大的小囊肿、排列呈放射状的管状囊肿，镜下见弥漫分布的被覆单层上皮和扁平上皮囊腔，囊腔间结缔组织不多，并夹杂有正常肾小球和肾小管，扩张的囊腔及小管均为过度发育和扩张的集合管。该病累计肾脏的同时也累及肝脏，表现为不同程度的门静脉纤维化和胆管发育不良。其预后极差。

根据临床上出现症状的时间，胎儿型多囊肾又分为以下四组：①胎儿期多囊肾：妊娠期发病，病变表现为双肾显著增大，产后新生儿马上死亡；②新生儿期多囊肾：于产后第 1 个月内出现症状，这种病变的肾脏不是很大，患儿常在 1 年内死亡；③婴儿期多囊肾：产后 3～6 个月内发病，以后发展为慢性肾功能衰竭、高血压及门静脉高压；④幼年期多囊肾：于 1～5 岁发病，肾脏病变较轻或无明显肾脏变化，但肝脏纤维化非常明显。

2. 成人型多囊肾　　也称 Potter Ⅲ型，为常染色体显性遗传性多囊肾，此型发病率较胎儿型多囊肾高，约 1/1000，再发率 50%。本病的病理特征为肾脏增大，肾单位囊状扩张，其囊肿较婴儿型多囊肾的囊肿明显大，数量少。此病临床上多在成人期发病，婴儿或小儿期不表现出临床症状，开始出现症状多在 40 岁左右，主要表现为肾区胀痛、高血压或肾功能低下。另外，本病具有明显的遗传倾向，患儿父母常患有此病，因此怀疑此病时可以先检查其父母，如果有一方患有此病则对胎儿成人型多囊肾的诊断很有帮助。

【超声表现】

1. 胎儿型多囊肾

（1）胎儿型多囊肾表现为双侧肾脏明显增大，呈均匀、一致性增大，被膜完整光滑，晚孕期肾脏增大更加显著，可充满整个腹腔，腹围增大，与孕周不符。

（2）肾脏回声明显增强，实质与集合管区界限不清晰，回声增强主要集中在肾髓质部分，其周围皮质部分则表现为低回声，主要原因是肾髓质内的集合管系统扩张形成许多小囊肿，直径一般 1～2 mm，但超声难以显示这些致密分布的小囊腔，而是形成许多反射界面，从而导致超声回声增强（图 6-9）。

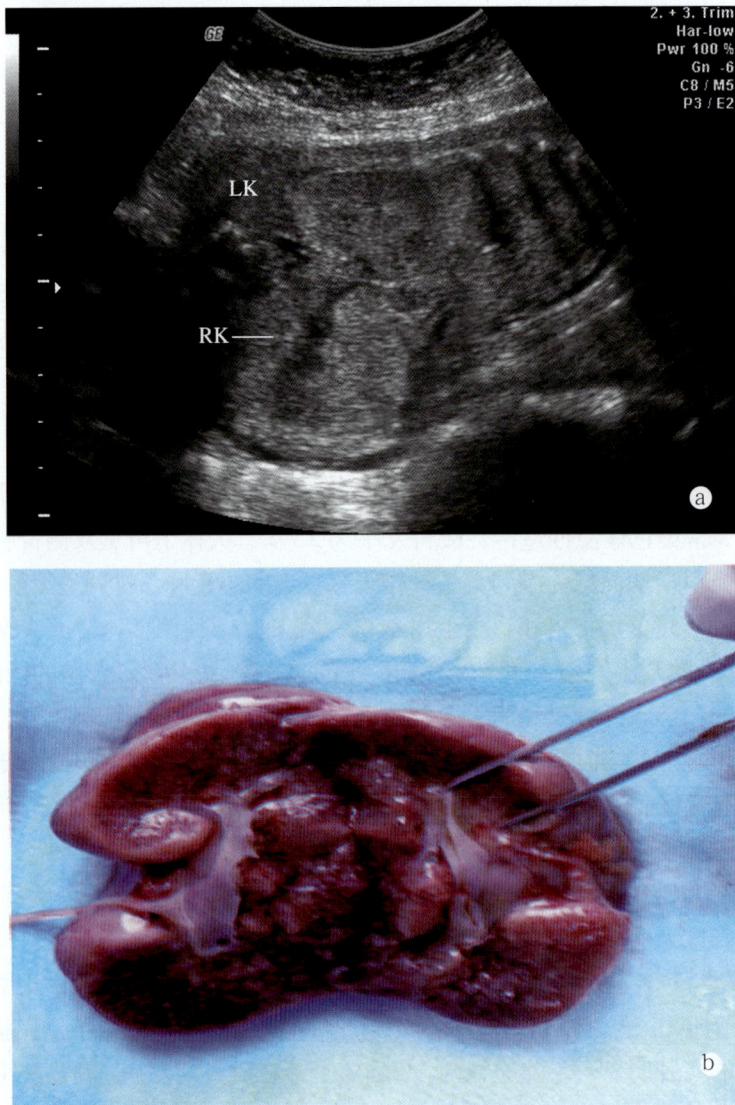

图6-9 胎儿型多囊肾

a.显示胎儿型多囊肾表现为肾脏体积增大、回声明显增强；b.胎儿型多囊肾大体标本。LK：左肾；RK：右肾

（3）羊水过少 早期肾脏功能可在正常范围，所以羊水量正常，后期肾脏明显增大，肾功能不良，产生尿液量减少，从而出现羊水减少，一般在孕24周以后出现，而24周以前可表现为正常。

（4）膀胱不显示。

2. 成人型多囊肾

（1）成人型多囊肾也表现为双侧肾脏弥漫性增大，被膜光滑；

（2）肾脏回声明显增强，但肾髓质部分回声不增强而表现为低回声，周围皮质部分则表现为回声增强，其内有时可见多个小囊性结构（图6-10）；

（3）羊水量正常　成人型多囊肾一般无肾功能不全，所以羊水量正常。

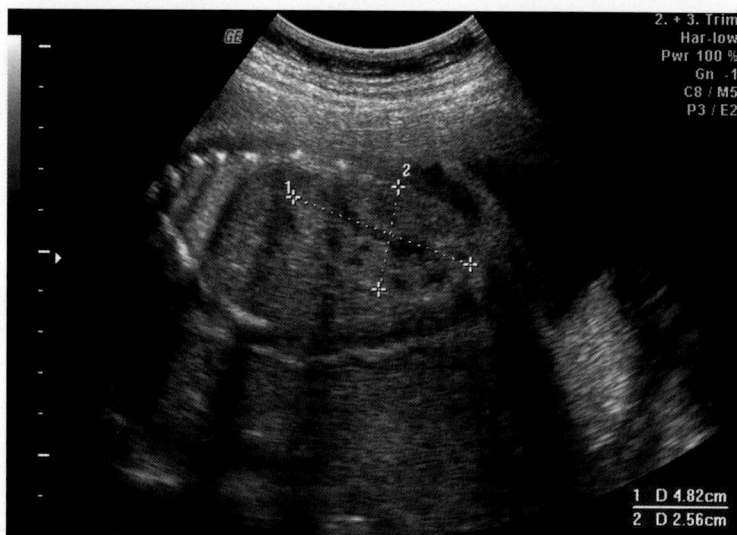

图6-10　成人型多囊肾

肾脏回声增强，其内可见多个小囊性结构

【操作技巧】

早期胎儿型多囊肾及部分成人型多囊肾大小可在正常范围，羊水量也正常，仅表现为双肾回声稍增高，此时应注意密切随访观察。观察过程中要注意肾脏大小、形态、膀胱充盈情况及羊水量的变化，如发现膀胱不充盈、羊水过少，表明肾脏功能不全。另外，成人型多囊肾具有明显的遗传倾向，当胎儿怀疑此病时要注意检查其父母，这对于做出正确诊断很有帮助。

【预后】

胎儿型多囊肾预后视病变的严重程度而定，发病越早预后越差，胎儿期发病的预后极差，往往死胎、死产或产后立即死亡，死亡原因多是严重肾功能衰竭或肺发育不良。新生儿期发病及婴儿期发病者也往往出现严重肾功能衰竭，远期常合并高血压、尿路感染和门静脉高压症，死于产后数月或数年。幼年期发病的患者由于肾脏本身病变较轻，常可存活至成年。

成人型多囊肾的预后相对好一些，但产前诊断本病者一般出生后或婴幼儿即可表现出症状(高血压或肾功能衰竭)。成人患者一般于40岁后出现症状。

六、多囊性发育不良肾

多囊性发育不良肾（multicystic dysplastic kidney，MCDK）是较为常见的一种胎儿畸形，其发生率较高，约为1/3000，男性多于女性，单侧病变多于双侧。本病与多囊肾不同，其发病原因不是遗传性的，多数学者认为是由于胎儿泌尿系统梗阻而致。

【病理改变】

多囊性发育不良肾也称Potter Ⅱ型，可分完全性和部分性。完全性无肾脏基本形态，大体标本上看不到正常肾实质，而被大量大小不等的囊性结构代替，常伴输尿管畸形，如输尿管缺如、闭锁或输尿管盲端，也有些输尿管的上下端是通畅的，但中段闭锁。肾蒂血管发育不良，多数变细。部分性则只有一个或几个相邻的集合管受累，其他肾组织正常，受累区域变成囊性。梗阻性病变是胎儿多囊性发育不良肾的主要原因，典型的多囊性发育不良肾是由于早期输尿管和肾盂完全闭锁，肾单位停止发育，集合小管增大，末端发育成异常的囊腔，因而导致几乎无肾单位发育，无尿液产生，因此双侧多囊性发育不良肾临床上常合并羊水过少，胎动少。而梗阻发生较晚或较轻者，则形成部分性多囊性发育不良肾。

【超声表现】

（1）一侧或双侧肾脏大小与孕周可以相符亦可增大，切面上无正常形态的肾脏回声，代之以多个大小不等囊肿，囊肿形态各异，相互挤压、重叠，但不相互沟通（图6-11）；

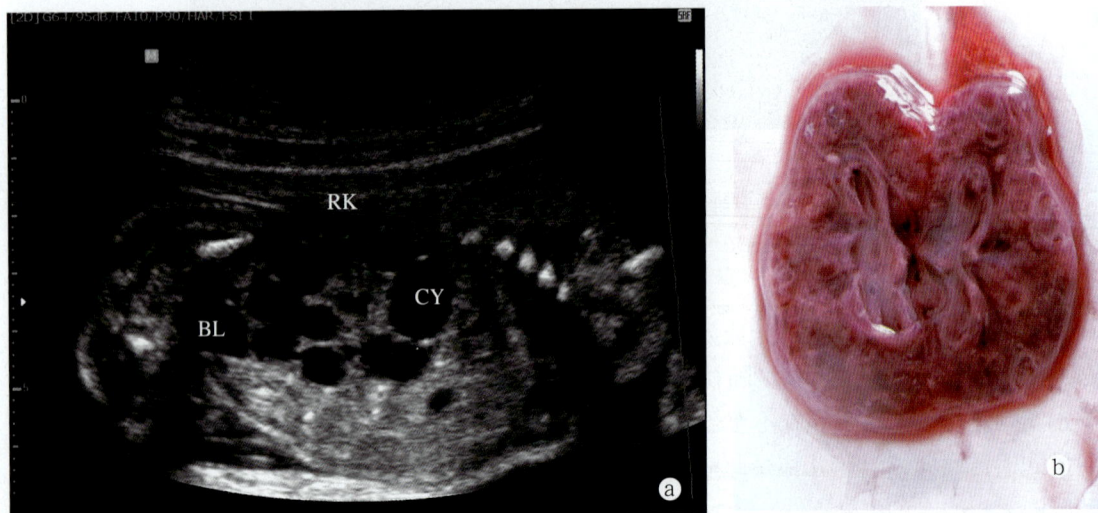

图6-11　多囊性发育不良肾

a.声像图显示胎儿肾脏增大，可见多个大小不等、互不沟通的囊性结构（CY）；b.大体标本。

RK：右肾；BL：膀胱

（2）典型的多囊性发育不良肾周围无正常肾实质显示，而中央部位或囊之间可见团块样实性回声，部分性多囊性发育不良肾可见部分正常肾结构声像图；

（3）彩色多普勒可见肾动脉发育较细，频谱呈高阻力型，肾内血流分布杂乱；

（4）双侧多囊性发育不良肾，合并羊水过少，膀胱不充盈；

（5）随访时，每次检查声像图可有不同，囊肿可增大亦可以变小或消失；

（6）可合并其他畸形。

【操作技巧】

典型的多囊性发育不良肾超声表现特征性较强，诊断较容易，其周围无正常肾组织，囊与囊不相互沟通，肾呈多囊性发育不良者多伴有泌尿系梗阻；不典型的多囊性发育不良肾，尤其是梗阻发生较晚者亦可形成酷似肾盂积水样回声，超声鉴别诊断较困难，主要靠病理诊断。

【预后】

单侧多囊性发育不良肾预后较好，随访可消失；双侧多囊性发育不良肾预后不良，主要原因是羊水过少导致胎儿肺发育不良，造成新生儿死亡率很高，因此一旦产前确诊此病，羊水极少，任何孕周都应终止妊娠。

七、梗阻性尿路疾病

（一）肾盂积水

胎儿肾盂积水（hydrorephrosis）可由尿路梗阻性疾病和非梗阻性疾病导致，表现为肾盂肾盏内尿液潴留、肾盂肾盏扩张，重度肾盂积水表现为肾脏增大，肾实质萎缩。最常见的原因是肾盂输尿管连接处梗阻、膀胱输尿管反流、膀胱输尿管连接处梗阻、后尿道梗阻等。

【病理改变】

胎儿12周前肾脏已具有一定排泄能力并伴随孕周的增加趋向成熟，期间任何导致泌尿系发生、发育异常的因素，均可使尿液排出受阻，导致胎儿肾盂积水。由于许多正常胎儿也会出现轻度的肾盂扩张，Hoddick等人发现18%的正常胎儿24周后可出现肾盂分离，前后径可达3～11 mm，所以产前超声诊断胎儿肾盂积水的标准还没有定论。多数学者认为，肾盂前后径扩张超过15 mm时，高度提示梗阻性病变所致；前后径在4～10 mm正常或生理性情况多见，但不排除轻度尿路梗阻性疾病；而介于以上两者之间（即肾盂扩张前后径10～15 mm）病理情况可能性较高。

根据肾盂内积水程度可以分为以下几度：①肾盂分离值10～15 mm为轻度肾积水；②肾盂分离在15 mm以上，肾盏扩张形成大小不等的液性暗区，肾皮质无明显改变或稍变薄为中度肾积水；③肾盏肾盂扩张形成囊状，肾皮质明显变薄甚至成为菲薄的膜样组织为重度肾积水。肾积水可以单侧发生，也可以双侧出现，双侧等量积液多由下尿道梗阻引起。

【超声表现】

（1）轻度肾盂积水 超声表现肾窦内条带状无回声液性暗区，周围肾盏未见明显扩张，前后径10～15 mm（图6-12）。

（2）中度肾盂积水 肾窦内无回声液性暗区前后径>15 mm，肾盏扩张形成大小均等液性暗区，排列在扩张的肾盂周围，肾皮质厚度正常（图6-13）。

（3）重度肾盂积水 肾窦内无回声暗区呈囊状，肾柱变薄在囊腔周围呈分隔状，肾皮质明显变薄（图6-14），可合并输尿管扩张。

（4）肾盂积水无论多少均有一个特点，肾窦内无回声液性暗区向肾门汇聚，形成"漏斗"样或"鸟嘴"样突起（图6-13，图6-14）。

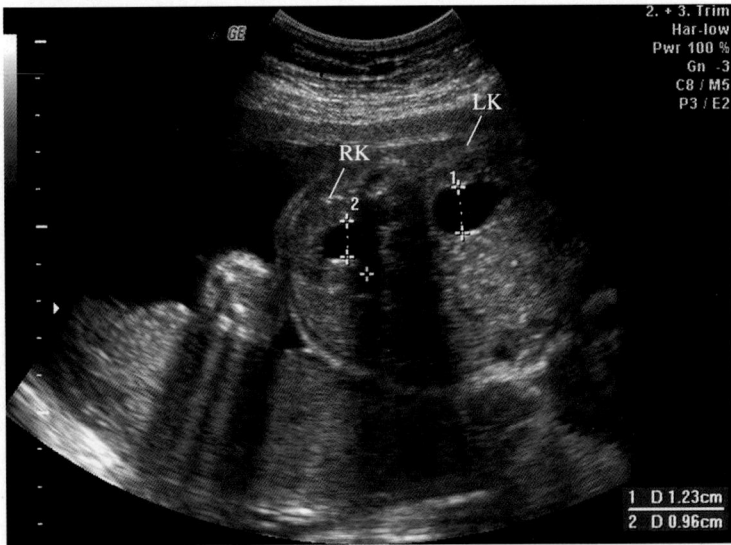

图 6-12　胎儿两侧肾盂轻度积水
RK：右肾；LK：左肾

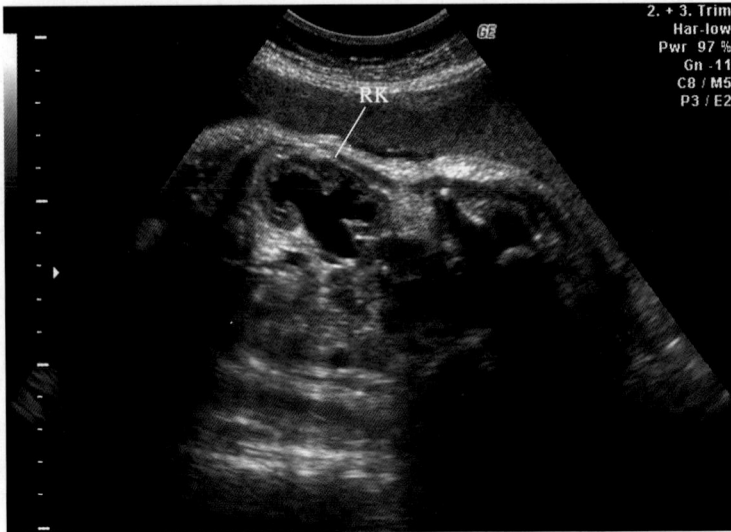

图 6-13　胎儿肾盂中度积水
RK：右肾

【操作技巧】

　　正常胎儿在宫内各阶段均可出现少量肾盂积液，由于肾盂输尿管连接部的生理性狭窄、弯曲或膀胱输尿管生理性反流均可引起短暂性的肾盂积液。一般肾盂分离值在 10 mm 以下属生理范围，10 ～ 14 mm 属动态观察范围；15 mm 以上可视为异常。胎儿肾盂分离值的动态观察有助于鉴别生理性或病理性梗阻性疾病。

【预后】

　　胎儿肾盂积水<15 mm 预后较好，妊娠期随访多数无明显变化，生后随访多数可减少或消失；>15 mm 者根据合并尿路梗阻性程度不同其预后不同，一般预后较好，除非双侧重度梗阻造成明显羊水过少，而导致胎儿肺发育不良者预后较差。

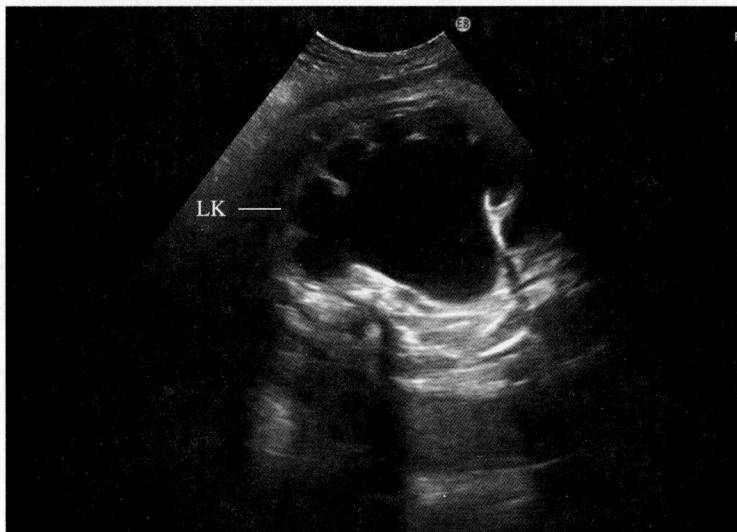

图 6-14 胎儿肾盂重度积水

LK：左肾

（二）输尿管狭窄

输尿管狭窄（ureterostenosis）包括肾盂输尿管连接处狭窄和膀胱输尿管连接处狭窄，前者多于后者，是新生儿肾盂扩张的最常见原因，占泌尿系统疾患的20%～50%，为散发性，也有家族性的报道。男性多于女性。

【病理改变】

本病的主要特征是肾盂中的尿液排入输尿管受阻，其形成机制尚不清楚。病理学上狭窄处平滑肌增厚，肌纤维排列紊乱，纤维组织增生。根据狭窄的程度不同而出现不同程度的肾盂积水。

【超声表现】

（1）肾盂积水，多为单侧，根据梗阻程度不同积水量不同，大量积水伴肾实质变薄，回声增强。

（2）肾盂输尿管连接处狭窄，肾盂积水的输尿管端较圆钝，呈"子弹头"样；远端输尿管无扩张。

（3）如膀胱输尿管连接处狭窄，肾盂积水的输尿管端较尖，呈"鸟嘴"样，严重狭窄时整个输尿管扩张。

（4）羊水量一般正常，如双侧输尿管狭窄时合并羊水过少。

【操作技巧】

由于本病预后与梗阻程度直接相关，所以发现输尿管狭窄时要注意评价其梗阻程度，肾脏回声、形态以及羊水量，以提示临床及患者。轻度输尿管狭窄要与肾脏生理性积水鉴别，生理性肾盂积水一般量较少而无输尿管病变，同时要注意随访观察；膀胱输尿管连接处狭窄输尿管扩张者，应多角度观察输尿管的扩张程度及走行方向，是否与膀胱相通，间接判断狭窄程度。

【预后】

预后一般较好，有部分患儿可自行消失。双侧输尿管狭窄以及狭窄较重者预后较差，尤其是伴羊水过少或肾脏功能受损者预后差。

（三）巨输尿管

先天性巨输尿管（congenital megaloureter）又称原发性巨输尿管，是输尿管功能性梗阻，致使输尿管、肾盂扩张，而病变部位（输尿管远端）没有器质性梗阻。本病男性多于女性，多为单侧，常见于左侧。可自行好转。

【病理改变】

本病是输尿管功能性梗阻，主要原因是神经、肌肉发育不良导致输尿管肌肉松弛。无膀胱输尿管反流，也无神经源性膀胱所致的输尿管病理性改变。典型者表现为输尿管下段、中下段或全程梭形扩张。

【超声表现】

（1）肾盂积水，多为单侧，积水程度相对于输尿管扩张程度轻。

（2）输尿管明显扩张 在胎儿下腹部及盆腔内可显示边界清晰的多个管状无回声结构，呈弯曲状，适当调整超声扫描方向会发现管状无回声结构相互沟通，并与一侧肾盂相连（图6-15）。

（3）无梗阻等器质性病变。

（4）羊水量一般正常。

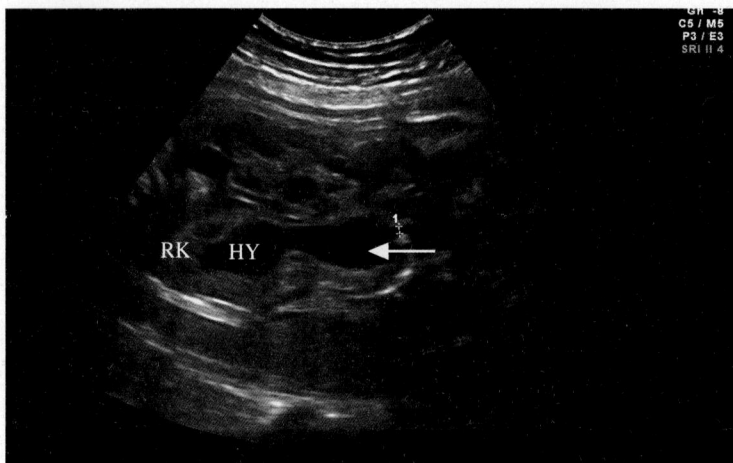

图 6-15　先天性巨输尿管
胎儿输尿管明显扩张（↑），并向上与一侧肾盂相连。RK：右肾；HY：肾盂积水

【操作技巧】

由于本病是输尿管功能性异常而非器质性病变，产前超声检查重点在于有无输尿管梗阻或

后尿道梗阻等器质性病变以及羊水量多少的判断。而本病随着胎儿的生长发育可能发生很大的变化，所以注意动态观察很重要。

【预后】

本病预后较好。部分病例可自行缓解，部分可并发感染。

（四）后尿道瓣膜病

后尿道瓣膜（posterior urethral valves）是先天性下尿路梗阻的最常见原因，其发病率不高，1/5000～1/8000。仅发生于男性。

【病理改变】

后尿道瓣膜是后尿道发育过程中形成一软组织膜，从而导致下尿道梗阻。所以，虽然本病很容易矫治，然而胎儿在出生前就已经产生很严重的合并症，失去矫治机会。由于下尿路梗阻而致胎儿羊水过少，从而导致胎儿肺发育不良，肾盂积水、膀胱过度充盈而最终导致肾衰和膀胱纤维化等。还有部分患儿合并其他系统先天畸形，如心脏畸形、肠道畸形等。

【超声表现】

（1）膀胱巨大，可以占满整个腹盆腔，膀胱壁增厚（图6-16）。

（2）后尿道上段"尖嘴样"明显扩张，上口与膀胱相连，典型者呈"钥匙孔"样（图6-17）。

（3）双侧肾脏及双侧输尿管明显扩张，两侧基本对称；梗阻较重者，可见肾实质变薄、回声增强，有时可探及肾囊性病变，表明肾发育不良。

（4）羊水过少。

（5）当尿液外渗到腹腔内或发生膀胱破裂时，可出现胎儿腹水。

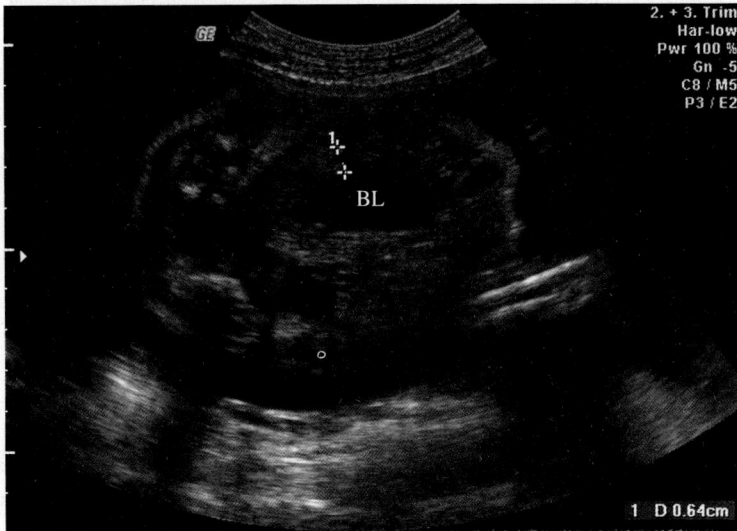

图6-16 后尿道瓣膜病
膀胱（BL）增大、壁增厚

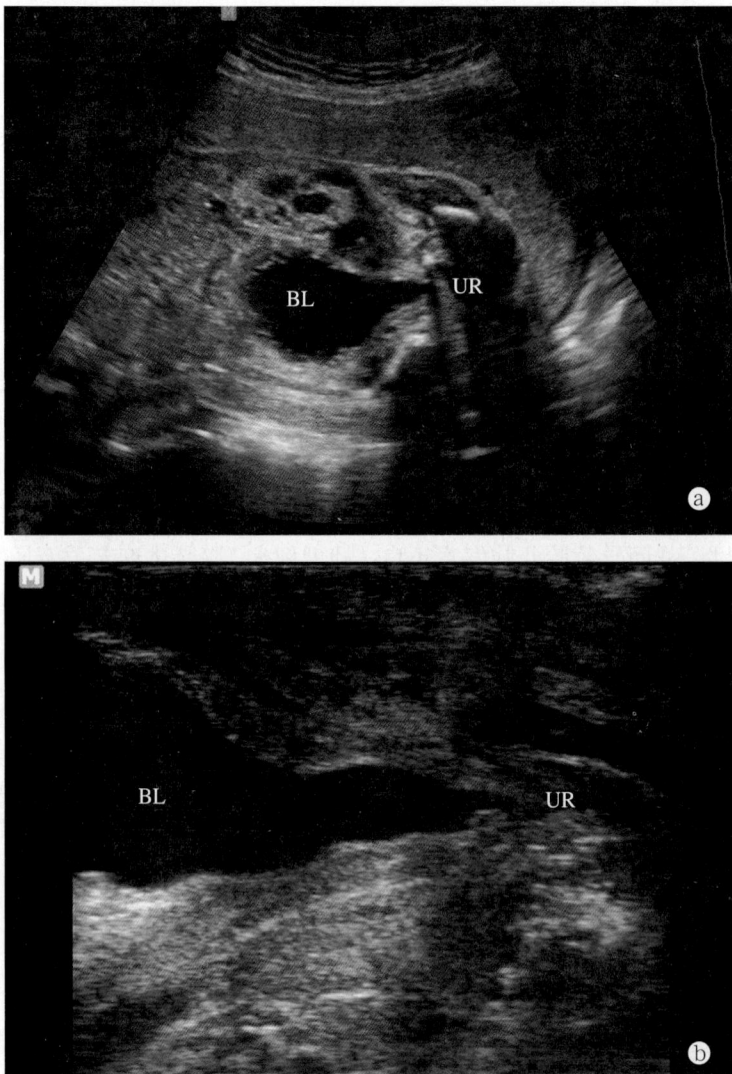

图 6-17 后尿道瓣膜病

胎儿后尿道（UR）上段扩张，上口与膀胱（BL）相连，呈"钥匙孔"样。a.引产前；b.引产后

【操作技巧】

胎儿产前超声检查发现双侧肾盂积水较多及双侧输尿管扩张时应该考虑到后尿道瓣膜，在膀胱后方出现"钥匙孔"样特征性改变时应考虑本病。同时，由于本病只发生于男性，所以怀疑本病时注意一下胎儿性别对诊断是非常重要的。

【预后】

本病预后较差，病死率达60%～70%，主要病死原因是羊水过少导致的胎儿肺发育不良和重度肾盂积水而致的肾发育不良。一般来说，该病检出时间越早预后越差，24周后检出者预后相对好；羊水量越少预后越差，肾实质回声增强甚至发现肾囊肿者预后差。

（任　敏　郝淑艳）

第七章

消化系统

胎儿消化系统检查是产科超声检查的重要组成部分，胎儿消化系统包括胃、小肠、结肠、肝脏、脾脏、胰腺及胆囊等结构，胎儿胃肠道畸形是常见的先天畸形，多表现为消化道的闭锁或狭窄，要正确地区分正常解剖变异与畸形，做细致全面地胎儿检查极其重要。

第一节　胎儿消化系统的胚胎发育、解剖特点

胚胎发育到第4周，内胚层被卷入筒状的胚体内，形成一盲管即原始消化管。头端是前肠，尾端为后肠，与卵黄囊相连的部分为中肠。

前肠衍化为食管、胃、十二指肠的前2/3，前肠的头端膨大成原始咽，与口凹相对处被口咽膜封闭。前肠与卵黄囊蒂交界处的肠管内胚层增生突出形成一个囊，叫肝憩室，肝脏、胆囊、胰腺则从肝憩室发育而来。

中肠衍化为十二指肠的后1/3、空肠、回肠、盲肠、阑尾、升结肠和横结肠的前2/3。主要由肠系膜上动脉供血。胚胎发育第6周，由于消化道生长速度超过腹壁及腹腔的生长速度，中肠被挤到脐带底部，向外膨出一包块，形成生理性中肠疝，包块直径一般小于7 mm，当头臀长大于44 mm时中肠疝消失。生理性中肠疝一般持续存在至第11周，到第12周肠管则完全回复到腹腔内。在这段时期，肠管旋转了270°。

后肠衍化为横结肠的后1/3、降结肠、乙状结肠、直肠和肛管的上段，后肠的尾端膨大成泄殖腔，其腹侧与肛凹相对处有泄殖腔膜封闭。口咽膜和泄殖腔膜分别于第4周和第8周破裂消失，致使原始消化管的头尾两端与外界相通。

受精后的第6周，十二指肠内充满了增生上皮，管腔暂时性狭窄，甚至闭塞，随着胚胎的发育，用超过3周的时间过度增生的上皮退化吸收，管腔重新出现。如果再通不完全导致肠管不畅可形成管腔狭窄；如果未能再通，则形成闭锁。

第二节 正常胎儿消化系统声像图特点

（一）正常肝脏、胆囊的声像图特点

肝脏实质回声细小均匀，略低于肺脏。在右肝叶下方、门静脉左支的右侧见到胆囊回声。胆囊在孕14周后即可显示，呈椭圆形或梨形，与脐静脉在同一平面，宽似脐静脉，内透声好，囊壁回声较脐静脉的管壁回声强且厚（图7-1）。胆囊径线可有变化，完全排空时则不能显示。

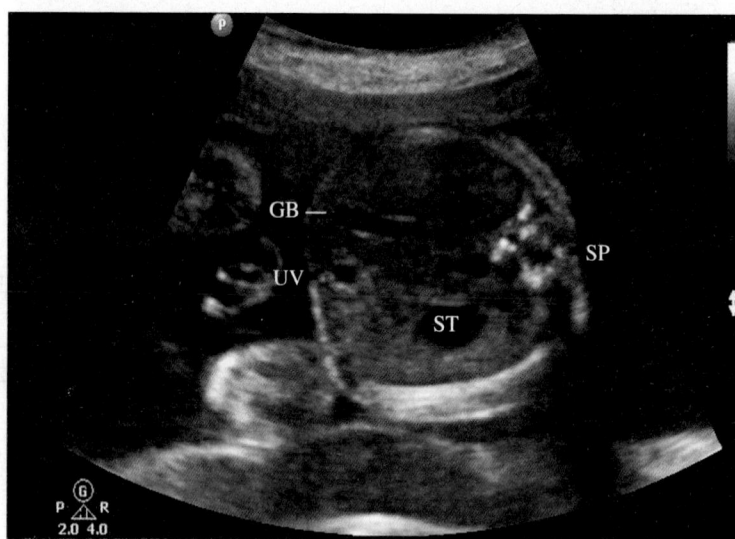

图 7-1 胎儿腹部声像图
横切显示正常肝脏、胆囊及脐静脉。
SP：脊柱；ST：胃泡；GB：胆囊；UV：脐静脉

（二）正常食管的声像图特点

胎儿正常食管超声表现为管状强回声结构，管腔很小，管壁呈两条或多条平行强回声带。分为三段：即颈段、胸段和腹段，胸段食管最易显示与辨认。正常食管管腔的大小与胎儿是否吞咽羊水有关，胎儿吞咽羊水时管径较大，吞咽过后管径变细（图7-2）。超声可以观察到胎儿间断性吞咽运动。羊水过多时，胎儿吞咽运动的频率加快。

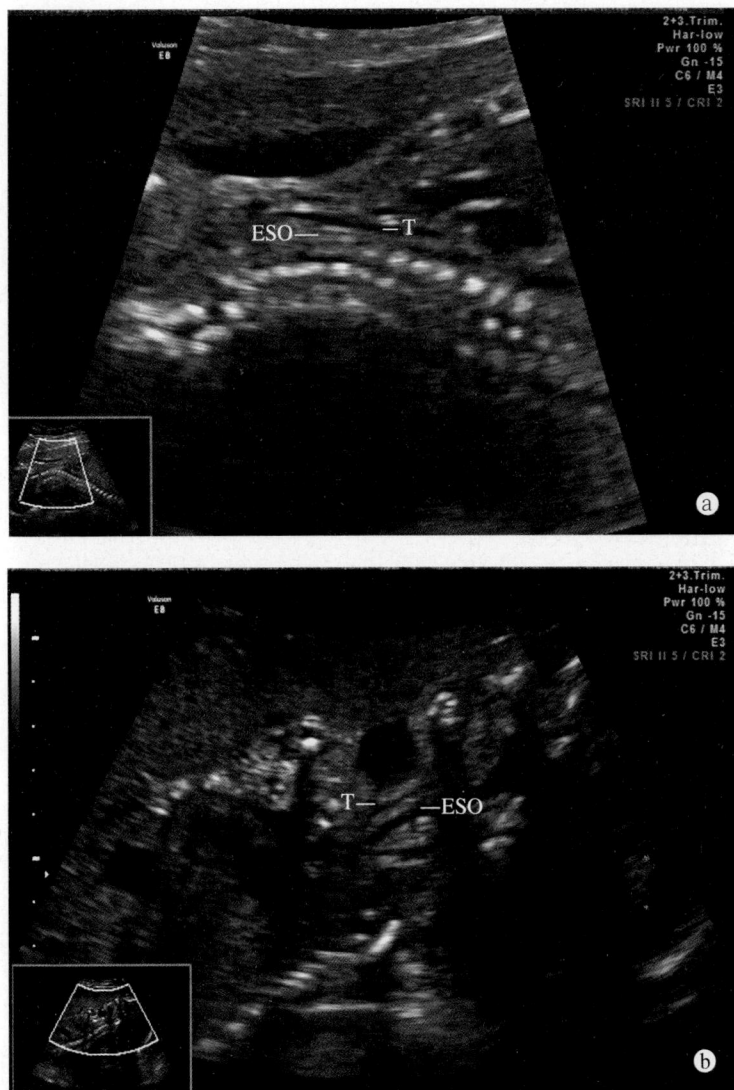

图 7-2 正常胸段食管二维声像图

a.未吞咽羊水时食管矢状切面，管腔很小，呈多条平行强回声线；b.吞咽羊水后食管内充盈羊水呈无回声，管径变大，管壁为平行强回声带。ESO：食管；T：气管

（三）正常胃泡的声像图特点

胃泡位于左上腹部，最早可在第 8 周时显示上腹部左侧小的无回声结构，12 周时胎儿胃显示率可达 95%（图 7-3）。孕 15 周更清晰，孕 20 周后均能显示。其大小随孕周的增大而增大，变化范围较大，与被吞咽的羊水量有关；正常情况下，显示为无回声椭圆形或牛角形结构，蠕动活跃，胃的横径一般小于 2.5 cm（图 7-4）。

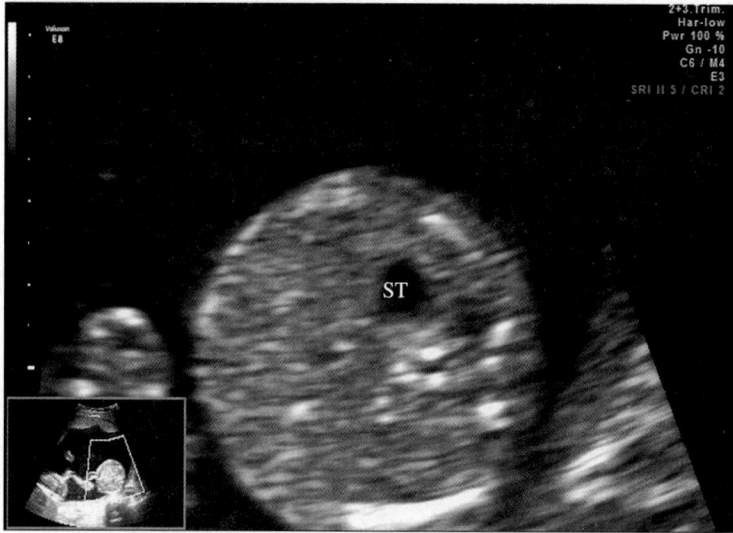

图7-3　早孕期（12周）正常胃泡回声
ST：胃泡

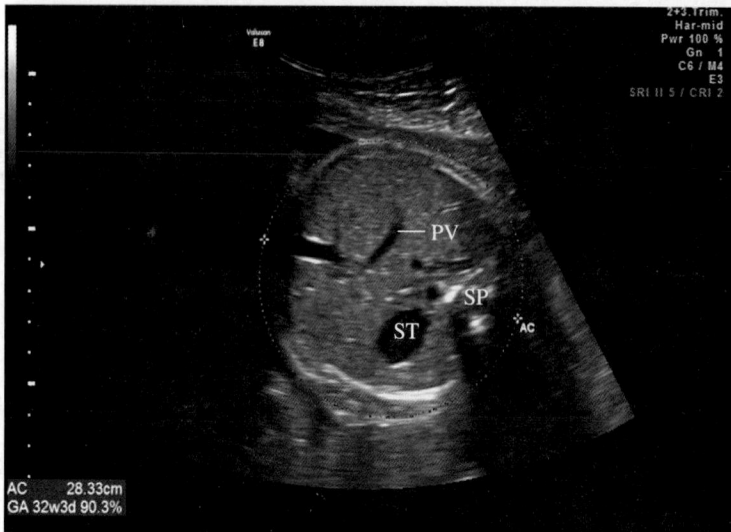

图7-4　胎儿腹部横切显示正常胃泡声像图
PV：门静脉；SP：脊柱；ST：胃泡

（四）正常肠管的声像图特点

　　早期妊娠肠管表现为回声稍增强的不规则区域，其边界不清。中、晚期妊娠时，可以鉴别小肠和结肠回声，小肠位于下腹中央，肠道管壁回声略强、内含小暗区的蜂窝状结构，结肠位于其周边、胃泡的下方，结肠为连续的无回声管状结构，可见结肠袋，越近足月结肠横径也越宽，在分娩前几周因胎粪充盈结肠显示更佳（图7-5）。正常情况下，晚期妊娠时结肠内径小于20 mm，小肠内径不超过7 mm，节段长度不超过15 mm，若超过此径不能排除肠梗阻可能。当肠道回声接近或等同或强于脊柱回声，均应进一步追踪观察。

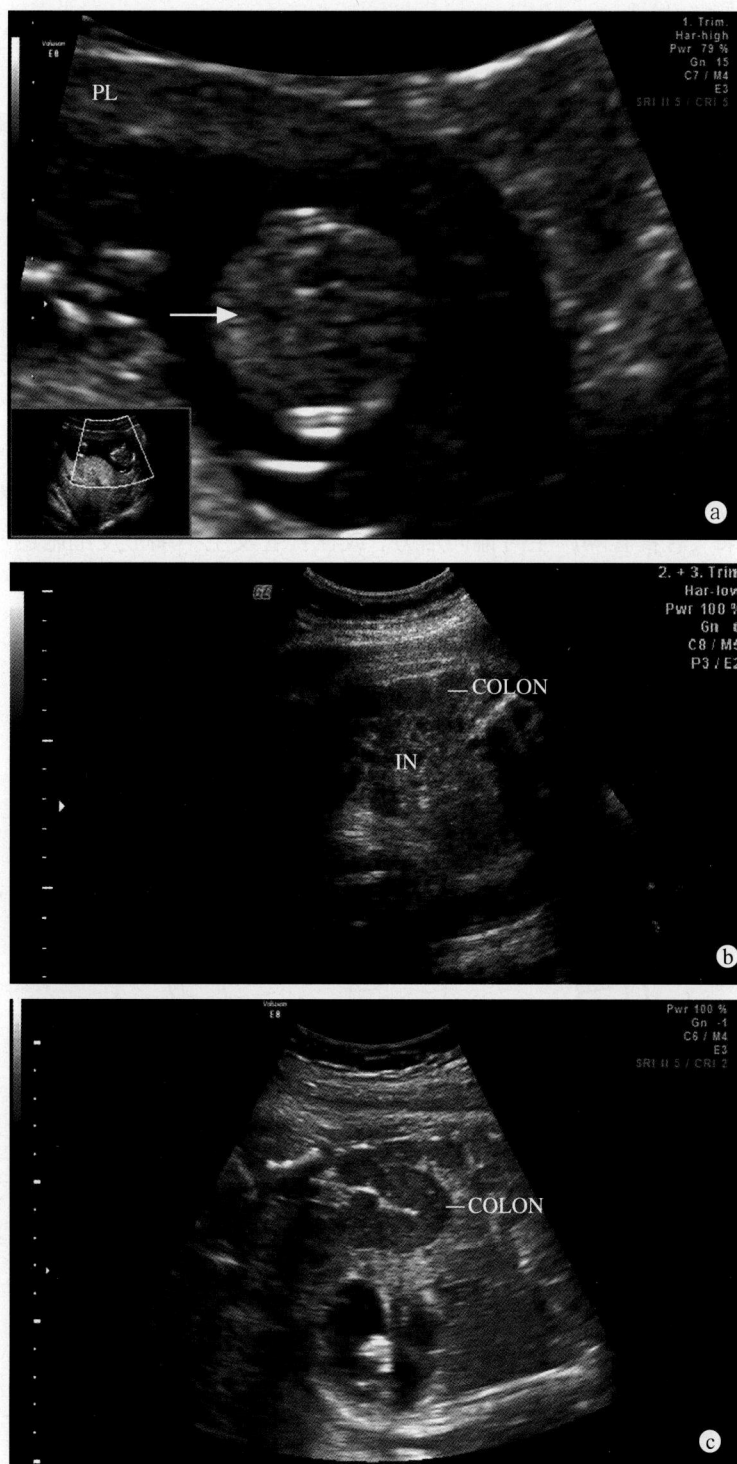

图 7-5　胎儿正常肠管声像图

a.妊娠早期，肠管（↑）回声稍增强，边界不清；b.中期妊娠，肠管回声略强，呈"蜂窝"样结构；c.中晚期妊娠，显示腹中央的小肠及周边的结肠，可见结肠带。PL：胎盘；IN：小肠；COLON：结肠

第三节 胎儿消化系统畸形

消化系统畸形是常见的先天畸形，其发病机制复杂，部分与遗传及环境因素有关，多表现为消化道的闭锁或狭窄，超声对部分胎儿消化系统畸形可在产前做出诊断。

一、食管闭锁

食管闭锁（esophageal atresia）是胎儿严重的先天畸形之一，指食管的某个部分缺如，大部分病例（90%以上）均伴有消化、呼吸道瘘。其发生率为1/2000～1/3000，双胎中发生率比单胎高3倍，男性多于女性。

【病理改变】

食管和气管均起源于原始咽腔的同一憩室，憩室内长出气管食管隔将其分为前方的气管和后方的食管。如果气管食管隔产生时偏向后方，或在食管发生早期上皮细胞迅速增殖，管腔一度阻塞而肠腔重建受阻，即可造成食管闭锁或气管食管瘘。

常见的食管闭锁和（或）气管食管瘘有以下几种类型（图7-6）：

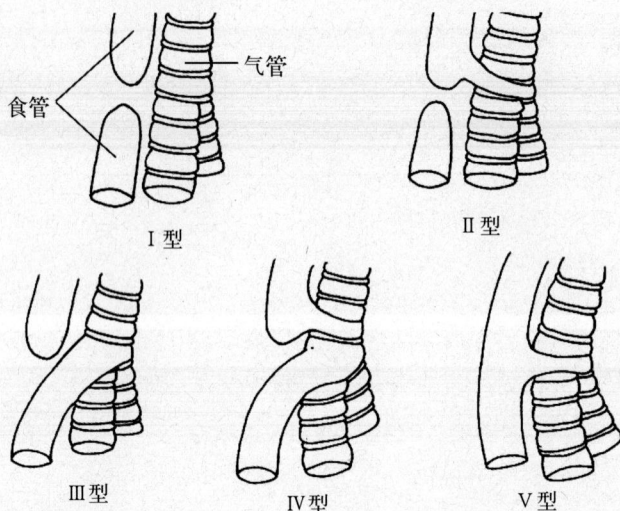

图7-6 食管闭锁和（或）气管食管瘘分型示意图

Ⅰ型 单纯食管闭锁；

Ⅱ型 食管闭锁、气管与近端食管形成瘘管；

Ⅲ型 食管闭锁、气管与远端食管形成瘘管；

Ⅳ型 食管闭锁、食管近端与远端均与气管形成瘘管；

Ⅴ型 气管食管瘘而无食管闭锁。

其中，以第三种类型最为常见。

50%～70%的食管闭锁合并其他部位畸形，最常见的伴发畸形为心脏畸形，其次为其他胃肠道畸形、泌尿生殖系统畸形、肌肉骨骼系统畸形、中枢神经系统和面部等的畸形。食管闭锁也与染色体异常有关，如21-三体综合征和18-三体综合征。有统计，在食管闭锁病例中染色体异常的发生率为19%。

【超声表现】

（1）胎儿腹腔内胃泡不显示或胃泡较小，肠管内未见无回声液性暗区（图7-7）。常见于单纯性食管闭锁。伴有气管食管瘘者，胃泡可显示。单纯食管闭锁有时也能显示胃泡，主要由于胃及消化道黏液积聚所致。

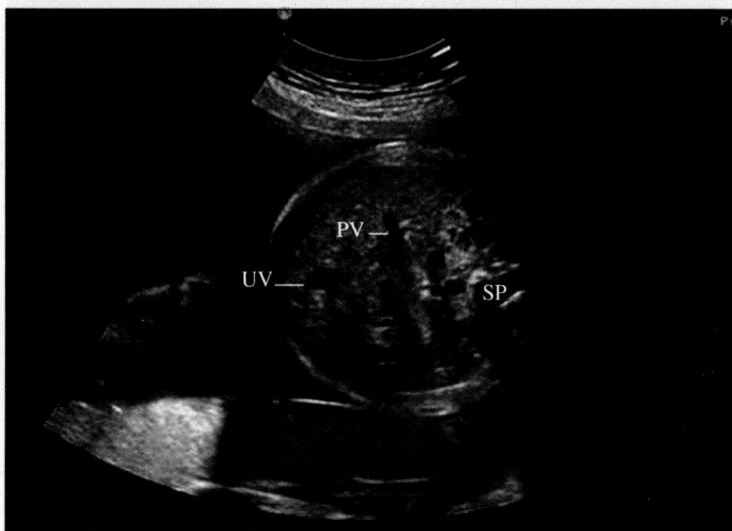

图7-7　食管闭锁胎儿腹围平面声像图
未见胃泡显示。SP:脊柱；PV:门静脉；UV:脐静脉
（此图由中国医科大学盛京医院蔡爱露教授惠赠）

（2）闭锁以上食管扩张呈囊性无回声区，26周以后偶可显示该声像图特征。囊性扩张的食管可时显时无，胎儿吞咽时，闭锁以上部位食管扩张较明显，不吞咽时，这一囊性结构逐渐变小直至消失（图7-8，图7-9）。

（3）合并羊水过多，80%食管闭锁（伴有或不伴有气管食管瘘）胎儿在晚孕期均有羊水过多的表现，主要由于食管闭锁后胎儿不能吞咽羊水，羊水回流障碍所致。如果羊水过多发生在30周以后，则气管食管瘘的可能性明显增高，食管闭锁在24周前，羊水一般不增多，超声很难诊断。

（4）动态观察，胎儿可能有反吐表现。

（5）食管闭锁常合并其他畸形，伴有相应的声像图表现。有报道，气管食管瘘在早孕期可出现颈项透明层增厚。

【操作技巧】

由于食管闭锁声像图所显示的是一种间接表现，超声无法直接观察到食管闭锁的确切部位。

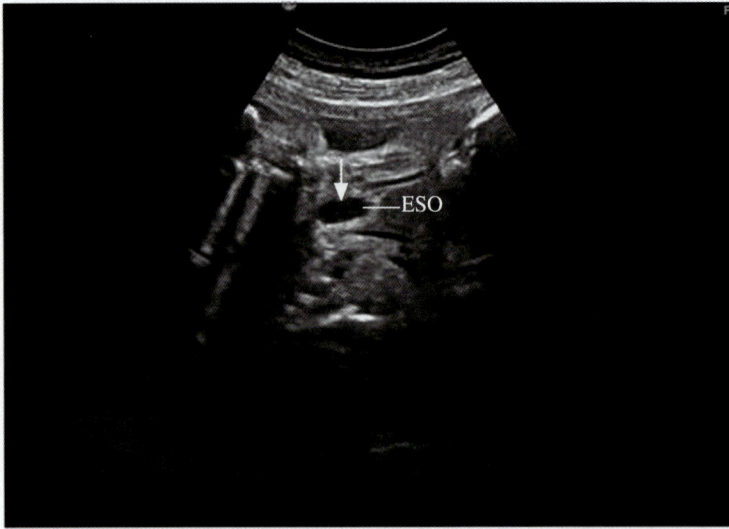

图 7-8　食管闭锁食管矢状切面
可见闭锁以上食管（ESO）扩张呈囊性无回声区（↑）
(此图由中国医科大学盛京医院蔡爱露教授惠赠)

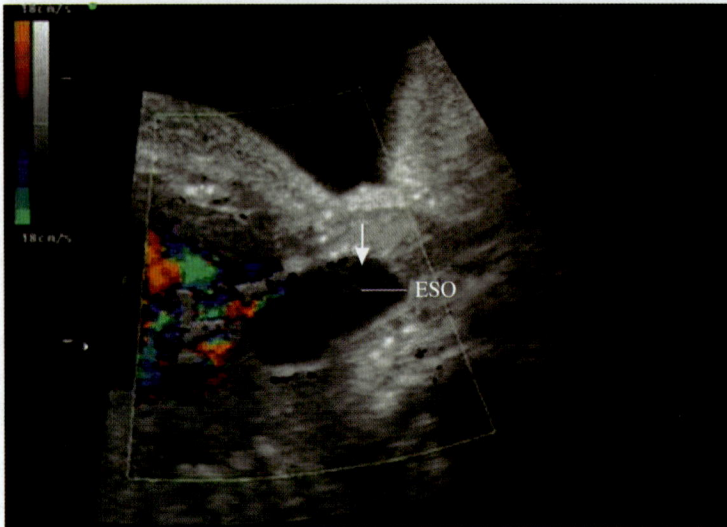

图 7-9　食管闭锁彩色多普勒
显示闭锁以上食管（ESO）扩张囊性无回声区（↑）内无血流显示
(此图由中国医科大学盛京医院蔡爱露教授惠赠)

因此，胃泡小或不显示和羊水过多，高度怀疑食管闭锁；但正常胎儿胃排空时会出现胃泡不显示现象，应嘱患者 1～2 h 后再重复检查。19 周以后，如果胎儿胃持续不显示，应首先考虑食管闭锁可能。

【预后】

食管闭锁的存活率从0%～58%不等。Stringer等报道，产前超声诊断食管闭锁者存活率仅为25%，产前超声表现正常的食管闭锁新生儿存活率可达79%。足月分娩无其他异常及并发症、及时手术者存活几率大；早产低体重儿及合并畸形、并发症儿预后较差。

二、十二指肠闭锁与狭窄

十二指肠闭锁与狭窄（duodenal atresia and stenosis）可发生在十二指肠的任何部位，尤以壶腹附近最多见，是一种最常见的小肠梗阻。发生率约为1：5000。多见于低体重儿，闭锁与狭窄的比例约为3：2，在全部小肠闭锁中占37%～49%。

【病理改变】

多数十二指肠狭窄或闭锁发生在胚胎第11周，肠腔重建受障碍。少数可能是由于肠道血管梗塞，造成肠道发育障碍。这类病例往往累及多段小肠，如十二指肠、空肠、回肠。另外，约30%的病例合并21-三体综合征。

病理分型尚未统一，一般分为以下七型（图7-10）：

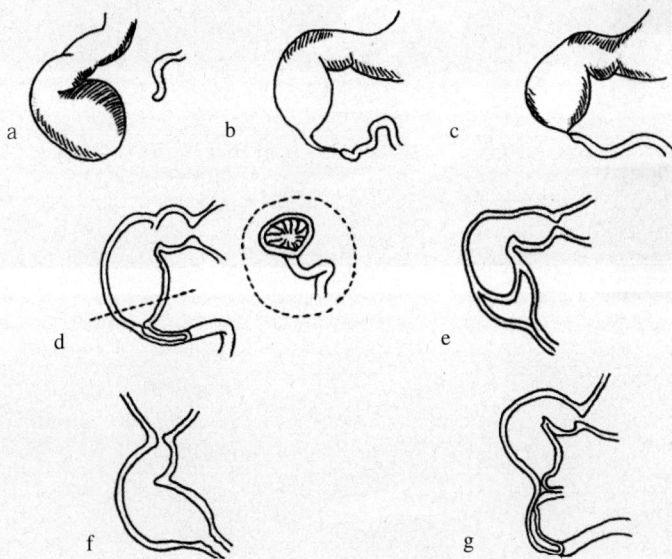

图7-10　十二指肠闭锁类型模式图

a.十二指肠闭锁肠管无连续性；b.十二指肠闭锁近远端有索带相连接；c.十二指肠近远端均闭锁但相互连接；d.十二指肠闭锁模型中央有小孔；e.十二指肠完全隔膜脱垂到远端肠腔内；f.十二指肠黏膜增生所致狭窄；g.十二指肠节段性狭窄

闭锁Ⅰ型　十二指肠隔膜型闭锁，肠管连续不中断；约占41%；

闭锁Ⅱ型　十二指肠闭锁两端由纤维索带连接；约占38%；

闭锁Ⅲ型　十二指肠闭锁两端完全分离；约占11%；

闭锁Ⅳ型　十二指肠隔膜型闭锁，隔膜脱垂到远端肠腔内形成"风袋"形或多发膜性闭锁；约占 10%；

狭窄 I 型　十二指肠隔膜形狭窄，中央有开口；

狭窄 II 型　十二指肠"风袋"形隔膜，中央有极小孔；

狭窄 III 型　十二指肠某段肠管狭窄。

【超声表现】

（1）十二指肠闭锁的典型超声表现为十二指肠"球"状扩张及胃泡明显扩张，呈"双泡"征，扩张的胃泡及十二指肠之间有一长条形囊状结构相连，即幽门管扩张（图7-11）。一般，"双泡"征在妊娠 24 周以后才会出现典型征象，24 周以前很难对本病做出诊断。

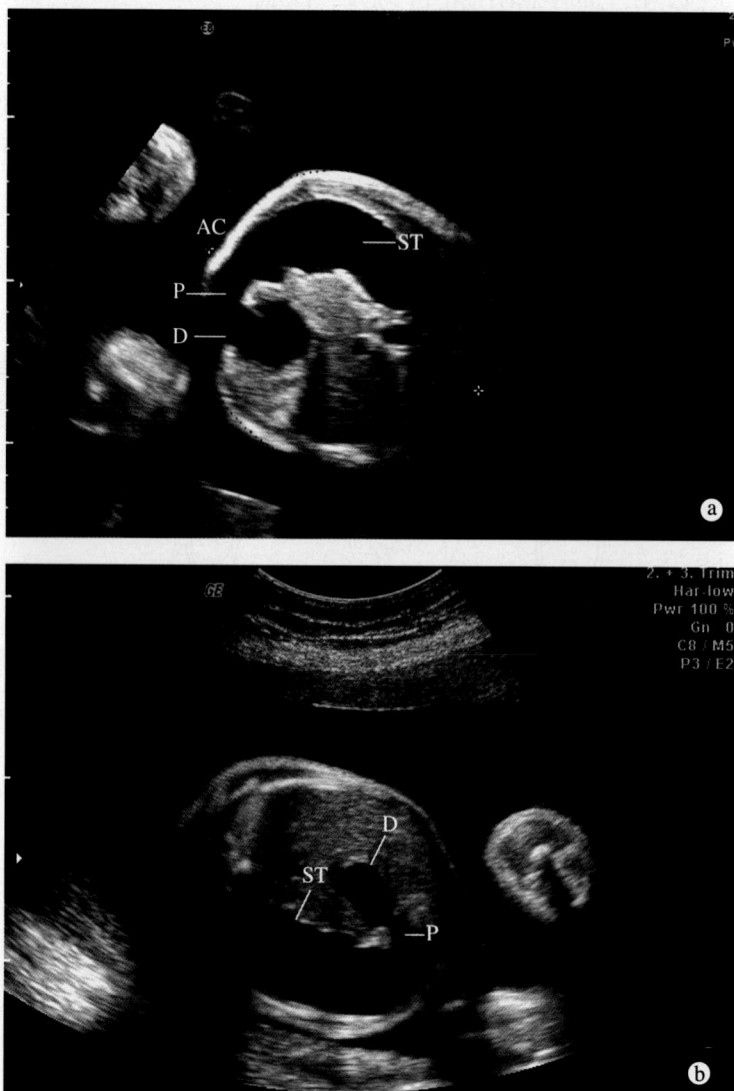

图 7-11　十二指肠闭锁

a. 胎儿上腹部横切面表现为典型的"双泡"征，位于胎儿左侧腹部的无回声区为胃，右侧无回声区为近段扩张的十二指肠；b.显示2个无回声区在狭小的胃幽门部相通。ST：胃泡；D：十二指肠；P：胃幽门；AC：腹围

（2）羊水过多，可早在 19 周出现。羊水过多开始出现时间的早晚以及羊水过多的严重程度，取决于十二指肠梗阻的严重程度以及是否伴有其他影响羊水吸收的畸形。

（3）十二指肠闭锁合并有食管闭锁（不伴有气管食管瘘），十二指肠与胃极度扩张，幽门部亦显著扩张，形成"C"字形。本病扩张的程度远较单纯十二指肠闭锁为明显。主要由于胃及十二指肠的分泌物大量积聚于胃与近段十二指肠所致。

【操作技巧】

（1）正常情况下，当对胎儿腹部略为斜切时，可在同一切面内显示胃与膀胱图像，类似上述"双泡"征。区别的方法是侧动探头追踪显示两者的连续性，如果 2 个无回声区不相通，则不应认为是十二指肠闭锁形成的"双泡"征，而应为胃和膀胱的图像；其他出现的"双泡"征判断方法也是一样，看双泡是否连续相通。

（2）由于胎儿在宫内呕吐，胃内容物可通过食管反吐到羊水中，从而使胃暂时表现为正常大小。因此，如果检出胃部声像正常但有羊水过多时，不能完全除外十二指肠闭锁。

【预后】

单纯十二指肠狭窄和闭锁的预后较好；早产低体重儿及合并畸形、并发症者预后较差，常导致新生儿死亡；伴有 21- 三体者，预后不良。

三、空肠与回肠闭锁

空肠与回肠闭锁（jejunal and ileal atresia）或狭窄是一种比较少见的先天畸形，是胎儿肠梗阻的重要原因。发病率在活产儿中为 1/2700～1/5000。可发生在小肠的任何部位，发生在空肠者约占 50%，回肠约 43%，两者均闭锁或狭窄者约占 7%。空肠闭锁半数以上属多发性闭锁，有较明显的遗传倾向，为常染色体隐性遗传。双卵孪生儿或同一家族成员患者较多，并存其他畸形率较回肠闭锁高。

【病理改变】

肠扭转可以发生在胚胎早期妊娠 7～12 周，此时中肠从脐孔处回缩到腹腔，再旋转 270°，很容易造成肠扭转，扭转后引起血供障碍，局部肠管缺血发育不良，造成管腔狭窄、闭锁等。小肠闭锁明显多于小肠狭窄，往往是多发性，病理分型多采用 Grosfeld 改良法（图 7-12）：

闭锁Ⅰ型 隔膜闭锁，肠腔内有一个或多个隔膜阻塞，肠管及系膜保持连续性，小肠无短缩。隔膜中央可有针眼大小孔隙（极少数小孔位于隔膜边缘）。

闭锁Ⅱ型 盲端闭锁，闭锁两端有一条纤维束带相连，肠系膜完整。

闭锁Ⅲ型 盲端闭锁，远、近侧肠管盲端完全分离，无纤维束带连接。此型又分为：Ⅲₐ型：盲端闭锁，肠系膜分离，两盲端间肠系膜呈"V"形缺损。Ⅲᵦ型："苹果皮"样闭锁：闭锁位于空肠近端，闭锁两盲端分离。大部分空肠及其相应的肠系膜缺如，小肠肠管环绕血管支似削下的苹果皮，整个小肠明显缩短。

闭锁Ⅳ型 多发性闭锁，可呈Ⅰ、Ⅱ、Ⅲₐ型同时并存。小肠长度正常或缩短。

各型小肠闭锁中Ⅰ型和Ⅱ型最常见，占总数的 58%～65%。

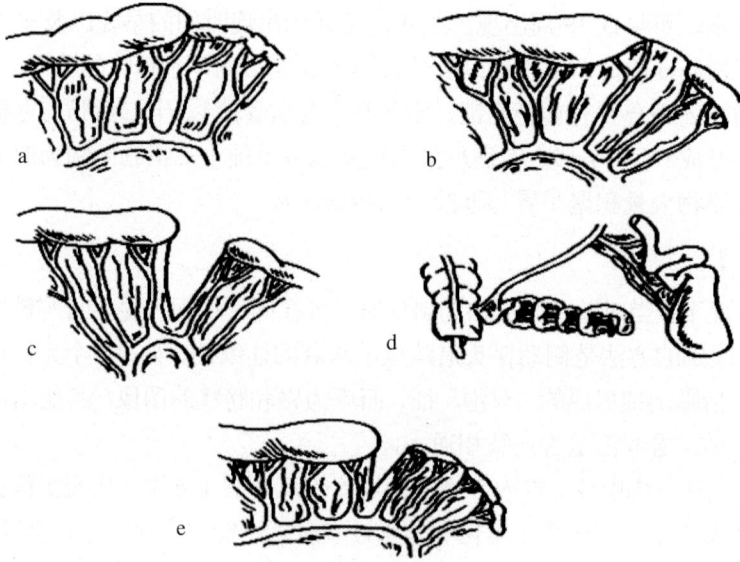

图 7-12　小肠闭锁分型

a. Ⅰ型（膜状闭锁）；b. Ⅱ型（盲端闭锁，两盲端有索带相连）；c. Ⅲ$_a$型（盲端闭锁肠系膜分离）；d. Ⅲ$_b$型（Apple-peel 闭锁）；e. Ⅳ$_a$型（多发性闭锁）

【超声表现】

（1）胎儿腹腔膨隆，腹围增大。

（2）胎儿腹腔内可见许多扩张充满液体的肠襻，小肠内径＞7 mm时，提示可能有小肠梗阻，梗阻部位越高声像图表现越早；一般妊娠24周后方能做出诊断。妊娠18～20周超声仅发现肠管强回声，以后才出现肠管扩张，并随孕周的增加而变得越来越明显（图7-13）。

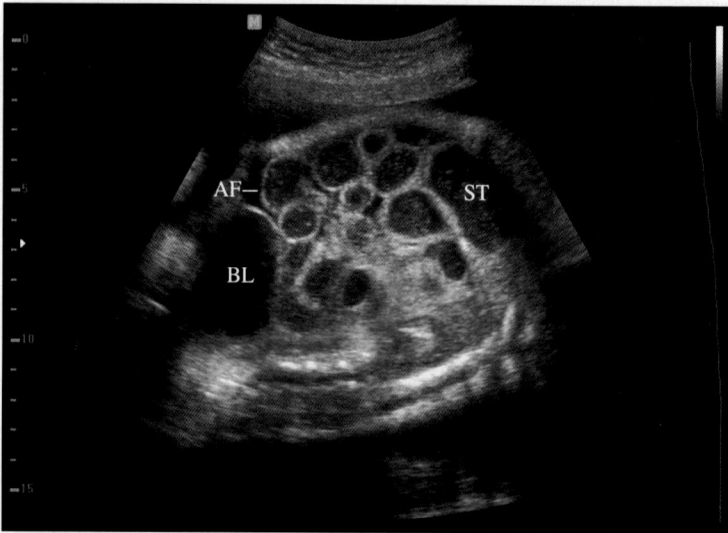

图 7-13　小肠闭锁声像图

胎儿腹腔内可见胃及多处肠管扩张。ST：胃；BL：膀胱；AF：腹水

（3）多合并羊水过多，梗阻部位越高，羊水过多出现得越早，也越为明显。低位肠梗阻者羊水量往往正常。

（4）实时超声观察，肠管蠕动非常活跃，可清楚显示肠蠕动与逆蠕动。

（5）当出现肠管穿孔，扩张的肠管可突然消失，继之出现胎粪性腹膜炎的声像图表现，胎儿腹腔内出现钙化及腹水（图7-14）。

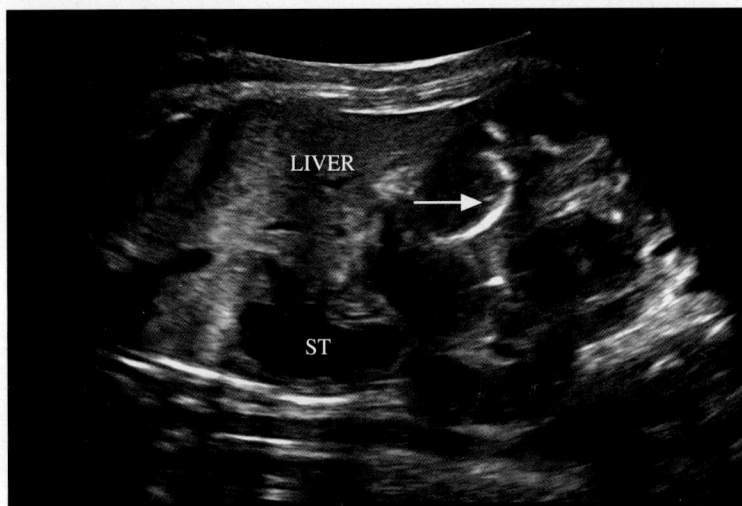

图7-14　小肠闭锁声像图
胎儿腹腔内出现钙化（↑）。LIVER：肝脏；ST：胃泡

【操作技巧】

在产前超声检查时，如果发现胎儿中腹部多个无回声的肠管切面且持续存在，就应高度怀疑有小肠闭锁的可能。顺序探查时可发现扩张的肠管是互相连通的，向上可一直延续至十二指肠及胃腔。一般显示扩张的肠管越多且扩张越严重，闭锁的部位就越低。

注意将扩张的肠管与腹腔内其他的囊性包块相区别，如输尿管扩张、卵巢囊肿、巨大多囊泡肾等，只要转动探头改变扫描角度和方向就会发现这些囊性包块多是孤立的，且囊肿间互不沟通。

【预后】

所有小肠闭锁产后数天内都会出现相应症状。预后主要与梗阻的部位、累及肠管的长度、有无肠穿孔，以及有无合并其他畸形有关。一般情况下，梗阻部位越低，预后相对越好。空肠闭锁较回肠闭锁预后不良，6%的空肠闭锁会发生宫内肠穿孔、胎粪性腹膜炎，死亡率达35%～50%。如果经及时手术治疗可使死亡率降至12%。近年来，小肠闭锁的死亡率明显下降，国内存活率在51.3%~73.3%，国外70%～85%。低体重儿，并发其他畸形者，存活率较低。

四、肛门闭锁

肛门闭锁（anal atresia）又称低位肛门直肠闭锁，是结肠闭锁中最常见的类型，由于原始肛发育异常，未形成肛管，致使直肠与外界不通。发生率在活产儿中约为1/5000，其发病原因与小肠闭锁相似，与血供障碍有关。

【病理改变】

肛门闭锁时，主要表现为肛管表面有一层皮膜覆盖和直肠与肛门之间没有连接（这种情形很少见）。按闭锁的盲端与正常肛门处皮肤间的距离分为低、中、高位三种。先天性肛门直肠发育畸形较多见，其中主要是指先天性直肠肛门闭锁，简称肛门闭锁或无肛。

肛门闭锁可以是单纯性的，然而70%的病例肛门闭锁可以是一组复合畸形中的一个表现，如VATER综合征，包括椎体异常、肛门直肠闭锁、心血管畸形、气管食管瘘、肾脏异常及肢体畸形。

【超声表现】.

（1）胎腹膨隆，下腹部可见一"双叶"征，内含液性暗区，"双叶"中隔可位于中央或偏一侧，中隔可为完全性或不完全性（图7-15）。

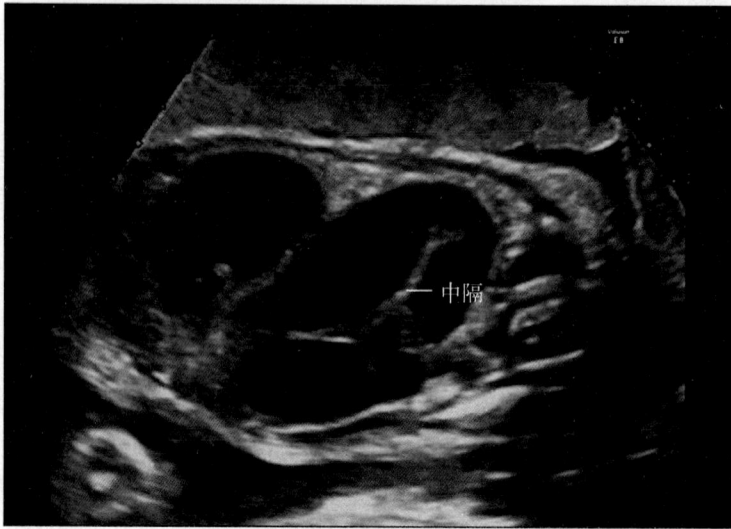

图7-15　肛门闭锁　下腹部可见"双叶"征

（2）结肠扩张、增厚，并可见结肠袋，扩张的肠管直径随着孕周的增大而增大。正常胎儿结肠直径在25周时不超过7 mm，足月时不超过20 mm（图7-16）。

（3）当肛门闭锁合并直肠尿道瘘时，胎粪与尿液混合可在肠腔内形成钙化灶即肠内结石，超声可显示扩张的肠管内多个强回声团。

（4）一般均合并羊水过多。

【操作技巧】

肛门闭锁可因形成直肠尿道瘘、直肠阴道瘘等瘘管而不出现肠梗阻，部分病例可无明显结肠扩张，所以未检出肠管扩张，不能除外肛门闭锁的可能，很多情况下产前超声未见异常，产后却有肛门闭锁。因此，产前超声诊断对本病缺乏特异性。

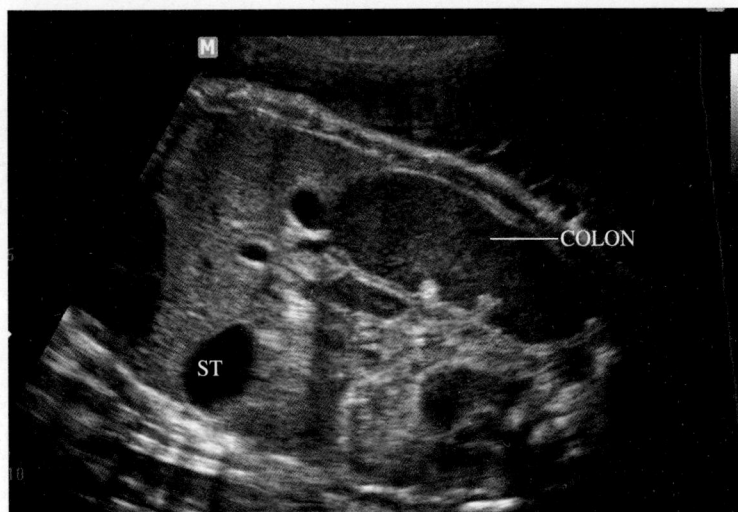

图 7-16　肛门闭锁　下腹部可见扩张的结肠
COLON：结肠；ST：胃泡

【预后】

肛门闭锁如不合并其他畸形，手术治疗效果良好，总病死率低于 10%。

（任　敏　郝淑艳）

第八章

胎儿骨骼系统畸形

胎儿骨骼发育异常是临床最常见的出生缺陷之一，发生率约为1/500，绝大多数是遗传性疾病，对此类畸形的产前超声检查要求很高。胎儿骨骼发育异常总体上可分为致死性和非致死性骨骼发育异常两大类。前者常因胸廓发育不良引起肺发育障碍致胎儿死亡；后者胎儿虽能存活，但由于骨骼畸形而致残，甚至引发神经系统并发症，严重影响了患者的生存质量；存活至成年的患者可能将致病基因传至下一代。对骨骼发育异常尤其是短肢畸形高危胎儿进行准确地产前诊断，是有效预防该类先天性缺陷儿出生的重要措施。然而骨骼系统畸形的产前超声总的检出率较低，为23%~55%，主要是由于远端肢体尤其是手、脚畸形的产前超声漏诊所致。笔者提示，采用连续顺序追踪扫查法检测胎儿肢体畸形可使产前超声对此类畸形的检出率明显提高。

第一节　骨骼系统的胚胎发育

骨骼的胚胎发生

骨骼和肌肉系统的发生主要来自体节和体壁中胚层的间充质。体节于胚胎发育第3周末进一步分化为三部分：生骨节、生皮节和生肌节，生骨节以后演变为中轴骨。体壁中胚层的间充质随四肢的发生而分化为四肢的骨骼和肌肉。生骨节的间充质细胞在脊髓和脊索的诱导下增殖，形成椎体和椎间盘，包在脊髓周围的间充质形成锥弓，一部分生骨节细胞向两侧延伸形成横突。约在胚胎发育第4周末至第5周，体壁中胚层部分间充质细胞增殖形成上下各一对肢芽，肢芽进一步发育变长变粗，在第6~7周肢芽内部分间充质软骨化，经过软骨内骨化形成四肢骨。

骨的形成方式

骨的形成有两种方式，即骨膜化骨和软骨化骨。后者是最常见的一种成骨方式，大多数骨的形成，包括四肢骨骼、椎体骨、肋骨等均为软骨化骨，仅少部分骨如颅骨、面骨、部分锁骨和下颌骨为骨膜化骨。软骨化骨过程中出现两个骨化中心，当软骨达到一定体积后，于其中心部形成初级骨化中心，初级骨化中心随着胎儿的发育而逐渐向两端伸长。骺软骨内出现的骨化中心为次级骨化中心，正常胎儿在第32周后，股骨远端的骺软骨内出现次级骨化中心，依此来评价晚孕期胎儿的成熟程度。

第二节　正常骨骼的超声特点

一旦胎儿骨骼出现钙化，超声就能显示骨骼的回声，呈强回声结构，伴有声影。

（一）正常胎儿颅骨及脊柱

正常胎儿颅骨及脊柱的超声特点详见第二章的第三节。

（二）肋骨

正常肋骨在胸腔横切面上呈弧形，起始于脊柱，向双侧前方弯曲，终止于前胸壁，弧度自然。

（三）四肢骨

四肢骨为典型的长骨，长骨两端略宽于中央（图8-1）。观察胎儿长骨发育，要注意两侧对比；不能仅观察股骨或肱骨，还要注意观察其他所有各骨结构，包括胫、腓骨，以及尺、桡骨。超声图像上，胫、腓骨走行平行，没有交叉，尺、桡骨相互交叉成角。胫、腓骨的鉴别方法是胫骨位于内侧，腓骨位于外侧，胫骨较粗，腓骨较细，两者基本等长或胫骨略长于腓骨（图8-2）。尺、桡骨的鉴别方法是尺骨位于小指侧，桡骨位于拇指侧，尺骨长于桡骨，尺骨上端粗、下端细，桡骨上端细、下端粗（图8-3）。

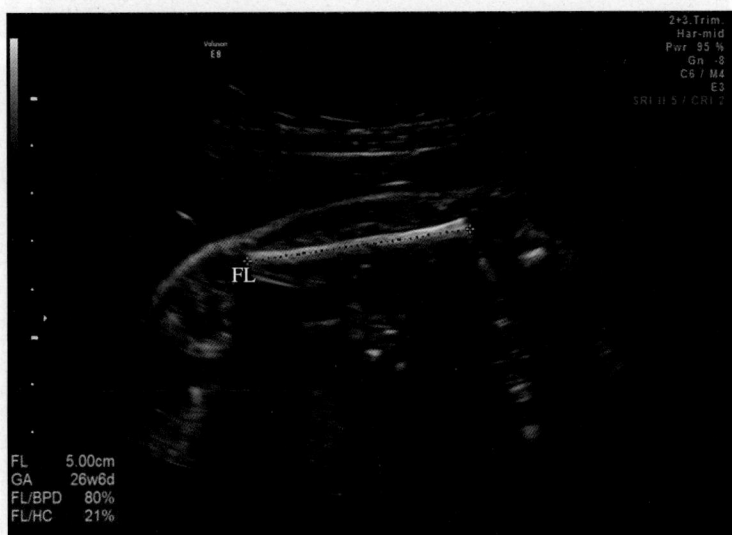

图8-1　正常胎儿股骨纵切图

FL：股骨

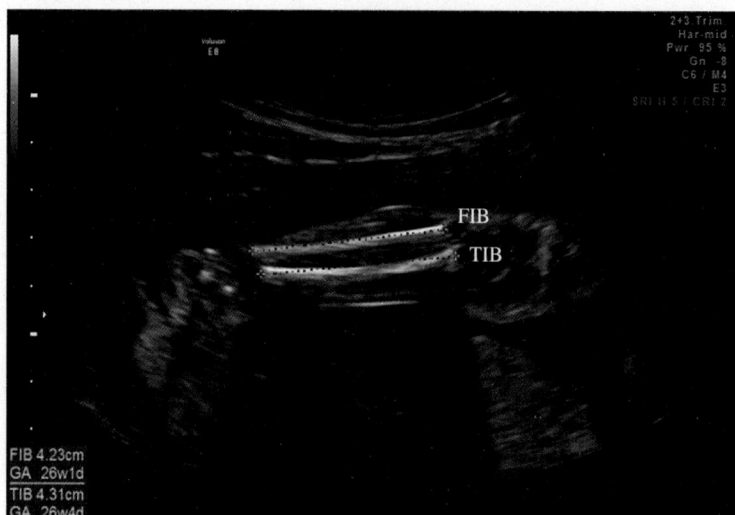

图 8-2　正常胎儿胫、腓骨的走行平行，不交叉

FIB：腓骨；TIB：胫骨

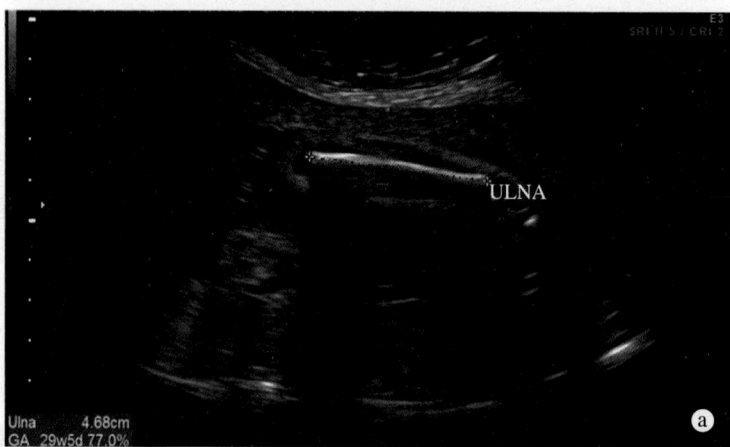

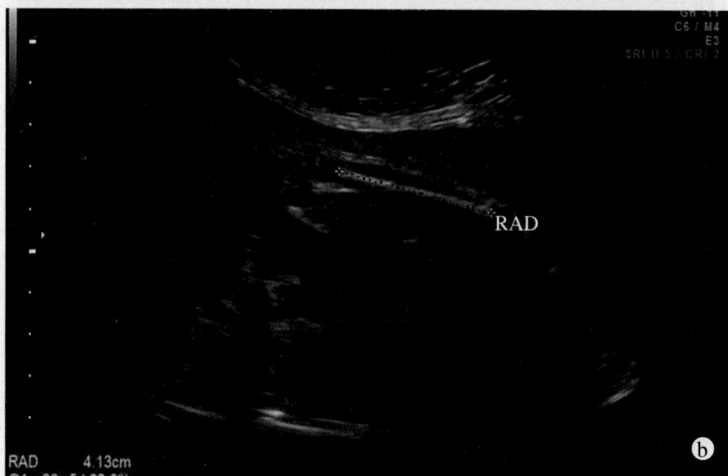

图 8-3　正常胎儿前臂纵切图

a. 尺骨；b. 桡骨。ULNA：尺骨；RAD：桡骨

第三节 骨骼系统畸形的超声诊断

骨骼系统畸形由多种原因引起，种类繁多，表现多种多样，发生率较高，宫内胎儿产前超声诊断资料表明，其发生率1/1 300~1/1 350。而且累及骨和结缔组织的遗传病较多，目前许多疾病的发病机制尚不明确，产前超声对骨骼发育不良性先天畸形并不能完全做出鉴别诊断，也不能对所有畸形做出具体分型，因此产前超声检查主要区分是致死性还是非致死性骨骼畸形。

致死性骨发育不良(lethal skeletal dysplasia)发生率为1/5 000~1/11 000，较常见的包括软骨发育不全、成骨发育不全Ⅱ型和致死性侏儒等，其产前诊断并不困难，但需注意鉴别和分类，这里重点介绍软骨发育不全和成骨发育不全。

一、软骨发育不全

软骨发育不全(achondrognenesis)是一种较常见的致死性骨骼发育畸形，发生率约为1/40 000，属常染色体遗传疾病。其特征型表现为四肢极度短小、窄胸、头大。

【病理改变】

由于软骨发育异常，生长板变薄，失去支架而导致软骨化骨差，而长骨主要是靠两端的软骨化骨而不断伸长，所以此病长骨伸长障碍，形成明显的短肢和窄胸畸形，但骨膜化骨正常，使骨骼能够达到正常的横径，头颅大。软骨发育不全可分为两型：

(1) 软骨不发育Ⅰ型 为常染色体隐性遗传，是最严重的一种类型，软骨内及表面骨化均障碍，占所有软骨不发育的20 %。主要特征表现为：四肢严重短肢畸形、躯干短、窄胸、腹部膨隆、颅骨和椎骨骨化极差，肋骨细小，可有多处肋骨骨折。

(2) 软骨不发育Ⅱ型 为常染色体显性遗传，严重程度较Ⅰ型轻，仅为软骨内骨化障碍，此型约占80%。四肢与躯干较Ⅰ型稍长但仍极短，颅骨、椎骨骨化相对正常，肋骨较粗而无骨折。

【超声表现】

(1) 四肢严重短小，越到晚期测量长骨缩短越明显；同时因骨化差而回声强度减弱，后方声影不明显（图8-4~图8-6）；

(2) 胸腔狭窄，心胸比例增大 > 60%，肺发育不良；

(3) 腹部较膨隆，可有腹水；

(4) 椎体骨化极差而呈低回声，腰骶部更明显，横切时不能显示椎体及两侧椎弓内的三角形骨化中心；

(5) 头颅增大，双顶径、头围与孕周不符，不成比例（图8-7）；

(6) Ⅰ型常有肋骨细小，回声减弱，有多处骨折；Ⅱ型肋骨较Ⅰ型为粗，无骨折；

(7) 常合并羊水过多。

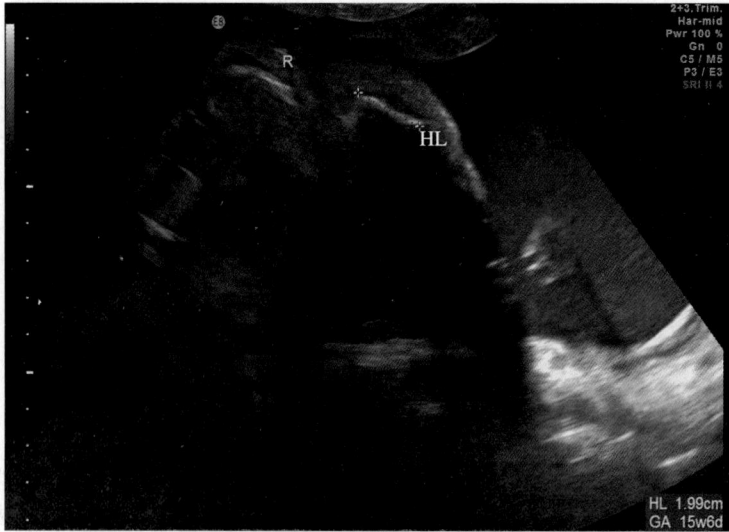

图 8-4　软骨发育不全
胎儿肱骨明显短小、回声减弱（28 周胎儿肱骨长相当于 15 周 6 天）。
R：右侧；HL：肱骨

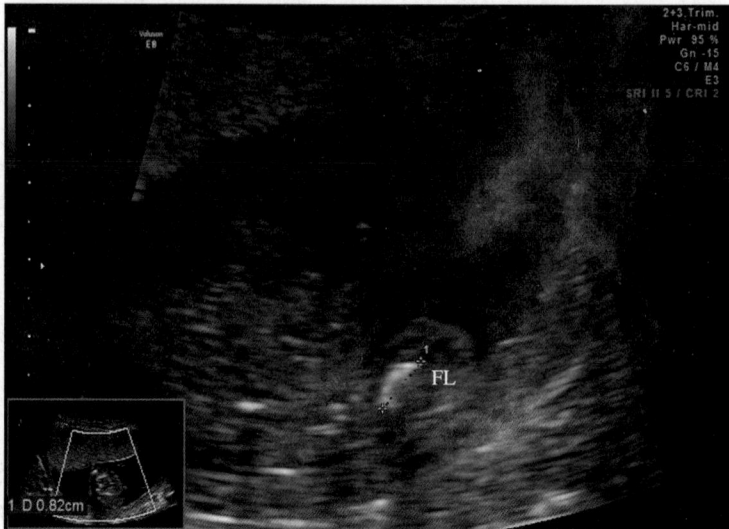

图 8-5　软骨发育不全
胎儿股骨明显短小（28 周胎儿股骨长只有 0.82 cm）
FL：股骨

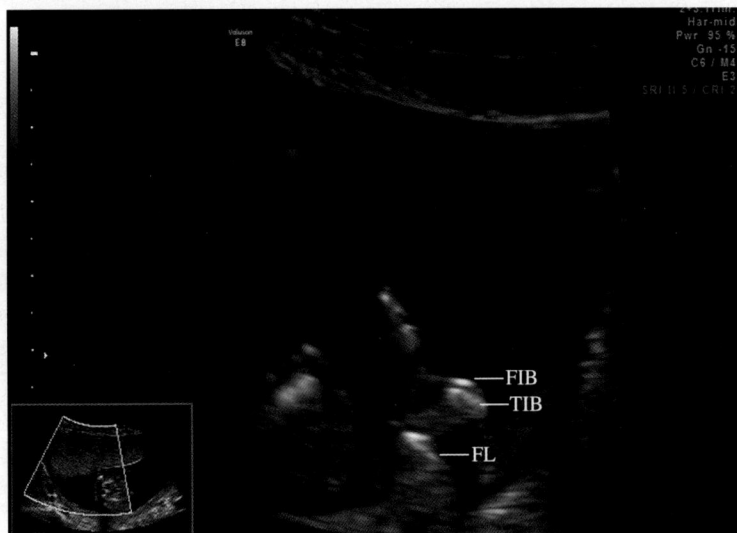

图 8-6　软骨发育不全
胎儿小腿骨明显短小（28 周胎儿胫骨、腓骨长均小于 1 cm）
FIB：腓骨；TIB：胫骨；FL：股骨

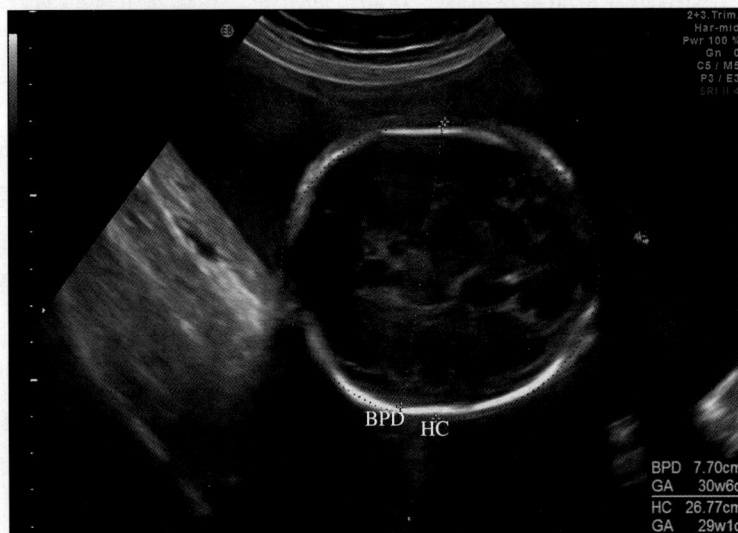

图 8-7　软骨发育不全
胎儿头颅增大，与孕周不符（28 周胎儿双顶径相当于 30 周 6 天）
BPD：双顶径；HC：头围

【操作技巧】

Ⅰ型典型病变诊断较容易，但Ⅱ型长骨短不甚明显，头相对较大时诊断较困难，注意结合染色体检查及有无其他畸形进行综合判定，同时要注意随访观察，本病越到晚期表现越明显。另外，需与成骨发育不全Ⅱ型鉴别（表 8-1）。

【预后】

由于严重的窄胸、肺发育不良，胎儿出生后不能存活。

表8-1　软骨发育不全与成骨发育不全Ⅱ型的鉴别

观察内容	软骨发育不全		成骨发育不全Ⅱ型
	Ⅰ型	Ⅱ型	
四肢骨	严重短小、弯曲	程度较Ⅰ型轻	短小、弯曲、骨折
胸腔及肋骨	窄胸，肋骨细小，多处骨折	窄胸，肋骨较粗，无骨折	窄胸、肋骨骨折、胸腔变形
脊柱骨	回声低弱	回声可正常	回声减低
颅骨	回声低，头颅增大	回声可正常，头大	颅骨变薄，回声减低，胎头受压变形
骨质回声强度	回声水平较低	回声可正常	颅骨回声减低

二、成骨发育不全Ⅱ型

成骨发育不全(osteogenesis impermecta)又称脆骨病，或脆骨－蓝巩膜－耳聋综合征。本病病因不完全清楚，多为常染色体显性遗传，部分病例为常染色体隐性遗传，是由遗传性中胚层发育障碍造成的结缔组织异常而累及巩膜、骨骼、韧带等。其总发生率约为1/25 000，其中最严重的一种是致死性成骨发育不全Ⅱ型，其发生率约为1/54 000。

【病理改变】

成骨发育不全的病因是胶原蛋白的形成、分泌或功能的紊乱，导致网织纤维形成后，胶原不成熟，正常的密质骨被纤维样不成熟的骨组织所代替。因此其主要特征是骨质减少、多发性骨折。可分为四型：Ⅰ型，为常染色体显性遗传，主要表现为轻度短肢或无明显短肢，胎儿期较少骨折，但骨质脆弱，多数在出生后发生骨折，有蓝巩膜；Ⅱ型，为常染色体显性或隐性遗传，表现为严重短肢畸形、骨化差，长骨弯曲骨折，窄胸，蓝巩膜；Ⅲ型，为常染色体显性或隐性遗传，中～重度短肢畸形，长骨增粗、弯曲变形，骨化差，可有多发性骨折，可出现蓝巩膜但听力正常；Ⅳ型，为常染色体显性遗传，病变程度最轻，中度短肢，偶尔有骨折，钙化正常，巩膜和听力正常，但骨质脆弱。

其中Ⅱ型为致死型成骨不全，本部分重点介绍成骨不全Ⅱ型的超声特点。

【超声表现】

(1) 四肢严重短小，长骨短而弯曲，且有多处骨折，骨折后成角（图8-8）。

(2) 窄胸，有肋骨骨折时可导致胸腔变形。

(3) 由于颅骨变薄，回声明显减低（低于脑中线回声），故颅内结构显示得异常清晰，实时超声下探头对胎儿头部略加压，即可见到胎头变形（图8-9）。

(4) 可合并羊水过多。

【操作技巧】

四肢长骨短小、弯曲、骨折及颅骨变形是本病的特征性表现，与软骨发育不全的鉴别要点是后两者。进行颅骨检查时，可用探头对颅骨略加压以判断其有无变形。

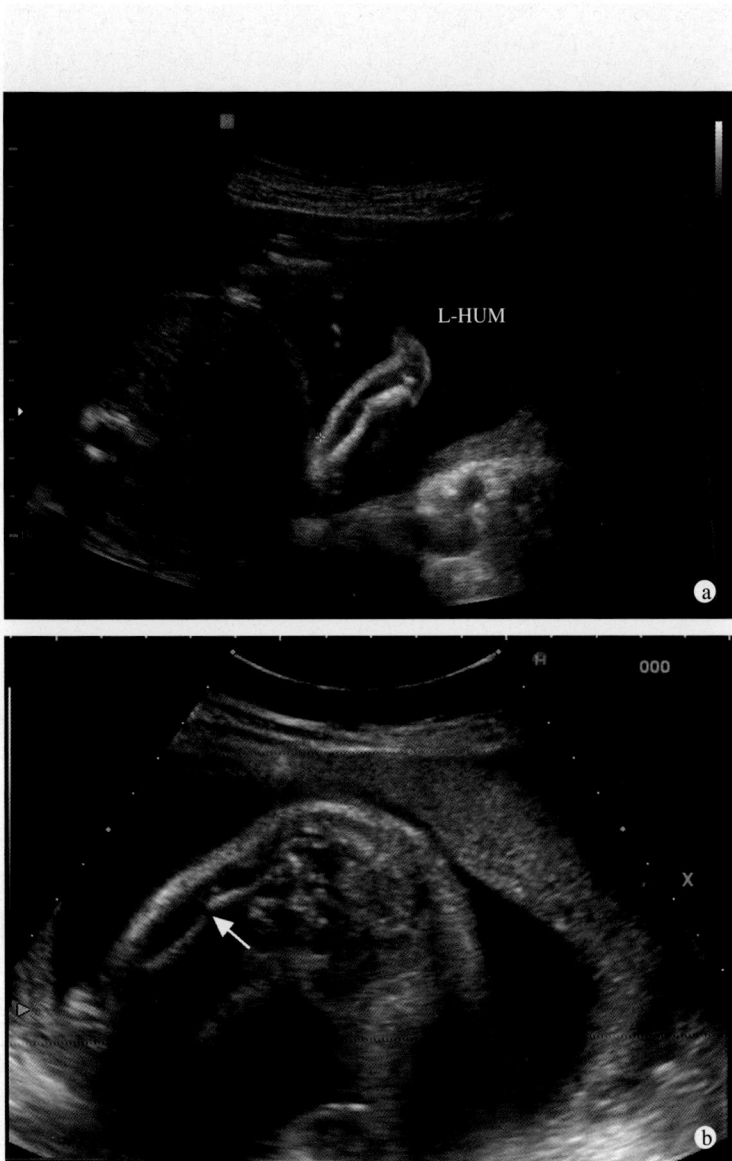

图 8-8　成骨发育不全 Ⅱ 型
a. 显示左侧肱骨短缩并骨折，可见成角畸形；b. 显示胎儿股骨骨折（↑）
L-HUM：左侧肱骨

【预后】

　　成骨发育不全 Ⅱ 型为致死性骨骼畸形，出生后不能存活，预后差。其他类型预后相对较好，畸形较重者预后差，须长期轮椅生活。

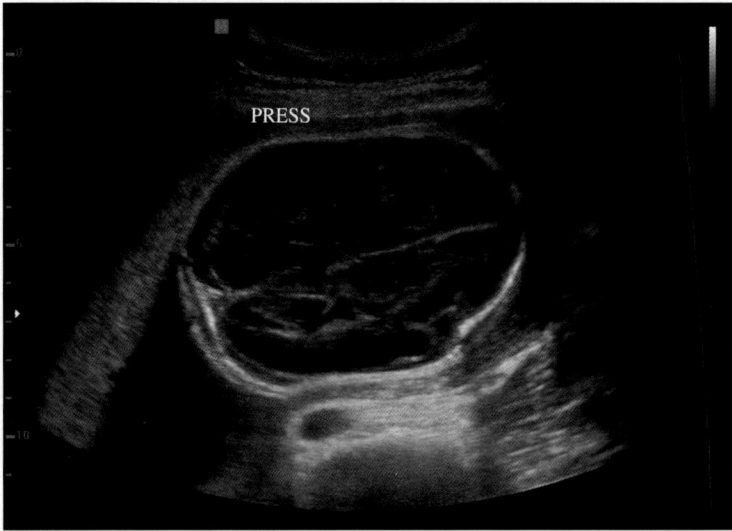

图8-9　成骨发育不全

胎儿颅骨变薄、回声明显减低，探头加压（PRESS），胎头变形

三、先天性手畸形

先天性手畸形（congenital hand malformation）类型多种多样，有些是单纯肢体畸形，有些是全身多系统畸形的一个局部表现，可为单侧肢体病变，也可表现为双侧病变。

【病理改变】

先天性手畸形原因不十分明确，多与染色体异常有关，羊膜束带综合征、骨发育不良性疾病也是其常见原因。其发病率较高，种类较多，表现各异，以多指、并指和裂手较为常见。

（1）多指（polydacty）　是指手多发生一个或一个以上的手指样物为特征的先天性畸形。常与并指同时发生，可发生于单侧或双侧肢体。表现为：①仅为一赘生圆球形的软组织，无骨骼、肌肉与肌腱；②外形较完整，但往往只有两节指骨，与掌骨连接处稍增大或呈分叉状，无活动功能；③多余的指近乎正常。

（2）并指（syndacty）　以指与指之间有异常的皮肤、皮下组织或骨组织相连为特征的一种先天性畸形。往往为双侧性。表现为：①相邻二指间皮肤、皮下组织甚至骨组织相连，多发部位是第三、四指骨间连成一片；②严重者第二至第五指相连，拇指很少累及；③交叉性并指，即相间的指间发生并连；④并连程度不等，有的仅指蹼稍长，有的则达全指；连接皮肤松紧不等，有的为末端指甲及指骨连在一起，有的则为二指共有一条肌腱或神经血管束。

（3）裂手（cleft hand）　也叫龙虾爪、先天性缺指畸形，是一种少见畸形，有显性遗传性，常常伴有其他部位的畸形。

【超声表现】

（1）多指　手指数目增多，多为6个、7个或更多。常在小指侧或拇指侧可见一额外的手指回声，可表现为一指状软组织影，也可表现为一内有骨骼的手指回声，其内可见部分或完整的各节指骨（图8-10，图8-11）。

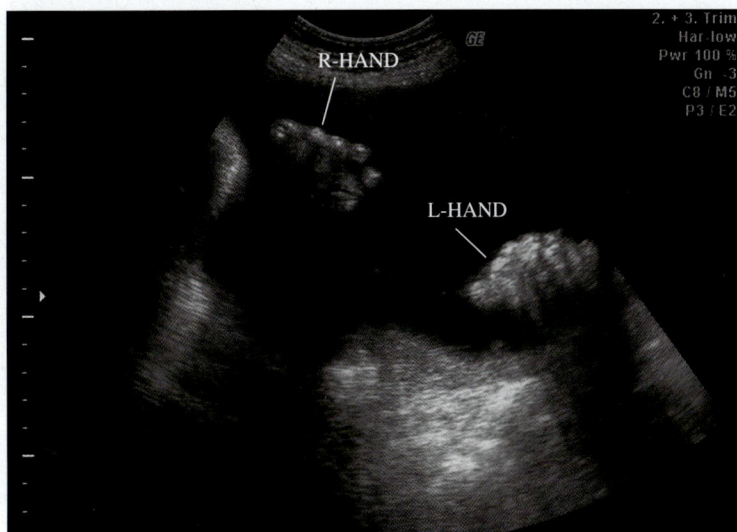

图 8-10　胎儿多指畸形
R-HAND：右手；L-HAND：左手

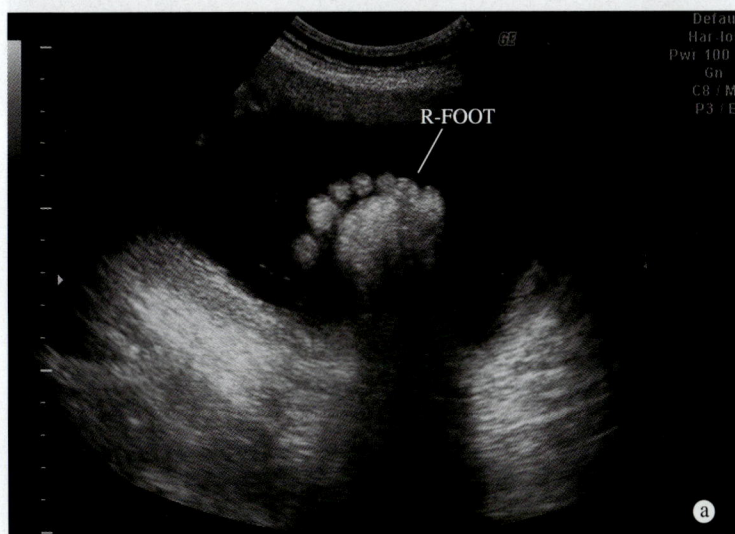

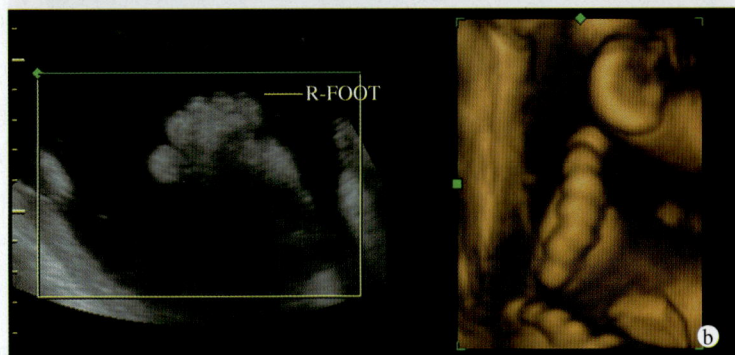

图 8-11　胎儿多指畸形二维（a）、三维（b）图像
与图 8-10 为同一胎儿，同时伴有多趾畸形。R-FOOT：右足

（2）并指 表现为部分手指相互连接，不能分开，相互连接的手指之间有软组织相连，严重者可出现手指间骨性强回声相连，相连的手指运动较少或呈小幅度的同步运动。

（3）裂手 分裂开的手掌部分掌骨间距增宽，显示为顶点朝向腕部的"V"字形，手指数目减少，似"钳"样改变，运动失常（图8-12）。

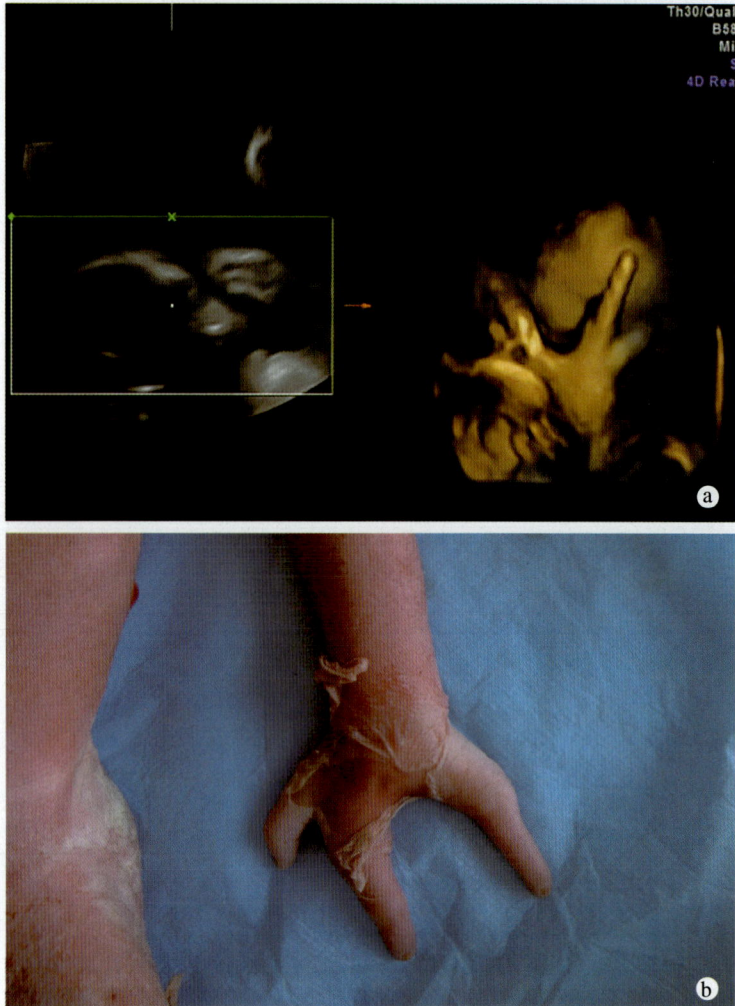

图8-12　胎儿裂手畸形三维成像(a)及大体标本(b)

（4）三维成像 三维超声成像对判定此类畸形有重要的诊断价值。三维表面成像可以更直观地显示手部各种畸形的立体状态、手指形态、数目及手与前臂的位置关系；透明成像可以帮助判断腕骨、掌骨及指骨的形态、数目、连接关系及走行关系，有助于对手畸形空间状态的理解，增加诊断信心。

【操作技巧】

超声对胎儿手的观察宜在手指伸展开后进行，主要观察胎儿手指的数目和形态、结构、拇指与其余四指的相互关系，以及其与手掌、手腕的关系、手的姿势等。观察手指与指骨时，应尽可能显示其长轴切面，观察掌骨时应尽可能显示短轴切面上观察。胎儿手的产前超声检查对检查者耐性要求较高，要求检查者要认真仔细追踪手伸展状态的全貌。

【预后】

单纯多指预后最好，手术效果良好；并指畸形预后较好，较重的并指术后功能受到一定影响；裂手有明显的家族遗传史，手功能异常并可伴有智力低下。

四、先天性足畸形

先天性足畸形(congenital foot malformation)和手畸形一样，种类繁多，其中多趾、并趾、裂趾等畸形较为多见，畸形特征和超声表现均与手畸形一致，在此不赘述。下面主要讨论先天性马蹄内翻足。

先天性马蹄内翻足（congenital clubfoot deformity）是一种以足内缘向内上方翻转，前足内收，跗骨间关节跖屈为特征的先天畸形；是最常见的一种足畸形，发生率1:250~1: 1000，男女比例为2.5：1。可以是单纯性病变，也可见于一些综合征，如18-三体综合征及运动障碍性胎儿畸形。

【病理改变】

先天性马蹄内翻足的主要畸形在于跟骨和其他跗骨之间的关系异常，典型表现为：

（1）前足内收　前足被牵拉向内，此畸形发生于距舟和跟骰两关节。

（2）足内翻　全足在足的纵轴上旋转向内，即两足内翻时，两侧足底相对。由于足长期处于内翻状态，其周围肌腱、韧带、关节囊等发生挛缩，从而导致畸形逐渐加重。

【超声表现】

（1）小腿纵轴切面上同时显示出足底尤其是前足足底平面，即胫、腓骨与足底于同一切面显示，这种关系较为固定，持续存在（图8-13）。

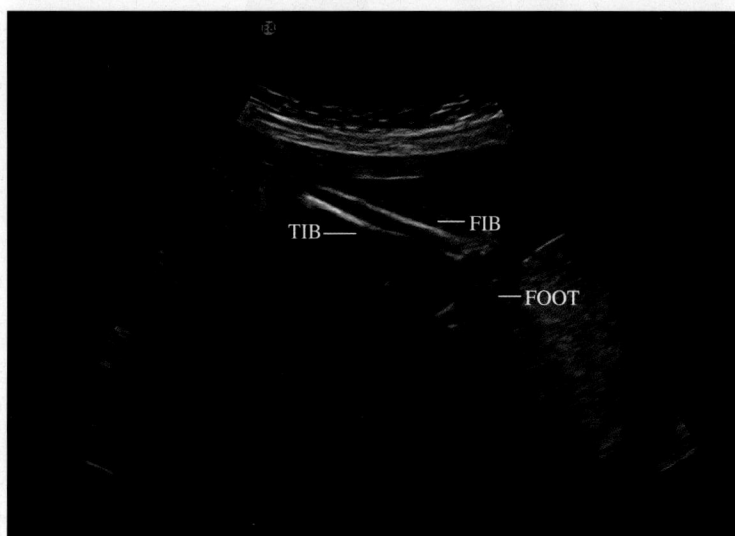

图8-13　足内翻纵轴切面
胫骨（TIB）、腓骨（FIB）与足底（FOOT）于同一切面显示

（2）足内翻患儿常并发其他畸形，如其他肌肉骨骼系统畸形、中枢神经系统疾病等。

（3）三维成像　三维超声表面成像可以更直观地显示胎儿足与小腿的位置关系，马蹄内翻足三维成像显示双足或单足向小腿内侧翻屈，小腿长轴与足底位于同一平面上，三维立体成像与大体标本形态十分一致（图8-14）。

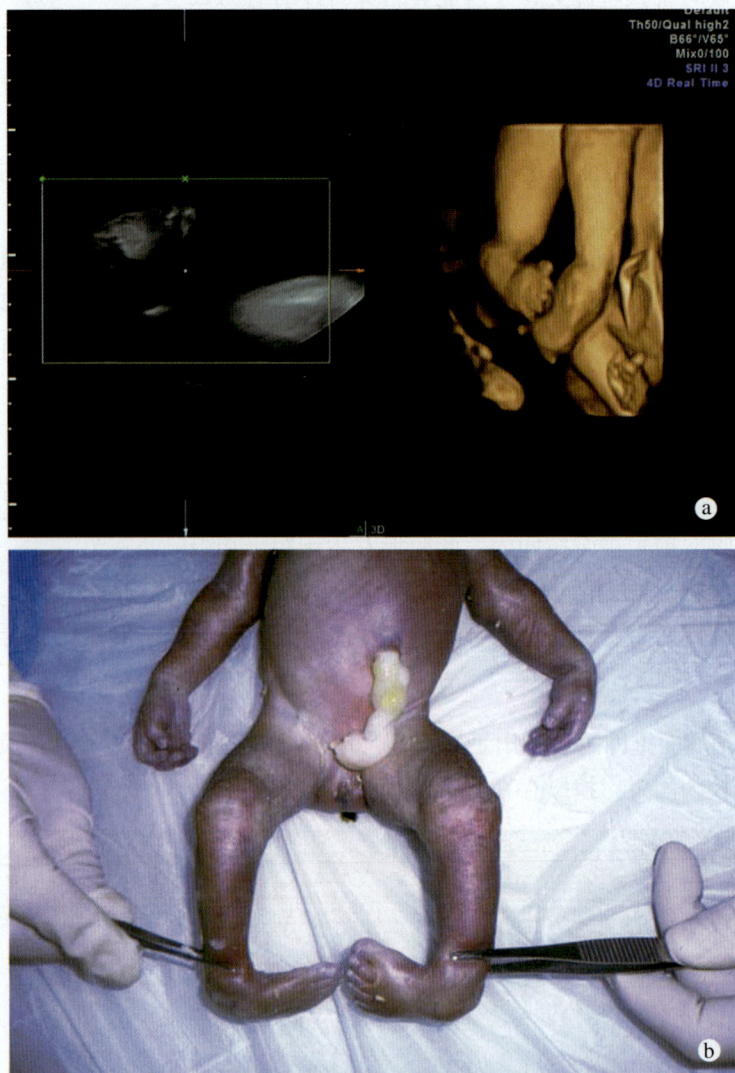

图8-14　马蹄内翻足畸形三维成像（a）及大体标本（b）

【操作技巧】

用肢体连续顺序追踪扫查法检测胎儿肢体及肢体畸形，有意识地注意足和小腿的相互关系，可明显提高足内翻产前超声检出率。漏诊的主要原因是未能清楚显示足与小腿骨骼的关系、羊水过少、孕周过大等。晚孕期羊水较少时，诊断足内翻要慎重。

【预后】

单纯足内翻畸形预后较好，50%可通过石膏固定治愈，外科手术效果亦较好；伴有其他部位或器官的严重畸形者，预后不良。

五、海豹肢畸形

海豹肢畸形(phocomelia)是一种少见的上肢发育不全的先天性畸形，为常染色体隐性遗传病，其特征是肢体畸形和颜面部畸形同时存在，可合并有胎儿小头畸形及宫内发育迟缓。

【病理改变】

在胚胎发育的第26天，于胚胎侧面，第5~7颈节处两侧产生一个隆起，即上肢芽。从此上肢各个部分开始发育，到31~33天发育成上臂、前臂和手掌。到35天手掌出现手指间隔痕迹。在此过程中，上臂和前臂发育障碍，手板亦发育不良甚至发育停止，便形成一个短小残缺的小上肢直接连接于躯体上，似海豹一样，故称为海豹肢畸形。

【超声表现】

（1）上肢肱骨及尺、桡骨发育极短小或完全不发育，手直接连于躯干上（图8-15）；手亦可发育不良，掌指骨短小。

（2）多为双侧对称性病变。

（3）下肢也可有同样畸形，但上肢居多。

（4）可合并其他系统畸形，如唇腭裂、羊水过多等。

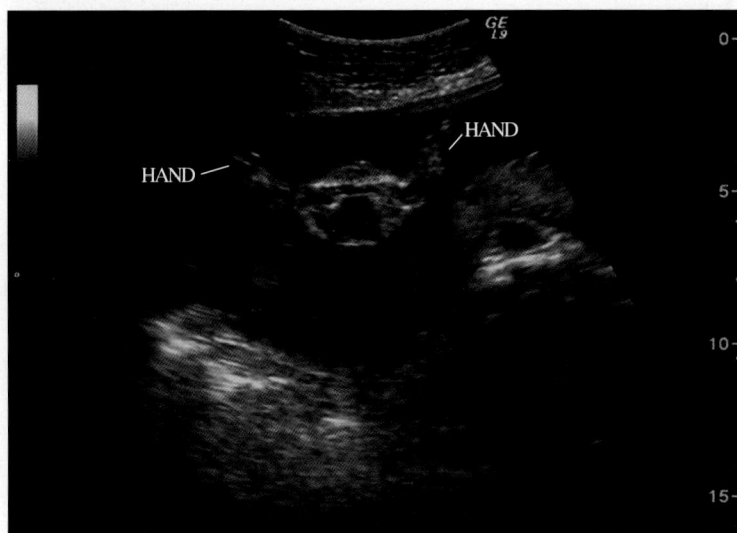

图 8-15　海豹肢畸形
HAND：手；胎儿双手直接连于躯干上

【操作技巧】

由于上肢肱骨不是常规测量的指标，所以上肢畸形较下肢畸形更容易漏诊，因此注意肢体的连续顺序追踪扫查非常重要。按顺序寻找四肢骨骼连接关系，手足接连于躯体上即可诊断该病。

【预后】

预后较差，大部分出生后死亡。

六、人鱼序列综合征

人鱼序列综合征（caudal regression syndrome，CRS）又称并腿畸胎综合征，或美人鱼综合征，是一种复杂的神经管缺陷疾病，表现为腰椎或骶椎发育不全，严重的可出现下肢融合或内脏畸形。其发生率为1/24 000~1/67 000，男女发病率比例为3：1。

【病理改变】

该病表现比较复杂，常多种畸形同时存在，致畸原因至今不十分明确，有一种学说被广泛认可，即此畸形可能与血管窃血现象有关。一条由卵黄动脉衍化而来的粗大畸形血管起自高位腹主动脉，行使脐动脉的功能，将腹主动脉内大量血液"盗走"进入胎盘，而腹主动脉常较小且无分支，致使其起始部以远的腹主动脉血供明显减少，胎儿各结构出现严重血液供应不足，而导致脊柱、下肢、肾脏、下消化道、泌尿生殖道、生殖器官等严重畸形。常见畸形特征是双下肢融合，足缺如或发育不良，形似鱼尾；腰骶－尾椎骨发育不全或缺如，骨盆骨发育不全；其他畸形：肛门闭锁、直肠不发育，双肾不发育，膀胱、输尿管、子宫缺如，内外生殖器官异常等。

【超声表现】

（1）双下肢异常　双下肢融合不分开，胎动时双下肢同步运动。双下肢可软组织融合，表现为下肢两套距离较近的骨骼回声；也可双下肢骨骼融合，超声只检出一根股骨，一根小腿骨或2~3根小腿骨（图8-16）。

（2）双足畸形　可一侧足缺如，或双足结构异常，呈融合状。

（3）脊柱异常　尾椎缺如、腰椎下部不同程度缺如，累及脊柱远端节段异常。

（4）泌尿系统异常　双肾缺如或多囊性肾发育不良，膀胱缺如而不显像，但超声不能区分因双肾异常导致膀胱不充盈还是真正的膀胱缺如。

（5）羊水量异常　极度减少。

（6）腹部及下肢血管异常　腹部可检出异常粗大的"盗血"血管，起自高位腹主动脉，经脐带达胎盘，而腹主动脉的本身明显变细，分支少或无分支。有时可显示单条脐动脉。

【操作技巧】

人鱼序列综合征为非常复杂的多系统畸形综合征，因此诊断此病可能并不难，困难的是如何把所有畸形尽可能地正确筛查出来，这就需要超声医生产前检查要有耐心，要细致认真地逐个系统地进行检查，并要对此病病因病理予以了解。

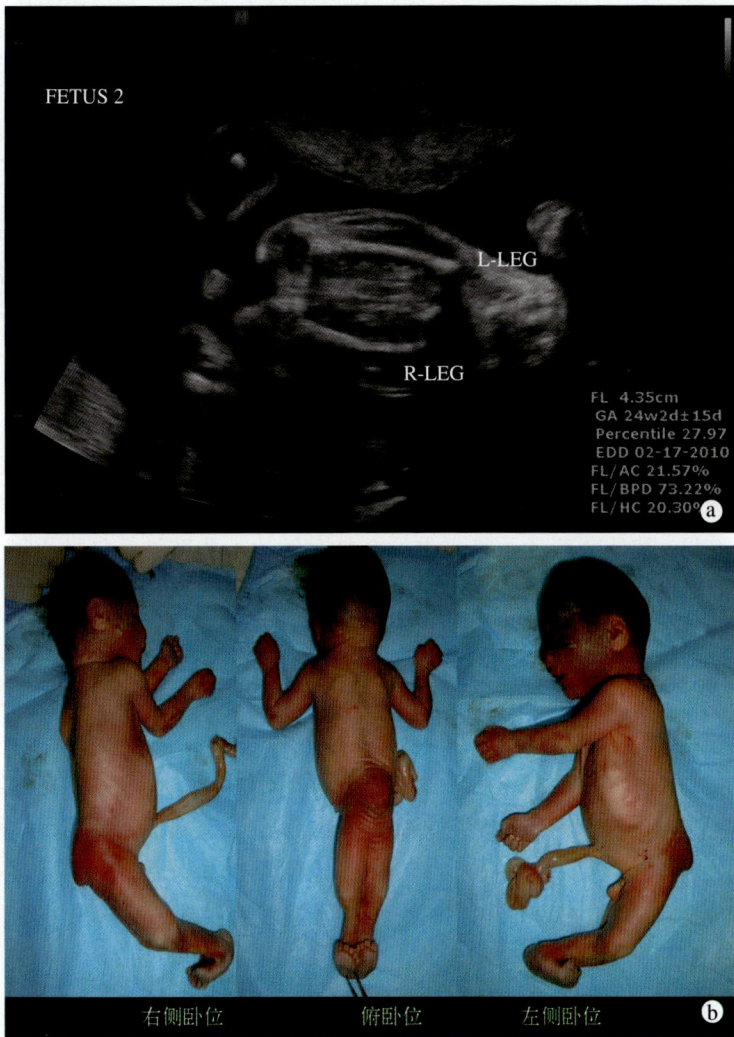

图 8-16 人鱼序列综合征
胎儿双下肢融合声像图（a）及其大体标本（b）。L-LEG：左腿；R-LEG：右腿

【预后】

预后取决于其畸形的程度。存活的婴儿通常智力正常，但需要接受多次矫正性手术治疗，远期存在的问题是膀胱神经功能障碍、进行性肾脏损害，以及下肢神经肌肉缺陷而致的瘫痪。由于严重的羊水过少，导致肺发育不良，患儿出生后不久即死亡。

（任　敏　闫　琪）

第九章

胎儿前腹壁畸形

胎儿前腹壁畸形是指前腹壁皮肤、肌肉发育缺陷所致的各种畸形，其发生率并不高，以脐膨出和腹壁裂最多见，其他畸形如羊膜束带综合征和肢体—体壁综合征较少见，但可引起多发严重畸形，因此对其正确认识及产前超声正确诊断均非常重要。

第一节　前腹壁的胚胎发育、解剖特点

胎儿腹壁在胚胎早期由头、尾、两侧四个中胚层皱褶形成，四个皱褶同时发展，最后在中央汇合形成脐环。这一过程的发育障碍将导致前腹壁缺损，按部位分为：①头褶发育缺陷，可导致Centrell五联征，即脐以上腹中线缺陷导致脐膨出、异位心、胸骨缺陷、心包和前隔缺损、心脏畸形（如心内膜垫缺损、Fallot四联征等）；②侧褶发育缺陷，可导致脐膨出；③尾褶发育缺陷，可导致脐膨出、膀胱外翻、小肠膀胱裂、肛门直肠闭锁；④如果头、尾褶同时发育缺陷，将出生广泛的胸、腹联合裂畸形。如果腹壁全层缺损会导致腹裂。

根据原肠所在的不同部位，近头端的原肠叫前肠，近尾端的叫后肠，前、后肠之间叫中肠。胚胎早期原肠由卵黄囊发育而成，中肠与卵黄囊之间有卵黄管相连，卵黄管后来逐渐变细，闭塞呈条索状。胚胎第6~10周时，消化道生长速度超过腹腔及腹壁的生长速度，此时中肠被挤到脐带底部，形成生理性中肠疝。胚胎10周以后，腹腔生长速度增快，腹腔容积扩大，生理性中肠疝逐渐回复。

第二节　正常腹壁的声像图特点

（1）正常腹壁连续、平整，从外向内依次为稍强回声的皮肤、低回声的皮下组织和肌肉。

（2）腹部脐带入口处扫查，可清晰显示脐带与胎儿腹壁的连接，局部无扩张或膨出，内见1条脐静脉和2条脐动脉（参见图2-51）。

（3）沿皮肤外缘测量腹围，了解其大小与孕周是否相吻合。

第三节 前腹壁缺陷的超声诊断

一、脐膨出

脐膨出（omphalocele）是一种先天性前腹壁发育不全，为脐带周围肌肉、皮肤缺损，导致腹膜及腹腔内器官膨出体外，疝内容物的表面覆盖腹膜和部分羊膜。脐膨出的发生率为1/4000~1/5000，男女比例约为3∶2。

【病理改变】

脐膨出的原因是胚胎时期外胚层皮肤向中线包卷失败，腹壁中线缺损，腹腔脏器从脐根部腹壁缺损处脱出，脐带连接于膨出之上。膨出的大小差异很大，肠管、胃泡、肝脏是最常见的脐膨出内容物，膨出物表面覆盖有两层膜：内层为腹膜，外层为羊膜，形成半透明的胶性囊膜，透过该膜可以看到所包含的脏器（多为小肠、结肠及肝脏），故俗称"玻璃腹"，有时囊膜可发生破裂而使脏器从破裂处突出。

【超声表现】

(1) 典型超声表现 妊娠12周后（妊娠12周前生理性中肠疝尚未消失）前腹壁中线处皮肤强回声中断、缺损，可见囊实性包块自腹壁中断处膨出，内含肠管和/或肝脏回声（图9-1），有时还可见腹水暗区（图9-2）。

(2) 脐膨出表面有完整的包膜覆盖，包块呈圆形，表面规则（图9-3）。

(3) 脐带连接于脐膨出表面（图9-4）。

(4) 腹围小于孕周，膨出越大腹围越小。

(5) 可合并其他畸形或羊水过多。

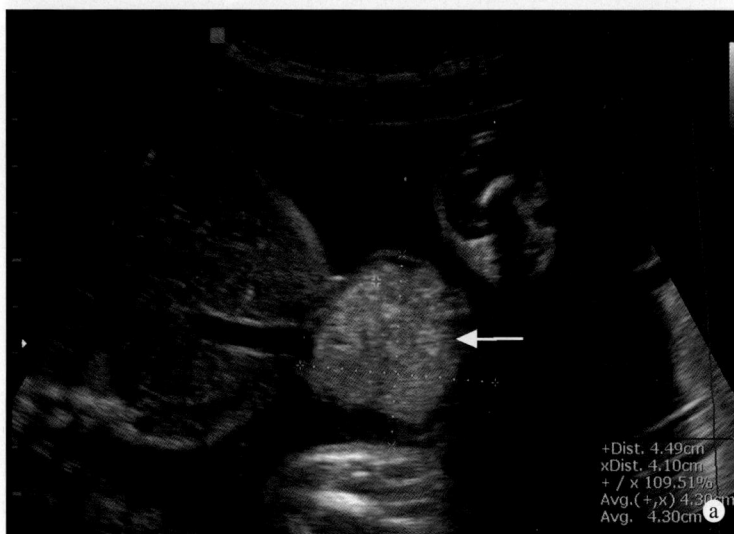

图9-1 脐膨出横切面（Ⅰ）
可见腹壁中断处膨出包块（↑），内含肝脏回声

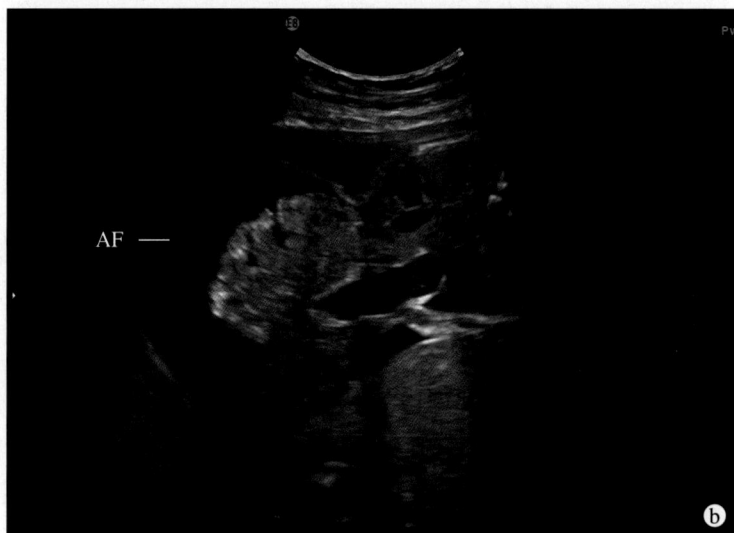

图 9-2　脐膨出横切面（Ⅱ）
脐膨出合并腹水（AF）

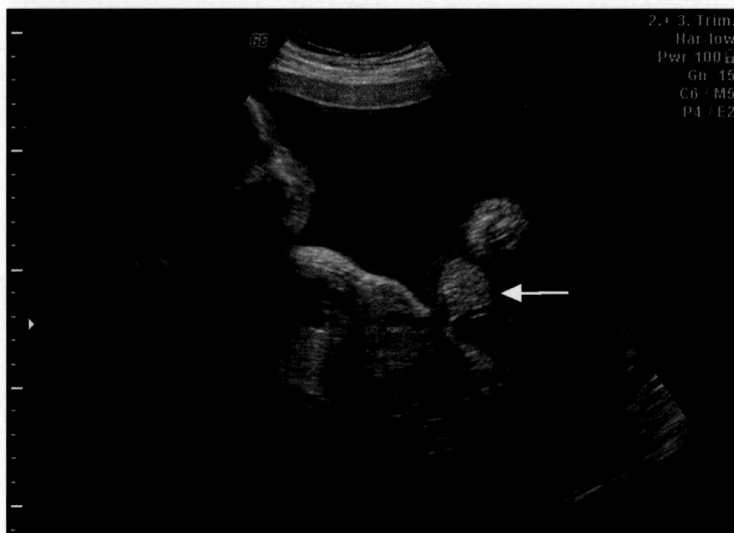

图 9-3　脐膨出矢状切面
显示膨出包块（↑）表面规则

【操作技巧】

　　胎儿产前超声检查时要常规观察前腹壁连续情况,尤其要注意观察脐带于前腹壁入口处有无腹壁连续中断,有无腹腔内容物膨出。另外,脐膨出要注意与生理性中肠疝鉴别,妊娠12周之前前腹壁脐带水平膨出的小包块要注意观察其大小变化情况,一般12周前不诊断脐膨出。

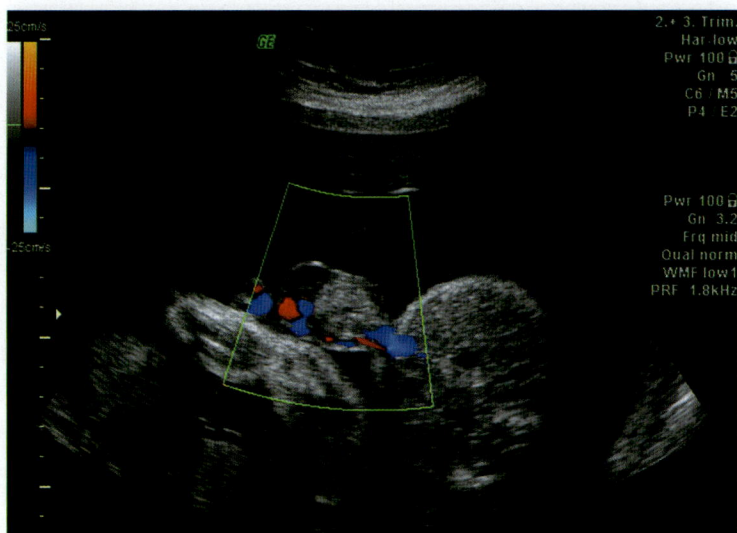

图 9-4 脐膨出
CDFI 显示脐带连接于脐膨出表面

【预后】

脐膨出的预后很大程度上取决于合并畸形及其严重程度，单纯性脐膨出预后较好，手术效果良好；合并严重畸形或染色体异常者，预后较差，患儿围生儿病死率较高。

二、腹壁裂

【病理改变】

腹壁裂(gastroschisis)也称内脏外翻，是胎儿前腹壁缺损的一种类型，为全层腹壁裂开，常见于右侧，内脏通过腹壁缺损暴露于羊水中，无包膜覆盖，一条结构正常的脐带附着于裂口一侧。腹裂发生率为 1/3000。

本畸形大多散发，也可家族发生，有报道为染色体显性遗传。腹壁裂是胚胎在腹壁形成过程中，由于某种因素的影响，两侧壁发育不全，致使腹壁在该侧脐旁发生缺损，形成腹壁裂畸形；也有学者认为，腹壁裂畸形可能与右脐静脉、肠系膜动脉提前退化，导致缺血而发生中与外胚层缺损。通常缺损是在脐带右侧的腹壁全层缺失。裂口呈纵形，外翻脏器主要是肠襻漂浮于羊水中，也可合并胸壁、膈肌或心包的缺损，使肺、心脏等也外翻于羊水中，羊水量常较多，可合并其他畸形。

【超声表现】

（1）典型超声表现 胎儿腹壁连续性中断，通常为脐带入口右侧。

（2）内脏（主要为胃肠道，严重者肝脏、胆囊、脾脏、膀胱等均可脱出）通过腹壁连续中断处脱出，脱出的内脏无包膜覆盖，漂浮于羊水中；脱出的肠管管壁可增厚或轻度扩张（图 9-5，图 9-6）。

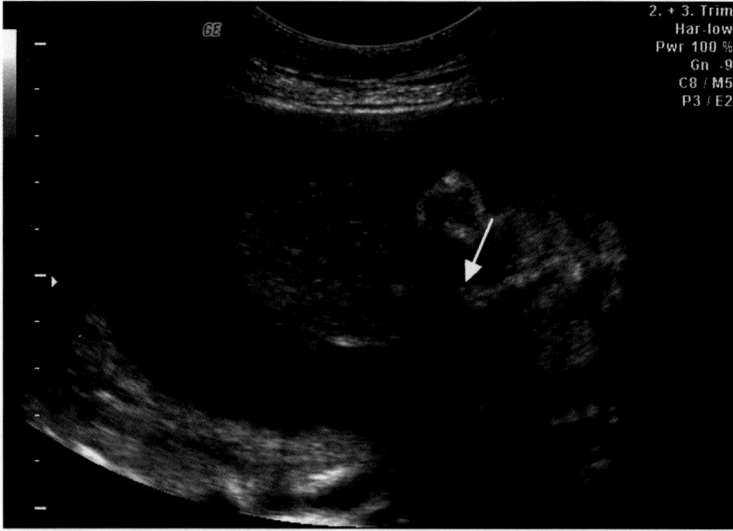

图 9-5 腹壁裂

胎儿肝脏通过腹壁裂口处（↑）脱出

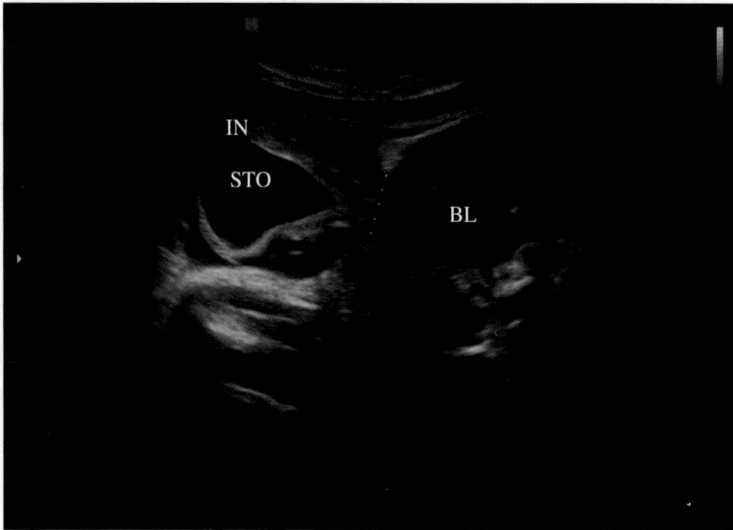

图 9-6 腹壁裂

胎儿胃通过腹壁裂口处脱出。IN：肠管；BL：膀胱；STO：胃

（3）脐带入口处正常，一般位于膨出物的左侧（图 9-7）。

（4）腹腔空虚，腹围小于孕周，膨出越大腹围越小。

（5）可合并其他畸形，如心脏畸形、神经系统畸形等，常伴羊水过多，羊水内可见悬浮强回声光点。

【操作技巧】

对胎儿腹壁裂畸形的超声诊断，只要在日常超声检查中，多切面、仔细全面扫查，就能及早发现，及早采取有效措施，但仍需与脐疝和脐膨出相鉴别，因为各种畸形的预后与处理不同，脱出的内脏是否有包膜样结构包裹是脐膨出和腹壁裂声像图鉴别的要点。胎儿腹壁缺陷时观察脐带结构是否正常非常重要。

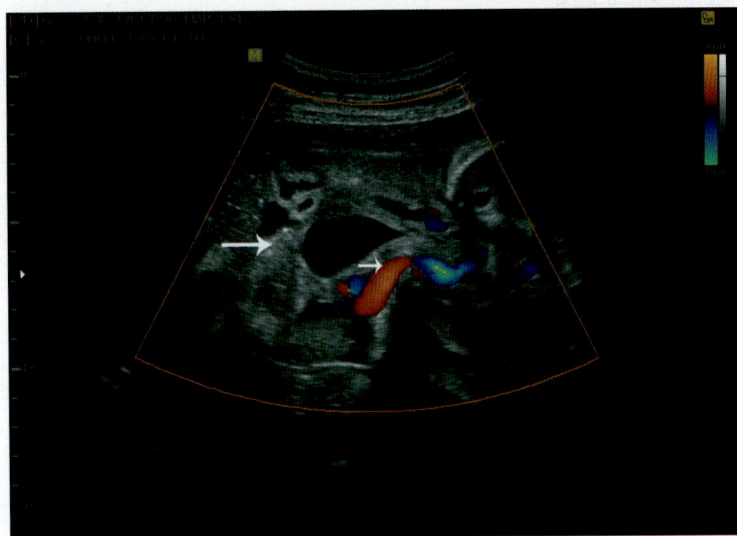

图9-7 腹壁裂

脐带入口处位于膨出物的左侧（横切面）。↑短：脐带；↑长：膨出物

【预后】

腹裂的预后总体来说是好的，有85%~95%的新生儿生存。随着外科手术技术的提高，产后腹壁修补的成功率也大大提高，死亡率已小于10%。腹壁裂伴肝脏膨出者，死亡率会有所增加。

三、肢体－体壁综合征

肢体－体壁综合征（limb body wall complex, LBWC）也称体蒂异常（body stalk anomaly），是一种严重的腹壁缺损，其特点是体蒂形成失败而造成脐部或脐带异常。发生率约为1：14 000。

【病理改变】

肢体－体壁综合征是复杂的畸形组合，包括广泛的前侧腹壁裂、明显的脊柱侧凸、肢体畸形、颜面及颅脑畸形、脐带极短等，这些畸形可单独存在或合并共存，其特征性表现是羊膜和绒毛膜不融合。

肢体－体壁综合征的确切原因尚不清楚，其发生机制可能有多种。多数学者认为是在胚胎发育过程中，由于出血、坏死、缺氧，导致胚胎组织发育不全或受损，从而导致腹壁闭合失败；也有人认为其是早期的羊膜破裂即羊膜束带综合征的一种最严重的类型，羊膜破裂发生胚胎尾部，致使胎儿下半身进入胚外体腔，胎动受限，造成脐带极短、腹壁缺损、脊柱畸形等；还有一种说法是胚板包卷过程出现异常，致使胚外体腔不消失、羊膜腔形成不完整所致。

【超声表现】

（1）超声检查首先发现较大的腹壁缺损，腹前区和胎盘之间可见异常回声包块，多为疝出体外的肝脏和肠管；可见羊膜带。

（2）没有正常的脐带回声，脐带很短或无脐带，短脐带者无螺旋，往往只有一条脐动脉。

（3）脊柱异常弯曲，前凸或者侧凸（图9-8）。

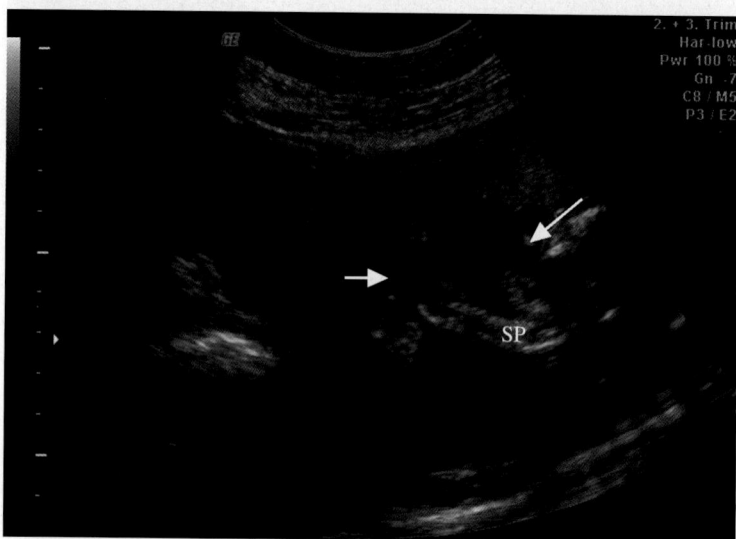

图9-8 肢体－体壁综合征

可见胎儿弯曲的脊柱（SP）、外翻的心脏（↑长）及胎儿肢体（↑短）

（4）胎儿较固定，胎动极小，常伴羊水过少。

（5）肢体畸形 95%存在肢体畸形，如马蹄内翻足、少指、缺肢、裂手裂足、尺桡骨发育不全等。

（6）其他畸形 40%伴发颜面颅脑畸形，主要为唇裂和脑膨出，另可见心脏畸形、肠道闭锁、肾脏畸形等。

【操作技巧】

本病常合并羊水过少，胎儿体位较固定，所以产前超声检查对手法要求较高，要细致认真，尤其是对脐带的扫查较困难，因其往往埋藏于腹前包块中，但仍连于胎盘。由于本病合并畸形较多，怀疑此病时，要注意胎儿其他部位，尤其是肢体、颜面的仔细筛查。

【预后】

肢体－体壁综合征为致死性畸形，预后极差，但由于其染色体正常，无复发的风险。

四、羊膜束带综合征

羊膜束带综合征(amniotic band syndrome, ABS) 又称为先天性环状挛缩带，是指部分羊膜破裂产生纤维束或纤维鞘，使胚胎或胎儿与羊膜带粘连、束缚、压迫、缠绕，造成胎儿受累器官出现分裂或发育异常的一组复合畸形。常见于头部、躯干和四肢。其活产儿发生率为1/1200。

【病理改变】

羊膜束带综合征畸形种类多样，由手、足或指(趾)小的畸形到多发的全身复杂畸形，其病因尚未完全清楚。目前认为是妊娠早期不明原因的羊膜破裂而绒毛膜完整，胎儿通过羊膜破裂处到达绒毛膜腔中，由于绒毛膜渗透性较好，羊水外渗造成一过性羊水过少，同时羊膜部分或全部回缩而形成羊膜带，与胎儿粘连，由于其束缚、压迫导致胎儿粘连、破坏，形成各种畸形，如羊膜带缠绕胎儿肢体可以导致胎体畸形和皮肤缺损；纤维带与缺损皮肤粘连，可以导致腹裂或脑膨出等畸形；胎儿咀嚼吞咽羊膜带，可以出现非对称性唇裂、腭面裂或消化道闭锁。

【超声表现】

（1）羊水中可见漂浮带状回声，黏附于胎儿（图9-9）。

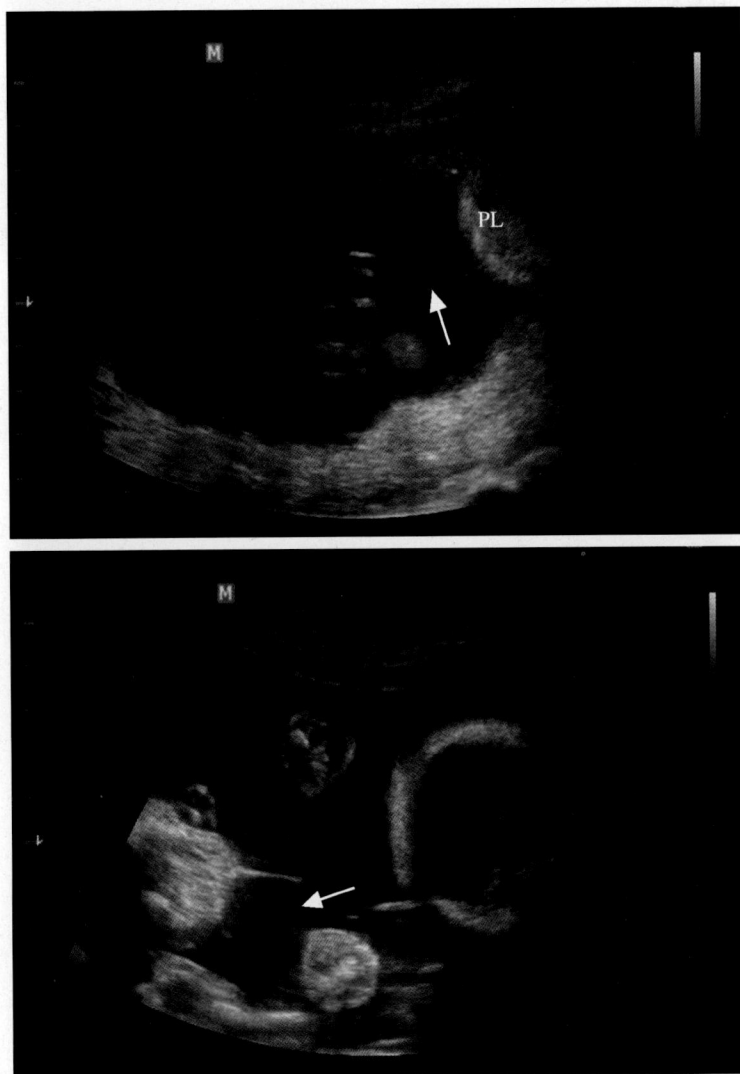

图9-9　羊膜束带综合征

羊水中可见漂浮的羊膜带回声(↑)。PL：胎盘

（2）羊膜带粘连处可出现畸形，其特征为多发性、不对称、不规则畸形，包括：

1）头颅畸形：无脑、脑膨出；

2）躯干畸形：腹壁缺损，肝脏、肠管等腹部脏器外翻；

3）肢体畸形：肢体的环状缩窄和截断是诊断重要依据，另可见并指、足内翻等；

4）颜面部畸形：唇裂、腭裂、鼻发育异常等。

（3）常合并羊水过少。

（4）胎儿活动受限。

【操作技巧】

产前超声诊断羊膜束带综合征首先发现各种胎儿畸形，仔细检查胎儿畸形部位或其他部位有不规则带状回声附着，并非必须显示羊膜带才能诊断羊膜束带综合征，但若能发现羊膜带则有助于增加诊断信心。

【预后】

预后与胎儿畸形的严重程度有关，合并严重畸形如腹壁裂、严重脑膨出者预后差，而轻度畸形者预后较好，可行胎儿镜松解肢体羊膜束带进行治疗，松解后的肢体可恢复正常。

（孙立涛　郭　强）

第十章

胎儿颜面部

面部包括视觉、听觉及语言器官，是人类与外界交流的窗口，面部畸形直接影响了身体外在的部分，使许多社会功能如语言等受到严重影响。因此，产前正确诊断胎儿颜面部畸形具有重要意义。

第一节 胎儿颜面部的胚胎发育、解剖特点

（一）鼻、唇、口腔的胚胎发育

颜面的演化是从两侧向正中方向发展的。人类胚胎发育第3周时，其前肠的前端有一个口腔出现，称口凹即原始口。原始口与前肠之间有一薄膜称口咽膜。胚胎发育第4周时，原始口甚大，呈多角形。其外周围有5个突起：一个是鼻额突，位于上方正中；2个是上颌突，居于上方两侧；另外2个是下颌突，占据下方全部。2个下颌突在中线彼此相连，形成下唇、下颌骨和舌的前2/3部分。鼻额突形成不久，即在下端分为一个鼻中突和2个鼻侧突，两者之间有一凹，称为鼻凹，以后形成鼻孔。胚胎发育第6周时，鼻中突的下端形成球状突。在鼻额突向下分出2个小突起，上颌突也不断长大并向中线伸展，先将眼眶与口腔隔开，以后又将鼻侧突向下生长的通道阻断。胚胎发育至第7周时，上颌突在上方与鼻侧部，在中线与球状突相连，形成鼻孔底部和上唇全部。另外，在此同时，两个球状突也在中线相连，形成鼻小柱、上唇、人中和前颌（图10-1）。

（二）腭部的形成

腭在胚胎7~12周时形成，腭从内侧鼻突的球状突和上颌突的腭突发育并融合而成。两侧球状突形成前颌突、两者在中线融合形成原发腭，原发腭仅为硬腭前方小部分，向后以切牙孔为界，前方包括4个切牙的牙槽骨。两侧上颌骨的腭突向中线生长并融合，向前生长在切牙孔处与原发腭融合形成继发腭。继发腭形成腭的大部，包括大部分硬腭、尖牙以后的牙槽骨和全部软腭。当腭发育完全后，在原发腭与继发腭之间形成一弓形融合线，此线的垂直线为两侧继

发腭之间的融合线，从切牙孔向后延伸至腭垂（图 10-2）。

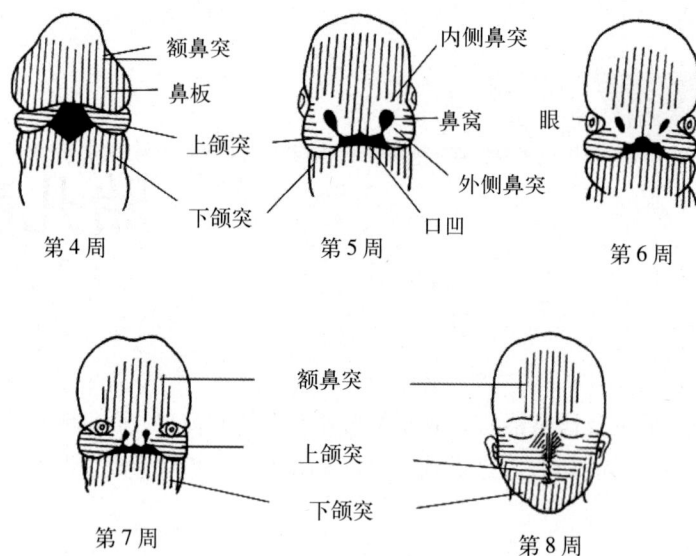

图 10-1　颜面的形成过程

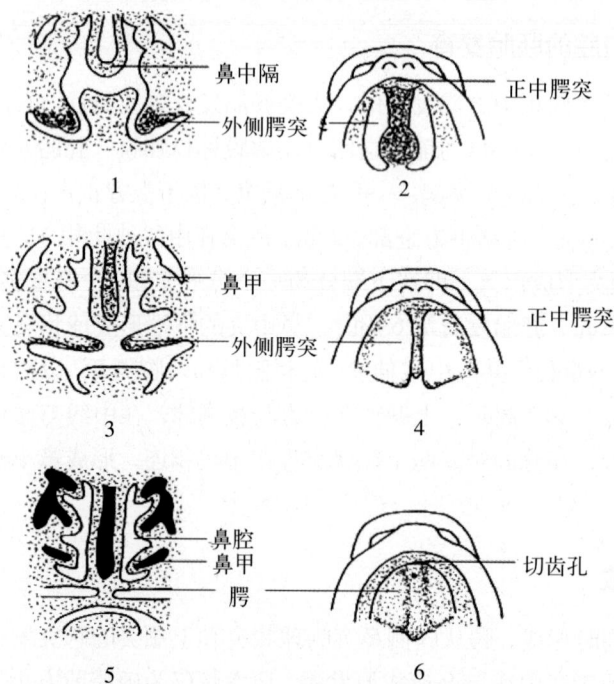

图 10-2　腭的发生及口腔与鼻腔的分隔

如两个下颌突在胚胎4~5周时未能正常融合，则形成下唇正中裂或下颌裂畸形。在胚胎第7周时，两个球状突未能正常融合，则形成上唇正中裂畸形。如果一侧上颌突与同侧球状突未能正常融合，则形成单侧唇裂；如果两侧均未融合，则形成双侧唇裂。如果上颌突与外侧鼻突未能融合，则形成面斜裂；如果上颌突与下颌突未能融合，则形成面横裂。在胚胎第9周时，如果一侧或两侧的腭突未能与上方的鼻中隔融合并相互融合，则形成单侧或双侧不同程度的腭裂。如果一侧或两侧原发腭与继发腭之间未能正常融合，则可形成原发腭裂或牙槽突裂。在胚胎第12周时，两侧腭突由前向后融合，如融合障碍，则可形成软腭裂、黏膜下隐裂或腭垂裂。

（三）眼的胚胎发育

眼的发生在胚胎第4周开始。首先在原始前脑泡两侧出现视沟，视沟向外胚层表面生长，形成视泡。视泡接着分化成视杯与晶状体。孕8周时，眼的结构基本形成。眼眶由垂体软骨和蝶骨大翼、小翼围绕着眼球发育而成。双眼最初位于胚胎头部的两侧，成180°角，发育过程中逐渐向前移行，到出生时两眼眶角度减少到71°左右。

（四）下颌的胚胎发育

两侧第一鳃弓分别生长出一个下颌突，左、右下颌突逐渐向中线方向生长、发育、移行，最终在口凹的下方中线处相互融合形成下颌骨及下唇。

第二节　正常颜面部声像图特点

产前超声可对胎儿颜面部进行矢状、冠状及横切面扫查，这三个相互垂直的正交平面对胎儿颜面部的显示与观察非常重要，每个平面均从不同侧面提供胎儿面部的信息。其中冠状切面及横切面在诊断胎儿唇裂、腭裂、眼畸形时极为重要，而矢状切面在对鼻畸形、耳畸形、小下颌畸形、前额凸起与后缩等有重要意义。左、右枕前位及左、右枕后位胎儿颜面部结构显示最清楚。

（一）冠状切面

孕妇取仰卧位，首先判断胎儿方位，在获得测量双顶径的平面后，探头旋转90°获得颅内结构的冠状切面，进行冠状切面扫查，此时声束平行向颜面部方向移动，可以获得一系列颜面部冠状切面图像。主要显示胎儿面部结构，有前额、眼眶、晶状体、眼睑、鼻尖、鼻孔、上下唇等。冠状切面是显示唇裂畸形的最佳切面（图10-3），三维超声能够更清晰、立体地显示面部结构（图10-4）。

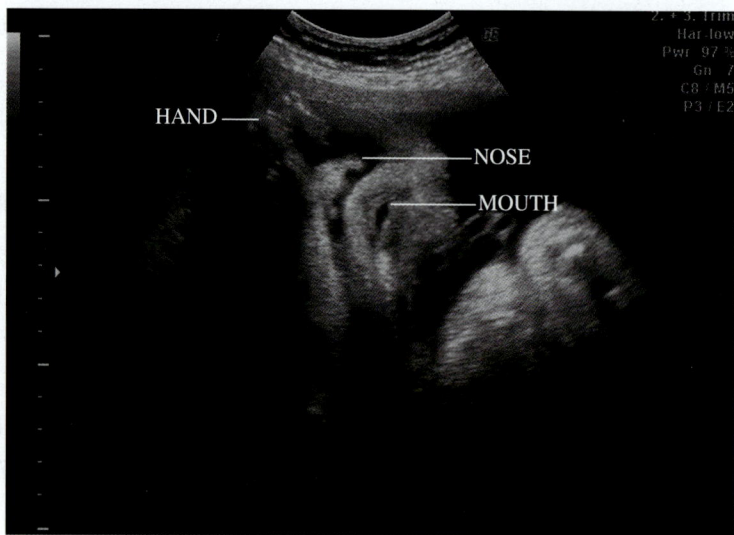

图 10-3　胎儿面部冠状切面

显示胎儿的鼻、唇。HAND：手；NOSE：鼻；MOUTH：嘴

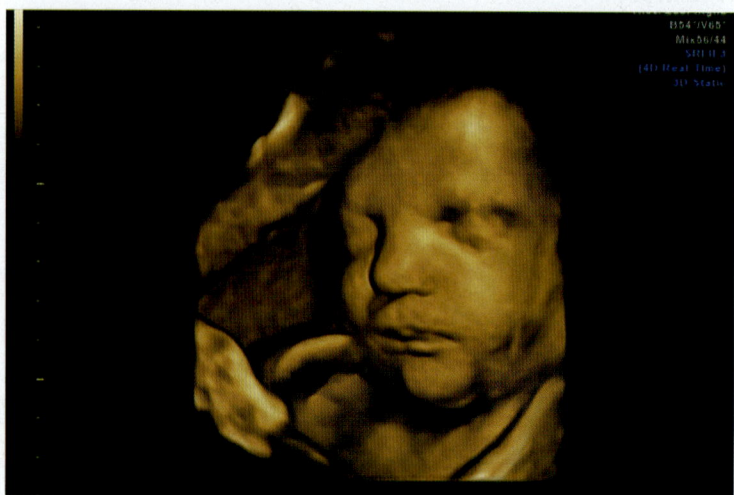

图 10-4　胎儿面部三维声像图

（二）横切面

　　进行胎儿颜面部横切扫查时，应以胎儿双侧眼球及晶体同时显示，且双侧眼球大小相等、晶体大小相似的横切面为基准切面（图10-5），声束平面平行向下颌或额部方向移动，可获得胎儿颜面部一系列横切面。在双眼球横切面上可测量眼内距、眼外距。16周左右，牙槽突内的乳牙可显示，主要为4个乳切牙和2个乳尖牙，乳切牙和乳尖牙交界线代表原发腭与继发腭的融合线；清晰显示上牙槽突，观测其连续性对检出上腭裂十分重要（图10-6）。

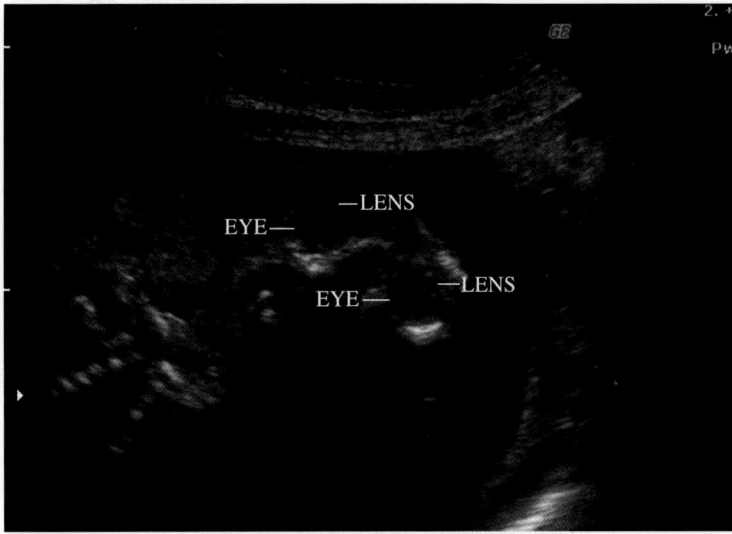

图 10-5 胎儿颜面部横切面
显示双侧眼球及晶状体。EYE：眼睛；LENS：晶状体

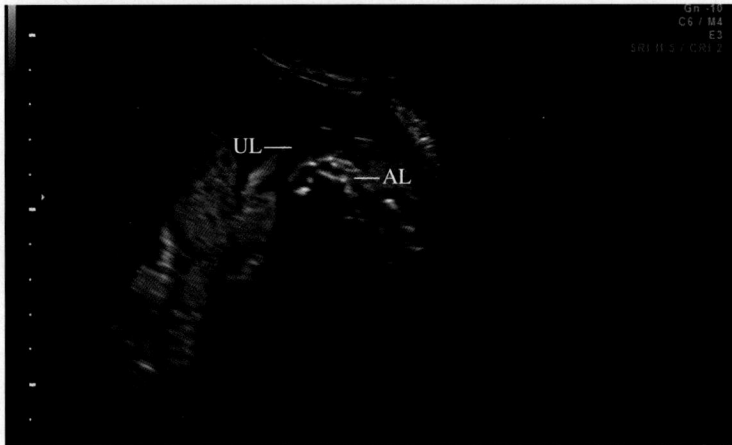

图 10-6 胎儿颜面部横切面
显示胎儿上牙槽突连续完整。UL：上唇；AL：上牙槽骨

（三）矢状切面

在显示面部的横切面后，将探头旋转90°后可显示胎儿面部正中矢状切面，声束平面向左或向右平行移动，可获得胎儿颜面部系列矢状切面。注意在做该切面扫查时，应显示通过鼻尖、鼻柱及鼻骨的矢状切面，在此切面上不应显示眼眶（图10-7）。正中矢状切面是诊断小下颌畸形、象鼻畸形和前额凸起或后缩等极其有用的切面，面部其他矢状切面在面部裂畸形方面也有相应表现。

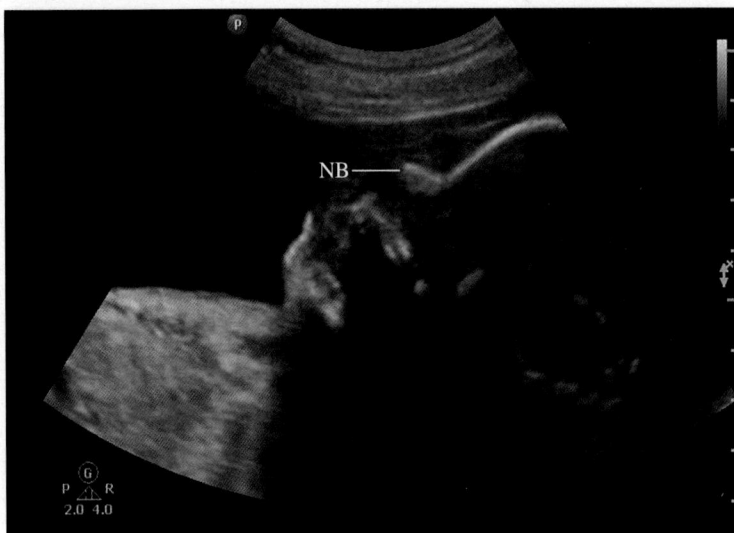

图 10-7　胎儿颜面正中矢状切面

显示胎儿鼻骨。NB：鼻骨

【腭的超声扫查方法】

1. 经颏下三角扫查　声束自胎儿颏下三角进入指向头顶部方向，可获得清晰的硬腭与软腭冠状及矢状切面。但胎儿宫内检查时很难获得经颏下三角探测的腭的直接声像图，因此很难直接显示硬腭与软腭。

2. 经下唇或下颌斜切扫查　在胎儿仰卧位头部后仰时，声束可经胎儿下唇或下颌斜向后上扫描，声束指向胎儿后枕部，可显示硬腭及软腭的矢状切面、硬腭后部及软腭的冠状切面，但硬腭前部冠状切面很难获得。

常规冠状切面、矢状切面、横切面能观察到的胎儿面部结构有：

（1）眼　眼眶、眼球及其内的晶体与玻璃体、玻璃体动脉、眼裂、眼睑。

（2）额　前额皮肤、额骨。

（3）鼻　外鼻及鼻软骨、鼻柱、鼻翼、鼻孔、鼻中隔、鼻骨、两侧上颌骨额突及其围成的梨状孔。

（4）口　上下唇、唇红、人中、上颌骨及上牙槽突与其内的乳牙、下颌骨及下牙槽突与其内的乳牙、下颌、舌。

（5）颧骨。

（6）面颊　颊部皮肤、肌肉、上下颌骨牙槽突及其内的乳牙。

（7）外耳　耳廓、外耳道。

但有很多情况不能显示胎儿颜面部结构，主要原因有：①胎儿太小，4.0 MHz 探头对 14~15 周胎儿较难显示；②胎位原因，多为 39~40 周胎儿胎位固定于正枕前位，面部向后；③羊水过少，面部与子宫壁紧贴；④胎手始终位于颜面部不移开。

第三节　胎儿颜面部畸形

一、唇腭裂

唇腭裂（cleft lip，cleft palate）是常见的颜面部畸形。它既可以表现为单纯性的唇裂或腭裂，也可以出现在一些综合征中，其发生率有明显的种族差异，我国最近统计资料为1.8‰。资料表明，约50%为唇裂合并腭裂，约25%为单纯唇裂，25%为单纯腭裂。单侧唇腭裂（约占75%）多于双侧，左侧多于右侧，左右侧比为4∶1。唇裂患者无论伴或不伴有腭裂，大多数病例（80%左右）不合并其他畸形；但有20%的患者出现在100多种基因综合征中；单纯腭裂则不同，约50%常含有合并其他畸形，常并发于200多种基因综合征中。正中唇裂约占所有唇裂病例的0.5%，常与全前脑或口－面－指综合征有关。

【病理改变】

唇腭裂有许多类型，临床上多按裂隙的部位及程度分类，目前临床上常用分型为（图10-8）：

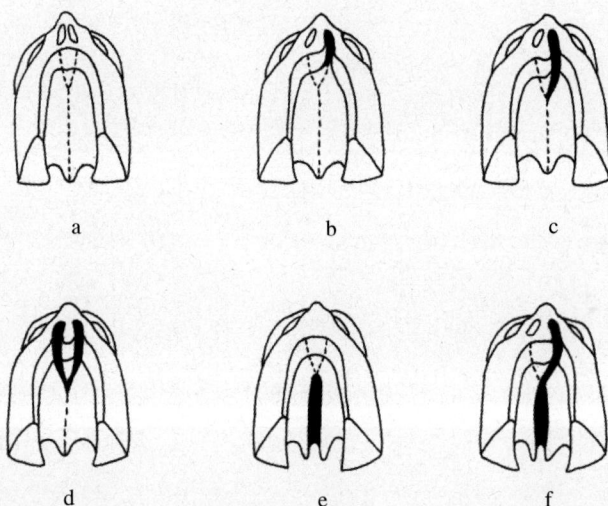

图10-8　常见唇腭裂类型及正常唇与腭模式图

a. 正常唇与腭，虚线表示原发腭与继发腭之间及继发腭与鼻中隔之间的融合线；
b. 单侧唇裂；c. 单侧唇腭裂；d. 双侧唇腭裂；e. 单纯腭裂；f. 单侧完全唇腭裂

（1）单纯唇裂　又可分为单侧唇裂和双侧唇裂。根据唇裂的程度可将唇裂分为：

Ⅰ度唇裂，裂隙只限于唇红部。

Ⅱ度唇裂，裂隙达上唇皮肤，但未达鼻底。

Ⅲ度唇裂，从唇红至鼻底部完全裂开。

其中Ⅰ、Ⅱ度唇裂为不完全唇裂，Ⅲ度唇裂为完全唇裂。

（2）单侧唇腭裂。

（3）双侧唇腭裂。

（4）单纯腭裂　也可分为单侧与双侧腭裂。根据腭裂的程度可分为：

Ⅰ度腭裂　腭垂裂或腭裂。

Ⅱ度腭裂　全软腭裂及部分硬腭裂，裂口未达牙槽突（即无原发腭裂或牙槽突裂）。

Ⅲ度腭裂　软腭、硬腭全部裂开且达牙槽突（即包括原发腭与继发腭之间及继发腭与鼻中隔之间均未融合）。

Ⅰ、Ⅱ度腭裂为不完全腭裂，Ⅲ度腭裂为完全腭裂。前者一般单独发生，不伴唇裂，仅偶有伴发唇裂者，后者常伴有同侧完全唇裂。

【超声表现】

1. 单纯单侧唇裂　通常取面部冠状切和横切面，显示鼻和唇的结构。声像图可清晰显示上唇连续性回声中断，中断处为无回声暗带。

（1）Ⅰ度唇裂　仅在唇红部显示中断者为Ⅰ度唇裂，Ⅰ度唇裂因裂口小常漏诊（图10-9）；

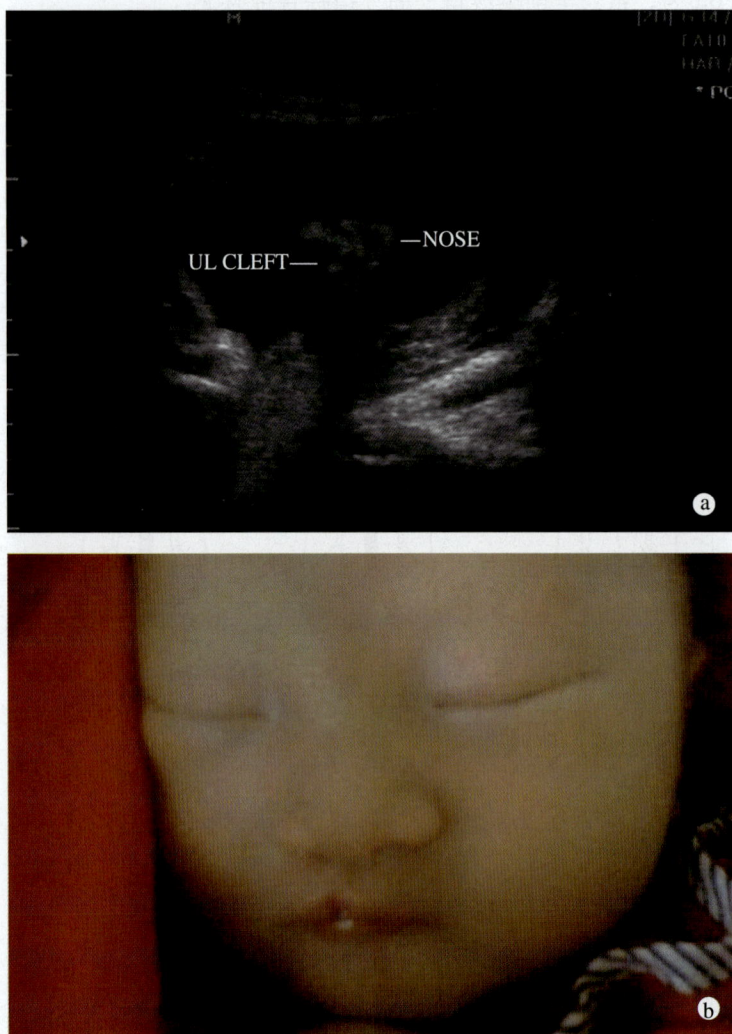

图10-9　胎儿Ⅰ度唇裂

a. 声像图横切面仅在唇红部显示连续中断；b. Ⅰ度唇裂胎儿照片。ULCLEFT：上唇裂口；NOSE：鼻

（此图由中国医大盛京医院蔡爱露教授惠赠）

（2）Ⅱ度唇裂　唇裂连续中断未达鼻孔者多为Ⅱ度唇裂，鼻孔两侧对称、不变形（图10-10），三维超声显示的更形象且清晰；

（3）Ⅲ度唇裂　唇裂连续中断可达鼻孔，受累侧鼻孔变形，两侧鼻孔不对称为Ⅲ度唇裂（图10-11）。

检出唇裂后，还应仔细观察上颌牙槽突，单纯唇裂者牙槽突连续完整。

2.单侧唇腭裂　单侧唇裂合并牙槽突裂或完全腭裂时，除上述唇裂征象外，上颌骨牙槽突回声连续性中断，正常弧形消失，在裂口中线侧牙槽突常向前突出，而裂口外侧牙槽突则相对后缩，在横切面上可见"错位"征象（图10-12）。

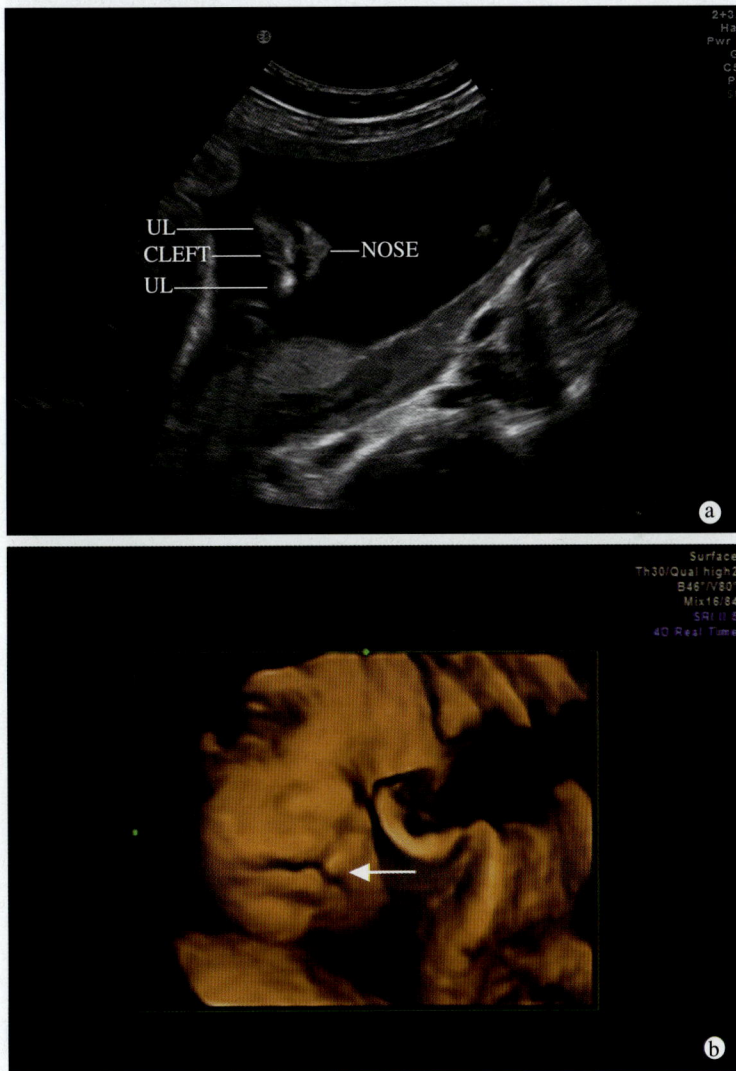

图10-10　胎儿Ⅱ度唇裂

a.二维超声横切面显示上唇连续性中断，但未达鼻孔；b.三维超声显示胎儿
Ⅱ度唇裂（↑）。UL：上唇；CLEFT：裂口；NOSE：鼻

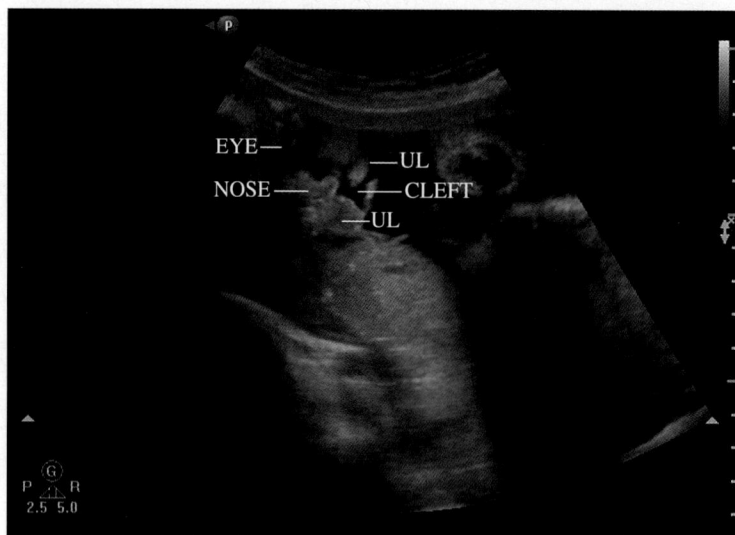

图 10-11 胎儿Ⅲ度唇裂
上唇回声连续中断,延伸至鼻孔。
EYE:眼睛;UL:上唇;NOSE:鼻;CLEFT:裂口

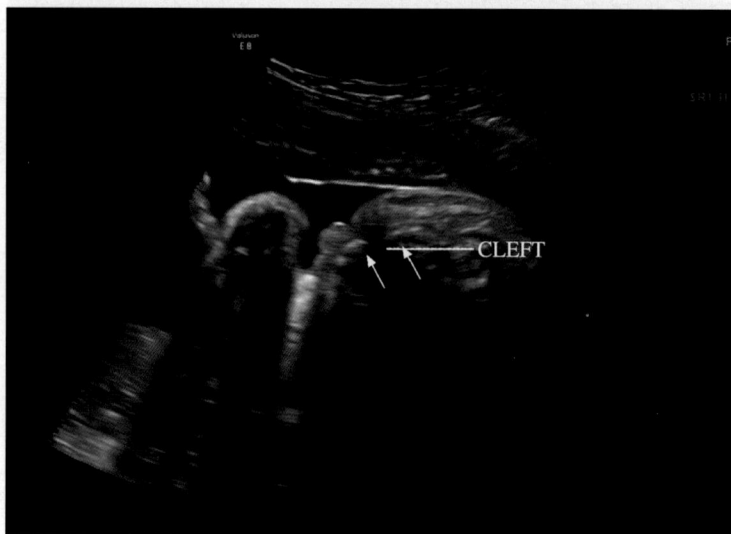

图 10-12 单侧唇腭裂
横切面显示上唇及牙槽突连续中断且错位。CLEFT:裂口;↑↑:上牙槽突

3. 双侧唇腭裂 声像图上可见上唇左、右裂开,上唇中央部悬挂于两鼻孔之间并向前突出。双侧唇裂可为对称性或不对称性。双侧唇腭裂合并牙槽突裂或完全腭裂时,双侧唇与牙槽突连续性中断,在鼻的下方可显示一明显向前突出的强回声块,称为颌骨前突,该强回声浅层为软组织(上唇中部及牙龈),颌骨前突在正中矢状切面最明显。三维超声能够更加直观立体显示颌骨前突(图 10-13~图 10-15)。

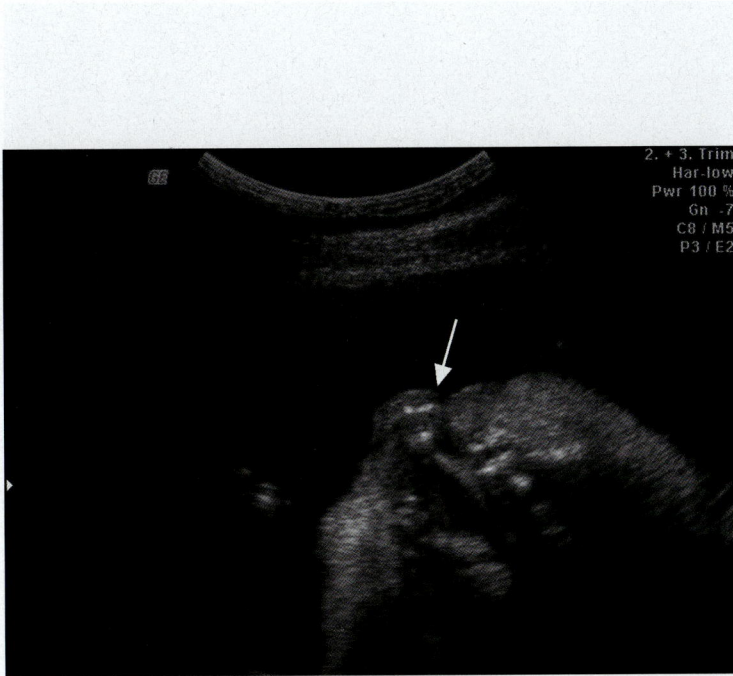

图 10-13　双侧唇腭裂
横切面显示双侧唇腭裂颌骨前突（↑）

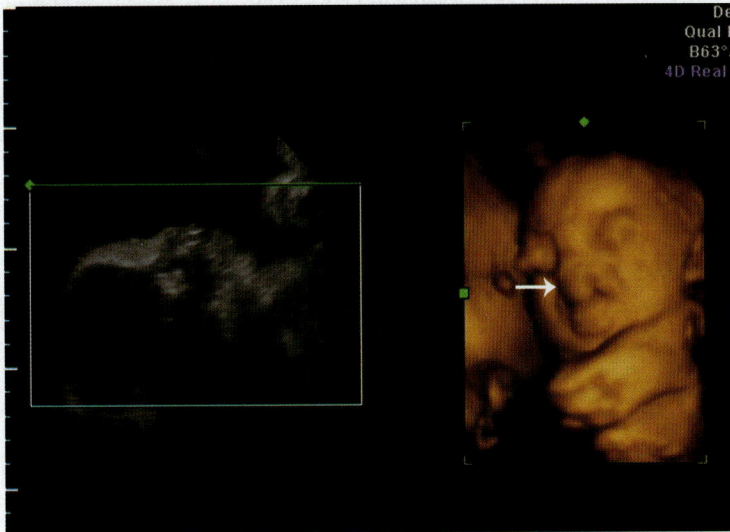

图 10-14　双侧唇腭裂
三维超声显示上唇中央部向前突出（↑）

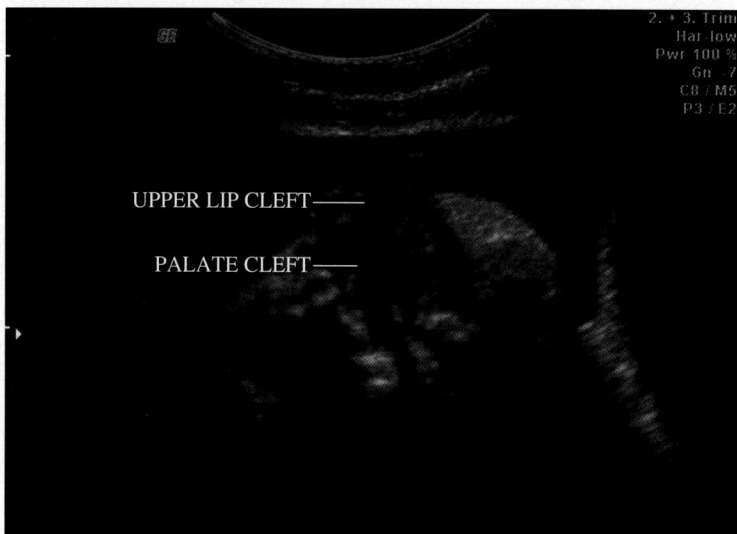

图 10-15　单侧唇裂合并双侧腭裂
横切面显示双侧上腭连续中断（↑）
UPPER LIP CLEFT：上唇裂；PALATE CLEFT：腭裂

4. 单纯腭裂　单纯性腭裂不易诊断，尤其是那些不完全性的腭裂。若能经胎儿颌下三角探查则能清楚显示出硬腭与软腭及唇腭裂畸形的直接声像，只有当胎儿面部朝前且过度仰伸时，产前超声才有可能获得此种切面，表现为冠状切面病变侧硬腭的弧形强回声带连续性中断。在矢状切面图上，腭裂处不能显示硬腭强回声及软腭中等回声带，从左向右连续扫查，硬腭与软腭回声连续出现，裂口处可显示达鼻腔。但当腭裂合并唇裂时，往往伴有上牙槽裂开，并向上延伸至腭裂。在横切面上，超声显示上唇及上牙槽的裂口，裂口起自唇裂处，向内上经上牙槽延伸至上腭。

三维超声诊断唇腭裂更直观，但其受影响的因素较二维超声更多。此外，三维超声要求胎儿面部有更多的羊水衬托，且对胎儿的体位要求更高，医生的扫查手法也直接影响三维超声重建图像的质量。对于图像质量不佳的三维超声图，诊断唇腭裂应特别小心。

【操作技巧】

在诊断胎儿唇腭裂时，切面一定要标准，否则易造成误诊。例如有可能将正常口裂误认为唇裂，或者将正常胎儿较深的上唇人中误认为唇裂。当发现胎儿唇裂后，要注意观察是否合并有牙槽突裂，且要追踪观察是否有腭裂。

【预后】

不伴其他结构畸形的单纯唇腭裂预后较好，目前的整形外科技术能进行很完美的修补手术。大的腭裂可引起容貌、吞咽、呼吸及发音问题。正中唇裂及不规则唇裂常预后不良。合并染色体异常或一些遗传综合征者预后差。

二、无眼畸形

无眼畸形（anophthalmia）极其罕见，是一类严重影响患儿视力的先天性畸形，发生率约为活产儿的1/20 000。无眼畸形不一定是遗传的，其原因可能是一种基因变异或染色体变异，此变异是在卵子或者精子当中自发的，胚胎在发育的头28天内没有正常发育眼睛导致这种畸形。

【病理改变】

无眼畸形主要特征是眼球缺如，眼眶缩小或缺如，晶体、视神经、视交叉及视束均缺如，眼睑闭锁，眼区下陷。主要因胚胎期眼泡形成障碍所致。可单侧或双侧发生。与小眼畸形相似，可伴发于多种畸形综合征中。

【超声表现】

（1）18~24周时，超声探查如未显示眼眶、眼球及晶体回声，则为无眼畸形（图10-16）。

（2）如能显示一小的眼眶，应仔细检查有无晶体回声，如果晶体缺如，亦为无眼畸形。

（3）检出无眼畸形时，应仔细检查胎儿有无其他畸形，如耳畸形、下颌畸形等。

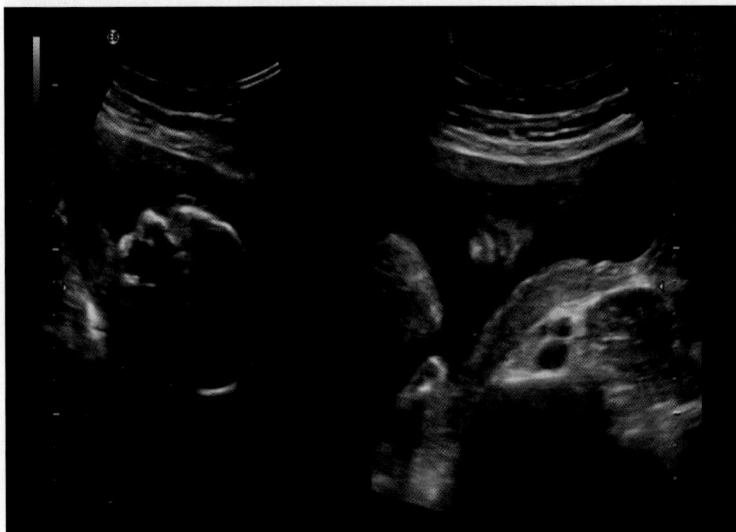

图10-16　无眼畸形
横切面显示胎儿右眼无眼畸形，仅显示左眼

【操作技巧】

12周左右能显示眼眶并不能除外无眼畸形，部分无眼畸形是在晚孕期才形成的。另外，要与严重小眼畸形进行鉴别。

【预后】

无眼畸形的预后在很大程度上取决于合并畸形的严重程度。如合并其他畸形可考虑中止妊娠。出生后因此类患儿完全无视力需手术摘除病眼。

三、小下颌畸形

小下颌畸形 (micrognathia) 常为染色体异常综合征的多发异常之一，患儿下颌骨短小，三维超声可更清晰显示。该病的病因不清楚，可能与鳃弓形成下颌骨的过程受到某种损害而引起下颌骨、上颌骨和耳的畸形有关。明显小下颌畸形常伴有许多染色体发育畸形综合征和骨骼系统发育不良性疾病，例如小耳畸形、短肢畸形等。

【病理改变】

小下颌畸形的主要特征是下颌骨短小，颏后缩，下唇较上唇位置更后。轻者外观可无明显异常，可能为正常变异；严重者下颌骨极小，外观上几乎看不出明显的颏或仅为一小颏，且明显后缩，下唇明显后缩。

【超声表现】

（1）产前检查主要在胎儿面部正中矢状切面上，下颌正常的反"S"形弯曲消失，从下唇开始到颈部变为一小圆弧形图像，即正常的"下巴"不能显示（图 10-17）。

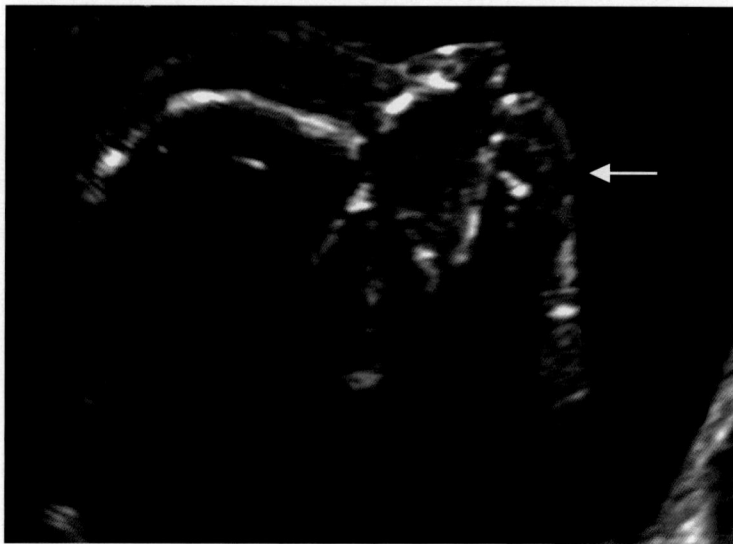

图 10-17　小下颌畸形
胎儿面部正中矢状切面显示小下颌畸形（↑）

（2）胎儿总是处于半张口状态，舌相对较大而伸于口外，这可能由于下颌过小，难以闭口所致。

（3）冠状切面，亦显示"下巴"小，且处于半张口状态，正常的曲度消失，变为不规则。轻度小下颌畸形则应根据下颌骨的生长发育参数来诊断，临床上可大致根据下颌骨的长度和双顶径的比较进行初步估计，正常下颌骨长度约等于胎儿双顶径的一半，而小下颌骨畸形则明显低于此值。

（4）常伴有羊水过多及其他结构畸形。

（5）三维超声可更清晰地显示小颏、张口或舌伸于口外，更加直观。

【操作技巧】

重点探查胎儿颜面部的正中矢状切面，观察下颌的正常反 "S" 形弯曲是否存在，如果消失，要高度警惕小下颌畸形。

【预后】

小下颌畸形本身即可导致新生儿死亡，主要原因是严重小下颌可导致呼吸困难而死亡。严重的伴发畸形也是新生儿死亡的原因之一。另外，小下颌畸形常伴发于许多畸形综合征中，其预后各不相同。本病最常见于 18 - 三体综合征，预后极差。

四、鼻畸形

先天性外鼻畸形种类繁多，程度不一，在生存的婴儿中严重的外鼻畸形较少见，常并发全身其他器官或系统的先天畸形。包括无鼻(arhinia)及喙鼻(proboscis)等。

【胚胎发育及病理改变】

最早的鼻起始于胚胎颜面部额鼻突下缘的两侧，被称为鼻板。鼻板中央向深部凹陷形成鼻窝，鼻窝周围隆起成鼻突。两侧鼻突向中线靠近，最后在中线处愈合，形成鼻。如果这一过程发生异常，就可能出现无鼻、喙鼻等畸形。鼻异常最常见于全前脑患儿。

【超声表现】

(1) 无鼻　声像图上探及不到鼻的回声，常伴有鼻腔、鼻窦等缺如，三维显示更加明显。

(2) 喙鼻　在前额部分出现一隆起，既无鼻梁也无鼻尖显示。位于眼球水平上方的喙鼻常常无鼻孔。主要见于全前脑。

(3) 鼻异常病例声像图上还能见到其他面部结构的异常改变，如眶间距过窄、独眼、中央唇裂，以及颅内异常改变。

【操作技巧】

在胎儿颜面部扫查时，超声医师只要重视鼻的探查就会减少鼻畸形的误诊及漏诊，在正中矢状切面上，要重点观察颜面部的弧度曲线。冠状切面中，看到两鼻孔不对称或其他异常时，要重点查看鼻部。另外，患有全前脑的胎儿必须重点观察鼻。

【预后】

绝大部分鼻异常病例都伴有全前脑，故预后与全前脑一样，须终止妊娠。

（刘宇杰　刘娜娜）

第十一章

胎儿肿瘤

以往认为胎儿肿瘤发生率低，但随着超声诊断技术在产科临床的应用与普及，胎儿肿瘤在产前诊断中并不少见。胎儿肿瘤对胎儿与母体健康都有重要影响。早期发现与认识、对以后分娩方式的选择，以及产后新生儿的监护与护理具有重要意义。据国外资料报道，目前少数胎儿肿瘤已有可能在宫内进行治疗。

第一节　淋巴管囊肿

淋巴管囊肿（cystic hygroma of the neck）又称淋巴水囊瘤，该病为淋巴系统发育异常。最常见于颈部（约占80%），还可发生在腋窝、腹股沟等部位。系因淋巴系统梗阻所致，在自发性流产胎儿中发生率约为0.5%，但新生儿罕见。

【病理改变】

淋巴水囊瘤表现为厚壁囊肿，内部常有多个分隔带，多位于头、颈的背侧，也可出现在颈部前方、两侧及腋下。其发生的主要原因是胎儿淋巴系统发育缺陷，造成局部皮肤淋巴回流障碍，致使淋巴液在躯体、肢体、皮肤内大量聚积而形成多个囊腔，或者颈淋巴间隙异常，颈部淋巴管未与颈内静脉相通，从而导致颈部淋巴回流障碍，引起淋巴管的急度囊状扩张，也可出现全身性非免疫性水肿。淋巴水囊瘤分为无分隔的水囊瘤及有分隔水囊瘤两种。前者常较小，多位于颈部两侧，易漏诊；后者常合并染色体畸形、心血管畸形及胎儿水肿。

【超声表现】

胎儿颈部周围可见囊性包块包绕，较大者可波及头颅及躯体上部，其囊壁很厚，超声将水囊瘤分为有分隔和无分隔水囊瘤两种类型。

（1）无分隔水囊瘤（non-septated hygromas）　主要表现为单房囊性包块，多位于颈前部两侧，体积多较小，易漏诊。

（2）有分隔水囊瘤（septated cystic hygromas）　此种类型水囊瘤的典型超声表现为多房囊性肿块，内有明显的分隔强回声带，大的囊肿内常见较厚的中隔，由胎儿颈部伸向囊内，囊的其余部分可为稀疏状分隔；有时仅可见中央单一分隔强回声带将囊分为左、右两半。囊肿一般较大，最多见于项背部（图11-1），偶可位于上肢（图11-2）、躯干（图11-3）、腋窝及纵隔内。

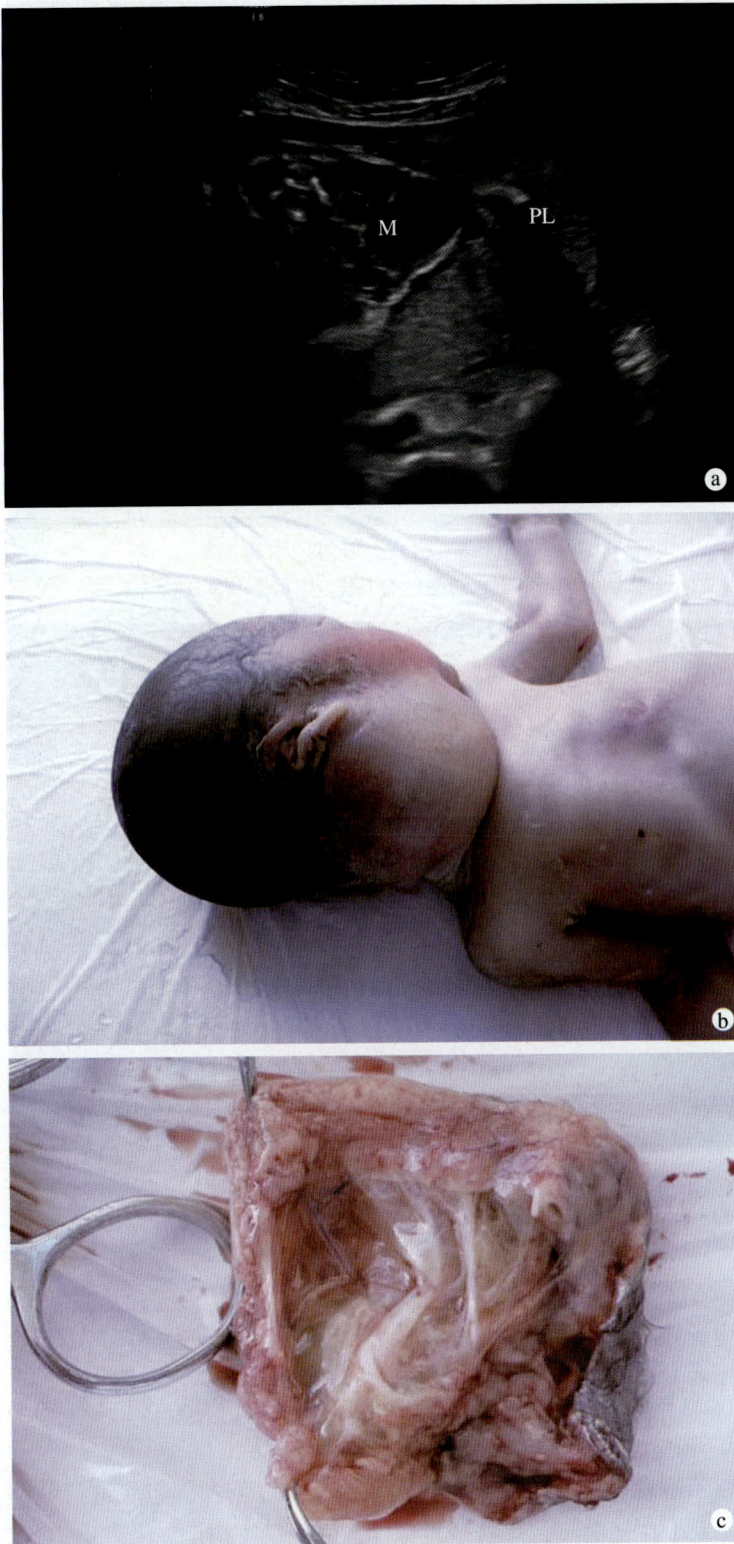

图 11-1 胎儿颈背部淋巴水囊瘤

a.二维超声显示胎儿右颈部多房囊性肿块（M）；b.引产后大体标本；c.肿物尸检所见。PL：胎盘

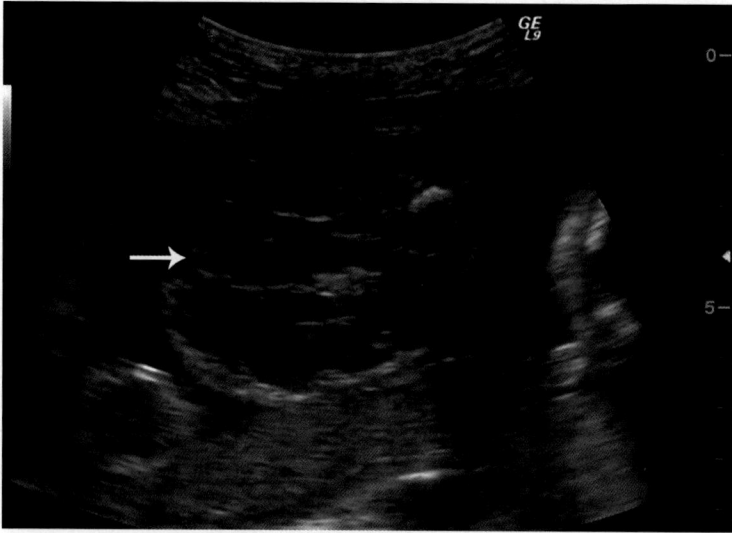

图 11-2　胎儿上肢淋巴水囊瘤
横切面显示淋巴水囊瘤包绕上肢，内可见多个分隔（↑）

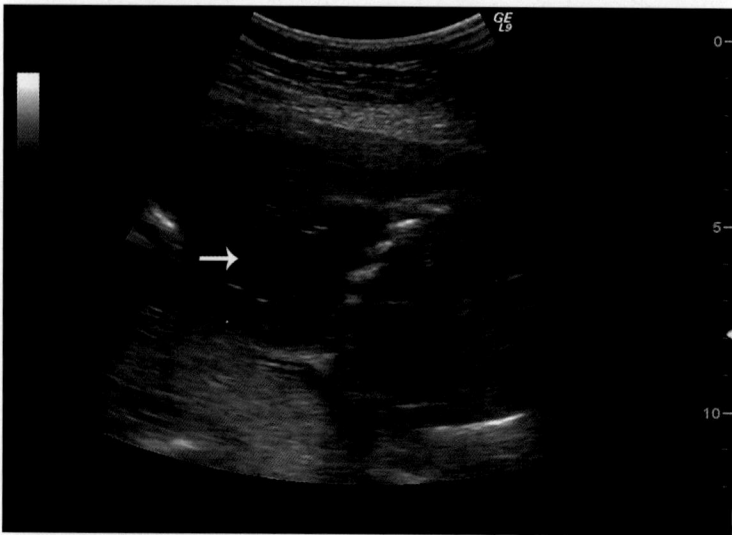

图 11-3　胎儿胸部淋巴水囊瘤
横切面显示淋巴水囊瘤包绕胎儿胸部（↑）

大多数胎儿全身软组织水肿增厚，被一层无回声或低回声包绕呈"茧"状。可合并胸腔积液和腹水，多数伴有其他畸形，部分病例可致胎死宫内。

【鉴别诊断】

超声产前诊断不难发现颈部回声异常，但应注意与以下颈部包块进行鉴别：

（1）甲状腺肿发生在颈前区，通常呈对称性，位于气管两侧，内部回声均匀。肿大的甲状腺可将颈部血管推向外侧。

（2）颈部畸胎瘤　大小不一，内部回声极不均匀，多为囊实混合性，并常见钙化回声。

（3）颈部血管瘤　有时表现为均质性肿块，有时表现为囊实混合性包块，彩色多普勒超声在肿块内可检测到血流信号；血管瘤可伴发胎儿心衰，所以可以出现胎儿水肿表现。

（4）颈椎脊柱裂伴脊膜膨出　为囊性包块，囊内无分隔强回声带显示，出现部位多在胎儿颈后方。仔细检查可显示胎儿脊柱裂开，呈"V"形和"U"形。

（5）枕部脑膨出　为一混合性包块位于枕后部，由于枕骨有缺损，包块由缺损处突出。

（6）口腔寄生胎　肿块多位于下颌骨的前上方，肿块表面极不规则，同时下唇结构常不易显示。

【预后】

有分隔水囊瘤伴有胎儿水肿者，预后极差，其总的病死率高达80%～90%，无分隔水囊瘤合并染色体畸形的发生率低，预后较上述有分隔者好。单纯水囊瘤不伴其他异常且染色体核型正常者，预后较好，可在新生儿期手术切除而治愈。如果水囊瘤发生时间较晚，在晚孕期才表现出来，则预后较好。

第二节　畸胎瘤

畸胎瘤起源于潜在多功能的原始胚细胞，发生部位与胚胎学体腔的中线前轴或中线旁区相关，多见于骶尾部，纵隔、腹膜后、性腺部位，也可发生于口腔、胎盘及面部等处。胎儿骶尾部畸胎瘤（sacrococcygeal teratoma）是指骶尾部附近的先天性胚芽细胞瘤，是最常见胎儿先天性肿瘤之一，活产儿中发生率约为1/40 000。女性发病是男性的4倍。本病为散发性，但也有遗传类型的报道。骶尾部畸胎瘤起源于胚胎原条的原结或Hensen结。由于原结内含有多能干细胞，因此肿瘤组织可包含有内胚层、中胚层、外胚层来源的各种组织，常含有成熟或未成熟的皮肤、牙齿、骨、软骨、神经、肌肉、脂肪、上皮等组织，少数亦可含有胃黏膜、胰、肝、肾、肺、甲状腺及胸腺等组织成分。

【病理改变】

根据肿瘤的部位以及肿瘤伸向腹腔内的程度，骶尾部畸胎瘤可分为四种类型（图11-4）：

Ⅰ型　肿瘤瘤体主要突于体腔外，仅小部分位于腹腔内骶骨前方；

Ⅱ型　肿瘤瘤体显著突于体腔外，但有明显的肿瘤组织向盆腔内生长；

Ⅲ型　也是腹外型，肿瘤瘤体突于体腔外，但肿瘤的主要部分位于盆腔和腹腔内；

Ⅳ型　肿瘤完全位于腹腔内骶骨前方，不向体腔外突出。大部分（82%）骶尾部畸胎瘤是良性的，但Ⅳ型的恶性率（38%）明显高于Ⅰ型（8%）。

另外，骶尾部畸胎瘤又可分为成熟型（约占80%）及未成熟型（约占12%）。一般情况下，肿瘤分化越成熟越表现为囊性；反之则不然，未成熟型即恶性畸胎瘤，大部分为实质性肿块。

当肿瘤内出现动静脉瘘、静脉阻塞或肿瘤内出血，均可引起胎儿贫血或胎儿水肿。这些原因加上肿瘤内液体的渗出，往往还有羊水过多的表现。

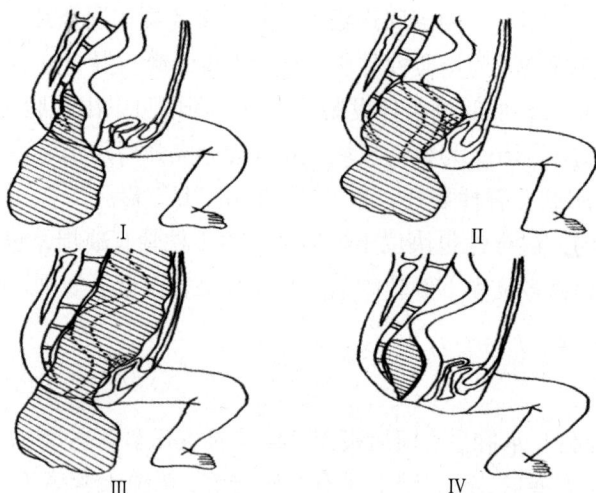

图 11-4　胎儿骶尾部畸胎瘤解剖类型模式图

【超声表现】

骶尾部畸胎瘤有时在妊娠 20 周左右的常规超声中就可被发现，但有些则在晚期妊娠才得以发现。有些畸胎瘤生长缓慢，但有些则生长极快。肿瘤的大小可以很不一致，小者几厘米，大者甚至超过胎儿本身长度。

（1）在声像图上显示骶尾部包块回声，向外膨出（图 11-5）。包块可以是囊性、实质性或混合性，约 1/3 病例包块内可见钙化灶。以囊性为主的畸胎瘤超声不易漏诊，囊内容物主要为出血、坏死、液化，也有含清亮囊液的囊肿。较小的以实性为主的畸胎瘤易漏诊。

（2）彩色多普勒血流显像显示肿块内血流丰富伴有动静脉瘘者，血流速度明显增快而出现五彩镶嵌血流，频谱可见典型高速低阻频谱。

（3）由于肿瘤血液供应丰富，生长迅速，肿瘤内出血，动静脉瘘形成可导致高心排血量心衰，可出现胎儿水肿、羊水过多、胎盘增大。

（4）肿块可压迫膀胱，使膀胱向前移位。压迫膀胱流出道可导致膀胱出口梗阻而出现相应表现，压迫泌尿系统其他部位也可导致泌尿系统慢性梗阻，严重者可导致肾发育不良，压迫肠道时可导致肠道梗阻。

（5）可合并无脑畸形、脊柱裂等。

【操作技巧】

位于盆腔内、骶尾部前方的肿瘤部分有时显示困难，尤其Ⅳ型肿瘤不突出于臀部，均位于盆、腹腔内，若肿块较小，易漏诊。其他类型的肿瘤当腹腔内部分较小者，显示辨认难度增加，可沿着肿块向体内的伸展方向追踪探查，大部分能明确诊断。从胎儿臀部突出的较大肿瘤还有脂肪瘤、血管瘤、横纹肌瘤、肉瘤等，应注意区别。

【预后】

该病总的围生期死亡率为 62.5%。预后由肿瘤的病理类型和大小而定。肿瘤较小者预后良好，出生后手术切除成功率高；肿瘤较大者，预后较差。实质性肿瘤预后最差。肿瘤虽多为良性，但随着婴儿年龄的增大，肿瘤有恶性倾向，最终可转为恶性而出现转移。因此，应在出生后尽早完整切除，手术延后或切除不完全，均有恶变的可能。

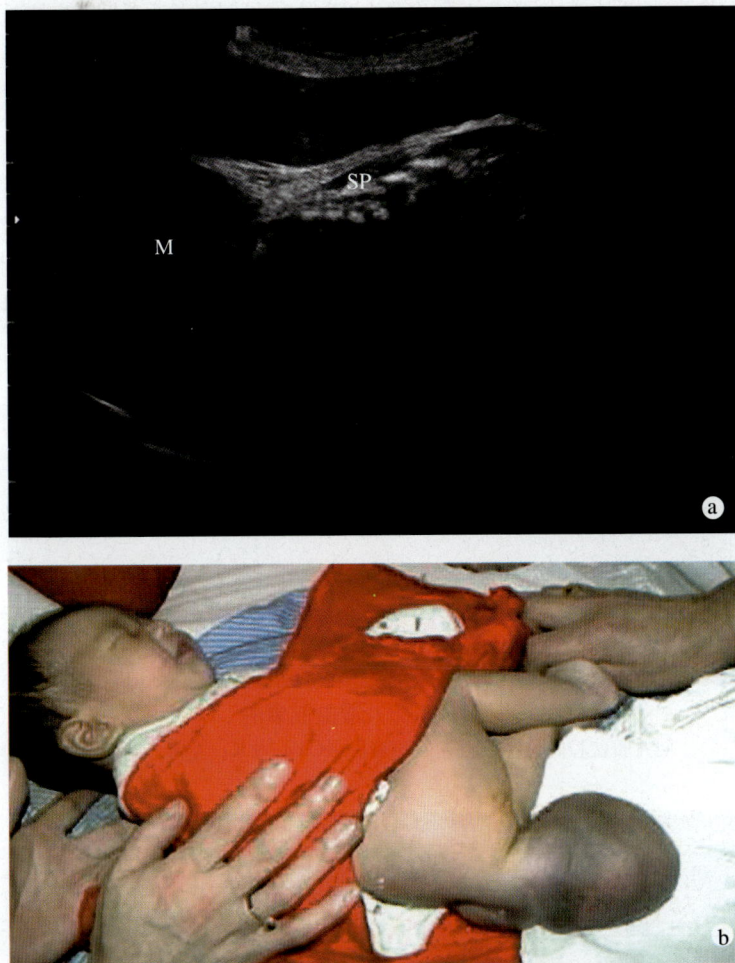

图 11-5　胎儿骶尾部畸胎瘤
a. 胎儿矢状切面显示骶尾部较大混合性肿块（M）明显向外突出；
b. 生后所见胎儿骶尾部异常突出的包块，皮肤完整。SP：脊柱

第三节　囊　肿

胎儿腹腔内囊肿（fetal intra-abdominal cyst）较常见，发生的部位包括肝、肾、肾上腺、肠管、卵巢、子宫、阴道等，本节主要介绍胎儿卵巢囊肿。

胎儿卵巢囊肿（fetal ovarian cyst）仅发生在女性胎儿，可出现在腹腔内任何部位，有文献报道其直径可达 10 cm 以上。胎儿卵巢囊肿发生的几率不一，最大的可能是由于来自母亲和胎儿的促性腺激素的双重影响，如果孕母合并先兆子痫、糖尿病、羊水过多，则胎儿发生卵巢囊

肿的几率增加。绝大多数为卵泡囊肿，常在晚孕期才能被超声发现。

【超声表现】

（1）胎儿腹腔内探及薄壁的无回声肿块，绝大多数在整个妊娠期囊肿大小维持相对稳定（图 11-6）。极少数情况下，囊肿较大可充满整个腹腔而导致膈肌抬高，从而使肺受压（图 11-7）。

（2）当囊肿过大时可发生囊内出血，超声显示为沉积样或絮状高回声。

（3）CDFI 囊壁上可见少许血流，如伴有分隔，分隔上亦可见血流信号。

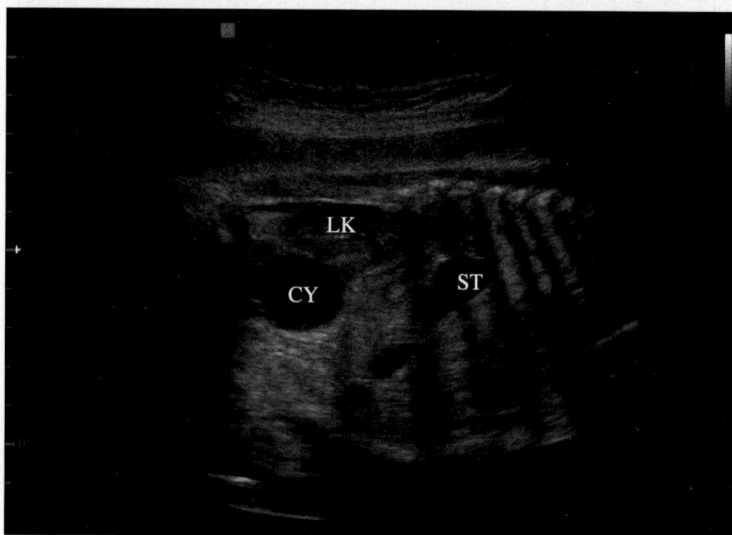

图 11-6 胎儿腹盆腔囊肿

胎儿腹盆腔内见一较大无回声囊肿（CY）。LK：左肾；ST：胃

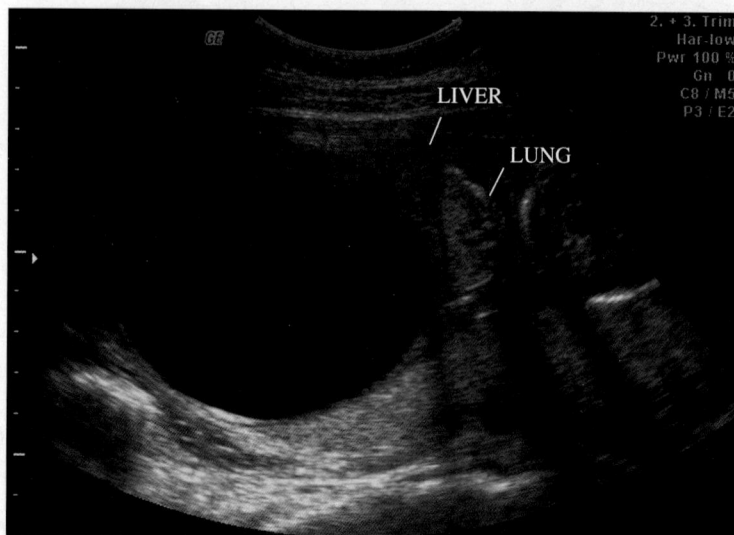

图 11-7 胎儿腹盆腔囊肿

胎儿腹盆腔内见一较大无回声囊肿充满腹腔，致使膈肌抬高肺受压

LIVER：肝脏；LUNG：肺脏

（4）囊肿直径达5 cm以上者，可伴有以下风险：囊肿发生囊内出血，囊肿破裂伴出血，卵巢扭转、坏死，胃肠道和泌尿道梗阻，或者包块太大时胎儿生后发生呼吸困难等。

【操作技巧】

胎儿胸腹纵横切面仔细扫查，女性胎儿如超声发现腹腔囊性包块，在排除其他脏器肿瘤后，应考虑卵巢肿瘤，如扫查切面不满意，嘱孕妇1~2 h后复查。

【预后】

本病预后良好。文献报道极少数巨大卵巢囊肿可在超声引导下行宫内胎儿囊肿抽吸术治疗。囊肿大于5 cm者，或疑有囊肿扭转者，产后新生儿期可考虑手术治疗。

（刘宇杰　窦新颖）

第十二章

双胎妊娠

多胎妊娠是指一次怀2个或2个以上胎儿，其中以双胎多见。双胎妊娠的发生率为单胎妊娠的0.5%～1%，而3胎或4胎妊娠只有0.01%。现以双胎妊娠为例做一简单的介绍。

双胎妊娠有家族史，胎次多、年龄大者发生几率高，近年来因医源性应用氯米酚与尿促性素(HMG)诱发排卵，双胎与多胎妊娠可高达20%～40%。另有学者报道，在停止使用避孕药后1个月妊娠时，双胎比例增高，是由于此时FSH分泌增高之故。

第一节　双胎妊娠的胚胎发育、解剖特点

双胎可以来自同一个受精卵，也可以来源于2个受精卵。因此分为以下两种情况。

1. 单卵双胎　2个胎儿由一个卵子受精后分裂形成。由于具有相同的遗传基因，故胎儿性别、血型及其他各种表型完全相同（图12-1）分四种类型。

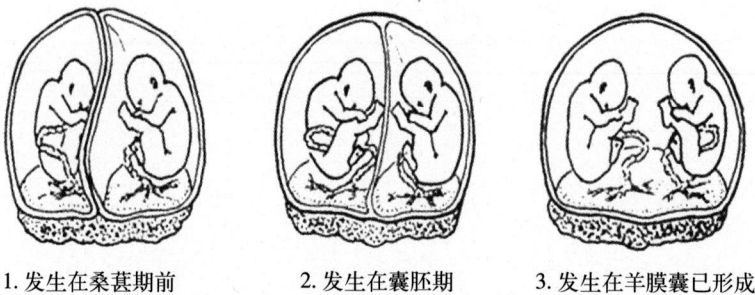

1. 发生在桑葚期前　　　2. 发生在囊胚期　　　3. 发生在羊膜囊已形成

图12-1　受精卵在不同发育阶段形成单卵双胎的胎膜类型

（1）双羊膜囊双绒毛膜单卵双胎　在受精后72 h内发生受精卵形成2个卵裂球时，两者分开，各自发育成一个胚泡，分别植入，各自形成一个个体，有各自的胎盘、羊膜囊、脐带及绒毛膜。

（2）双羊膜囊单绒毛膜单卵双胎　受精卵在受精72 h后至8天内胚泡形成时期，形成2个内细胞群，各自形成一个个体，但胎盘只有1个，2个羊膜囊。

（3）单羊膜囊单绒毛膜单卵双胎　在受精后9～13天内在一个胚盘上形成2个原条，形成2个个体，2个胎儿共存于一个羊膜腔内，共有一个胎盘。

（4）联体双胎　受精卵在受精13天后分裂，一个胚盘形成2个原条时，常因胚体分离不完全而形成联体。可以发生不同形式的联体双胎。

2.双卵双胎　由2个卵子分别受精形成2个受精卵，每个胚胎都有独立的绒毛膜、脐带和胞衣。胎盘多为分离的两个，也可融合成一个。血液循环各自独立，胎儿面见2个羊膜腔，中间隔有两层羊膜、两层绒毛膜。2个胎儿各自的遗传基因不完全相同（图12-2），血型、性别可以相同也可以不同，但指纹、外貌类型等多种表型不同。

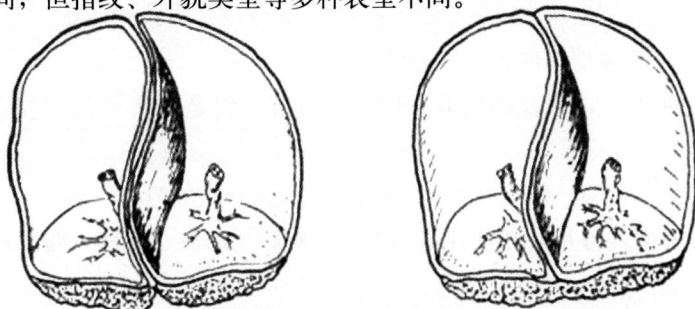

图12-2　双卵双胎示意图

两个胎盘分开或融合，两层绒毛膜分开或融合，以及两层羊膜结构

第二节　正常双胎妊娠声像图特点

1.双绒毛膜囊、双羊膜囊双胎　早孕期子宫增大，宫腔内可见两个妊娠囊，两个胎囊紧靠，其间有明显的间隔。孕8周后可见两个分开的胎盘，或两个胎盘紧靠并融合，在融合处，胎盘呈"楔"形向羊膜腔方向突起，形成"人"字缝，称为双胎峰；两个胎儿之间的隔膜较厚，含有两层羊膜和绒毛膜结构；性别可以不同，也可相同。

2.单绒毛膜囊、双羊膜囊双胎　早孕期超声仅见一个妊娠囊，两个羊膜囊和两个卵黄囊。以后出现两个胎体，仅见一个胎盘，两羊膜囊相交处胎盘无"楔"形突起；两胎儿之间的隔膜较薄，仅为两层羊膜结构；两个胎儿相同性别。

3.单绒毛膜囊、单羊膜囊双胎　早孕期超声仅见一个妊娠囊，一个绒毛膜腔和一个羊膜腔，但可见两个卵黄囊，随着孕龄的增加可见两个胎儿在一个羊膜腔内，无隔膜，仅有一个胎盘，性别相同。

第三节　胎儿双胎畸形

一、无心畸胎序列征

【无心畸胎序列征】

（TRAP）又称双胎反向动脉灌注序列征，也称无头畸形、无头无心畸胎、无心寄生畸胎等；

是单卵多胎妊娠的严重并发症。一胎发育正常，一胎为无心畸形或仅有心脏痕迹或为无功能的心脏。发生率1/35 000。有研究表明，50%的无心畸胎有染色体畸形。

【病理改变】

目前广泛认同的"动脉反向灌注"理论认为，在发育早期两胚胎间形成较大的血管吻合，畸胎发育所需的营养成分完全来自发育正常的泵血儿脐动脉血（静脉血），并首先通过髂内动脉供应下部身体，从而导致上部身体严重缺血缺氧而出现各种严重畸形。也有学者认为，最根本、最重要的缺陷是因某种原因导致心脏胚胎发育异常，表现为心脏未发生或仅有心脏痕迹。

依据无头无心儿的解剖学形态可分为四型：

Ⅰ型　无心无头型。该型盆腔及双下肢发育良好，但是无头无胸腔脏器，常合并无双上肢。最为常见。

Ⅱ型　无心部分无头型。躯干及肢体发育良好，仅形成部分头及颜面。

Ⅲ型　无心有头型。胎儿头部发育基本正常，胸腔无心脏、无肺，腹腔内脏器官如肝胆胃可缺失，极为罕见。

Ⅳ型　无心不定型畸胎。该型胎儿无心，整个躯体无明确形状，仍有一些体轴结构。该类型最缺乏分化。

【超声特征】

（1）多胎之一为类肿瘤样结构，无心脏或痕迹心脏，内脏结构发育不完全（图12-3，图12-4）。

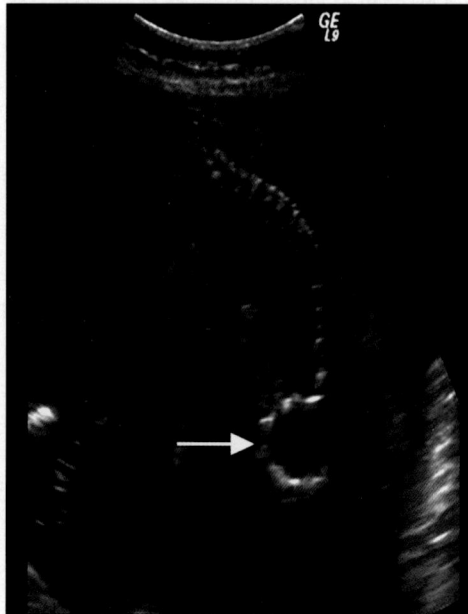

图12-3　无心畸胎

可见颅骨强回声环（↑），心脏显示不清

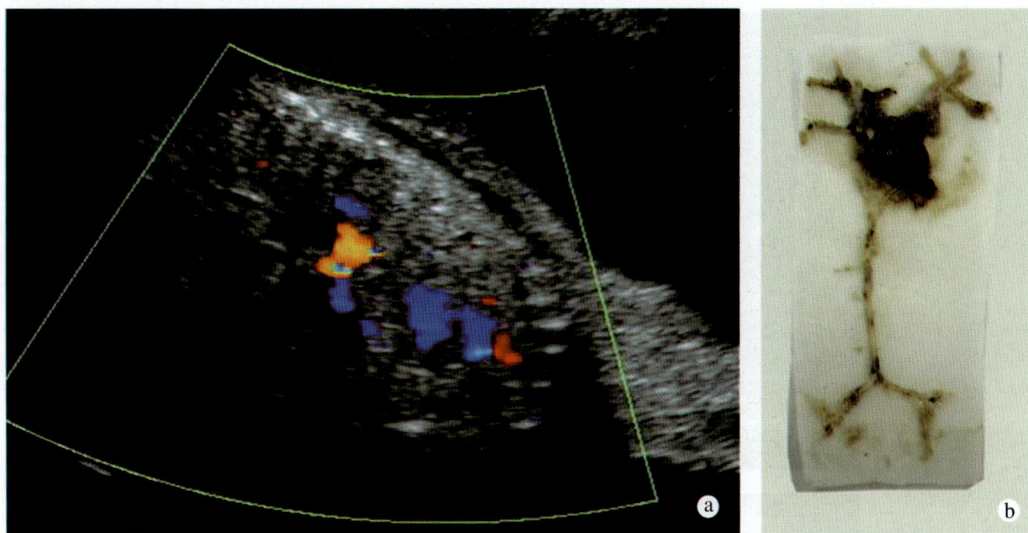

图 12-4　无心畸胎

a. CDFI 显示畸胎内未见心脏四腔结构，可见原始心管搏动；b.为固定后的心脏标本；尸检见痕迹心脏

（2）上部身体严重畸形可表现为无头、无上肢、胸腔发育极差，有头部者常有头部严重畸形（图 12-5，图 12-6）。

（3）无心畸胎常有广泛皮下水肿改变，上部身体常有水囊瘤。

（4）无心畸胎脐动、静脉血流方向与正常胎儿相反（图 12-7）。

（5）正常胎儿（泵血儿）形态结构发育正常。10%左右泵血儿也可出现畸形，如心脏增大，胸、腹水等。

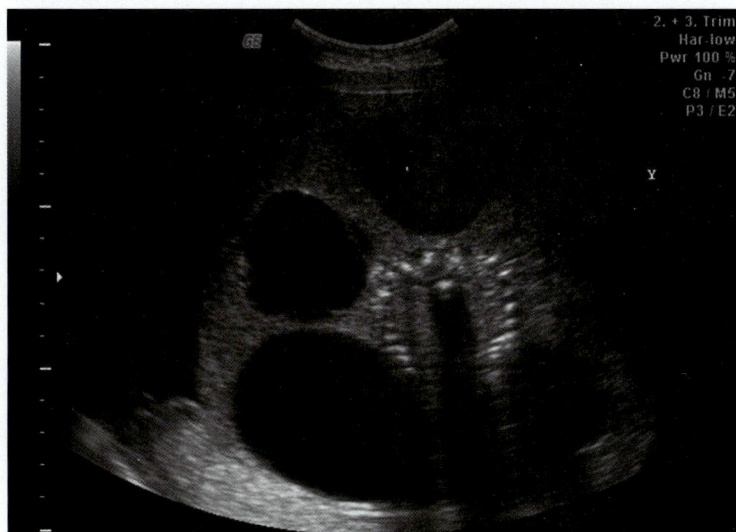

图 12-5　无心畸胎

显示皮肤水肿并伴水囊瘤形成，胸腔内未见心脏结构

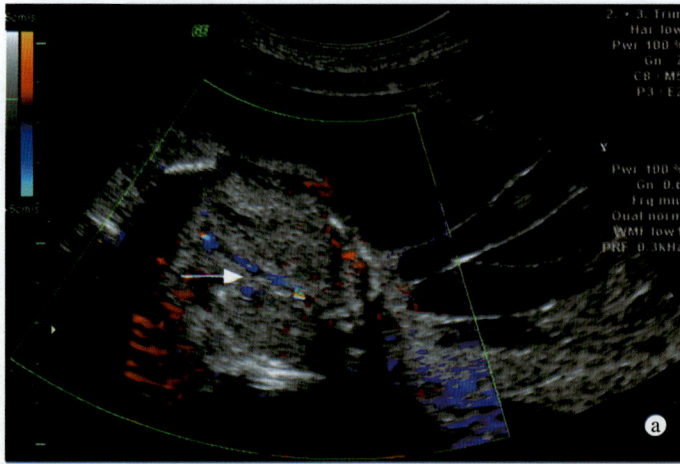

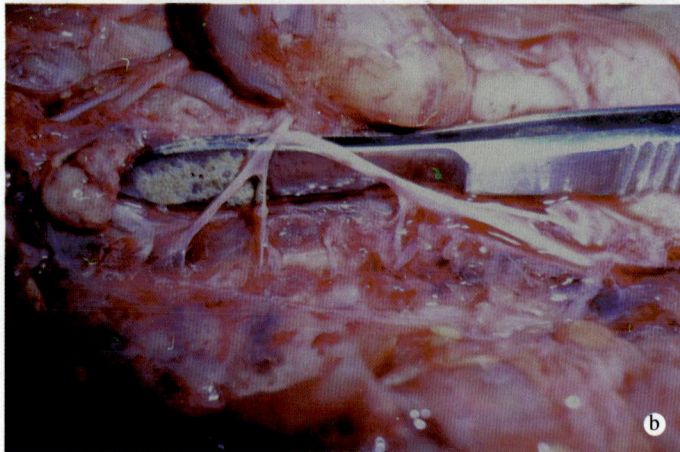

图 12-6　无心畸胎

a. CDFI 显示仅见血管走行，未见心脏结构（↑）；

b. 尸检未见心脏结构，仅见腹主动脉及其分支

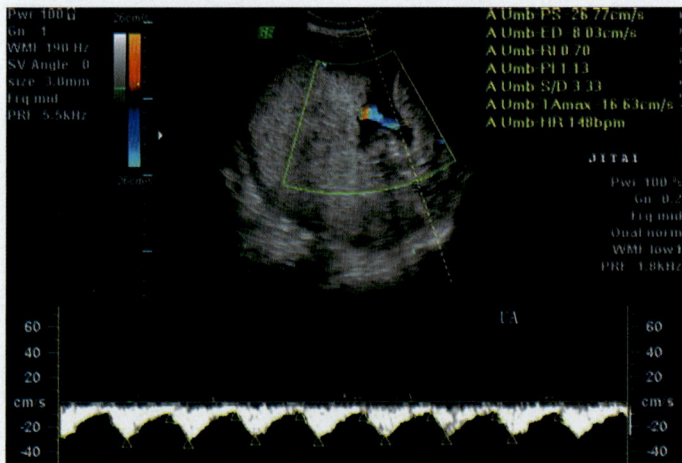

图 12-7　无心畸胎

脐动脉显示与正常胎儿脐动脉血流方向相反，入胎儿血流频谱证实为脐动脉

【操作技巧】

无心畸胎序列征常发生在单卵双胎，畸胎无心脏或仅见心脏痕迹，全身皮下水肿即可考虑此病。另外畸胎脐动脉、静脉血流一般与正常胎儿血流方向相反。

【预后】

无心畸胎病死率为100%，泵血儿出现充血性心力衰竭时预后较差，泵血胎儿的病死率可达50%。如对畸胎儿进行栓塞或结扎脐动脉取得较好效果。

二、双胎输血综合征

双胎输血综合征（TTTS）主要发生在单卵双胎，两胎儿共用胎盘中血管有吻合，使胎儿间血液循环相互沟通，通过吻合血管进行血液灌注，从而产生一系列病理变化和临床症状。其发生率在单卵双胎妊娠中为15%~30%。胎儿死亡率高达40%~87%。此综合征在双卵双胎中罕见。

【病理改变】

双胎输血综合征只有一个共同的胎盘，胎盘内可见多种形式的血管吻合，主要包括动脉—动脉吻合，静脉—静脉吻合、动脉—静脉吻合，也可同时存在三种血管吻合形式，使胎儿之间血液发生转移灌注。胎盘的大小和动脉、静脉吻合支的模式影响胎儿生长。当胎盘间存在动脉—静脉吻合支，血液从动脉向静脉单向分流，使一个胎儿成为供血儿，另一个胎儿成为受血儿。

病理生理上表现为受血儿血容量多，动脉压偏高，各器官体积增大，胎儿体重增加，可发生充血性心力衰竭，胎儿水肿，羊水过多，常常合并有胸腹水及心包积液。供血儿发生贫血，血容量减少，小心脏，低血压，肾灌注不足，羊水减少，出现宫内生长受限，甚至因营养不良而死亡。供血胎儿比受血胎儿首先死亡预后较好。在受血儿死亡前2天，由于肺动脉功能性狭窄所致的严重右心衰竭可能造成供血胎儿死亡。供血胎儿死亡后，血液由存活胎儿流向死亡胎儿，可以减轻受血胎儿的超负荷，导致血流动力学指标的改善。TTTS时，供血胎儿死亡可以改善受血胎儿的状态。

双胎间输血综合征的超声所见：

（1）首先双胎性别相同，仅见一个胎盘，胎儿之间隔膜较薄。

（2）受血胎儿羊膜腔内羊水过多，胎儿较大，心脏扩大，常发生心功能不全，膀胱较大，约1/4胎儿发生水肿，有10%~25%的胎儿发生胸、腹水或心包积液（图12-8，图12-9）。

（3）供血胎儿羊膜腔内羊水很少、胎儿甚小、心脏小，可见较小膀胱，其形态尚属正常，通常紧贴于子宫前壁或侧壁，胎动少。

（4）双胎间BPD相差>5 mm，头围相差>5%，腹围相差>20 mm，两胎儿体重相差大于20%。

（5）两脐带直径及脐血管数有差异，受血儿脐带数目多为正常，供血儿脐带数目一般为单脐动脉，脐带附着部位可不相同，供血儿脐带常位于边缘，也可两个脐带附着处极近，彩色多普勒显示两者之间有异常血管交通。

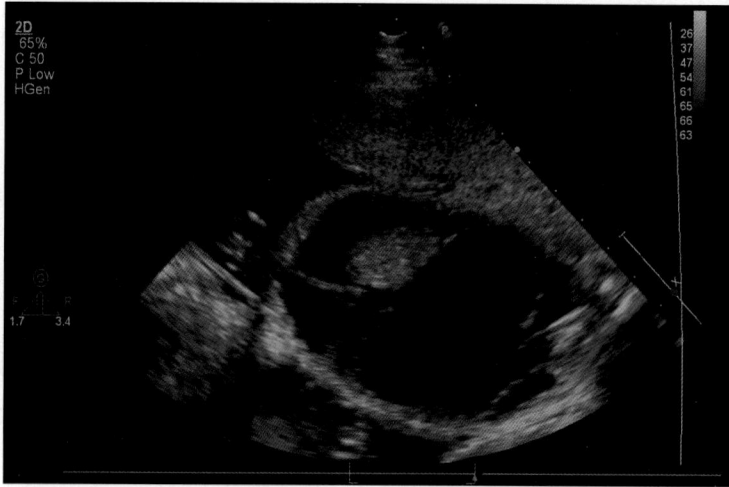

图 12-8　双胎输血综合征

显示受血儿大量胸腹水

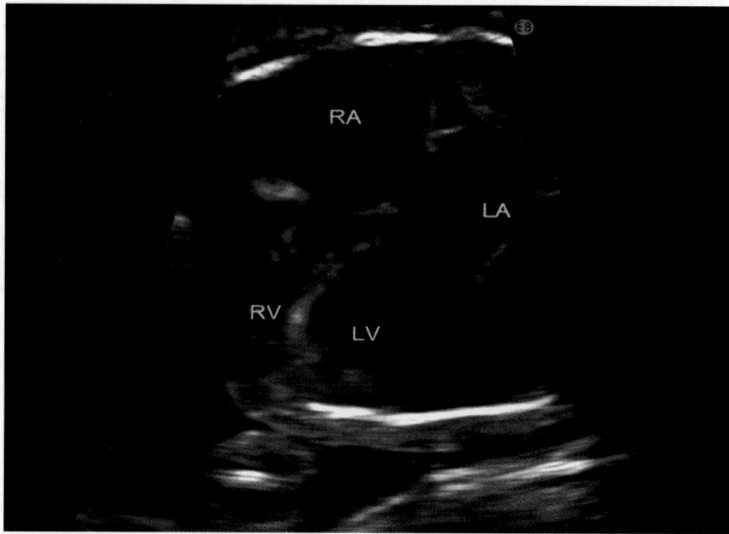

图 12-9　双胎输血综合征

显示受血儿心脏扩大。RA：右心房；LA：左心房；RV：右心室；LV：左心室

　　(6) 频谱多普勒显示供血儿脐动脉舒张末期血流缺失或倒置，较重者静脉导管舒张末期血流A波减低或反向，脐静脉出现动脉性血流波动。受血儿因心功能情况而出现不同的表现脐动、静脉及静脉导管也出现不同的表现，心脏三尖瓣出现反流。当动脉—动脉吻合时，受血儿脐动、静脉血流与正常胎儿相反（图12-10～图12-12）。

　　(7) 双胎输血综合征也常合并其他畸形，如室间隔缺损等。

【操作技巧】

双胎输血综合征主要发生在单绒毛膜单卵双胎。确定双胎类型是诊断双胎输血综合征的前提条件，双胎体重相差20%以上时考虑此病的存在。彩色血流和频谱多普勒血流动力学的改变是诊断此病的重要佐证。值得注意的是一胎羊水过少、一胎羊水过多序列征，并不都是双胎输血综合征，如一胎羊膜早破、羊水外漏；双胎之一双肾缺如或多囊肾发育不良，双胎之一近段胃肠道梗阻，均可造成一胎羊水过少、一胎羊水过多序列征。

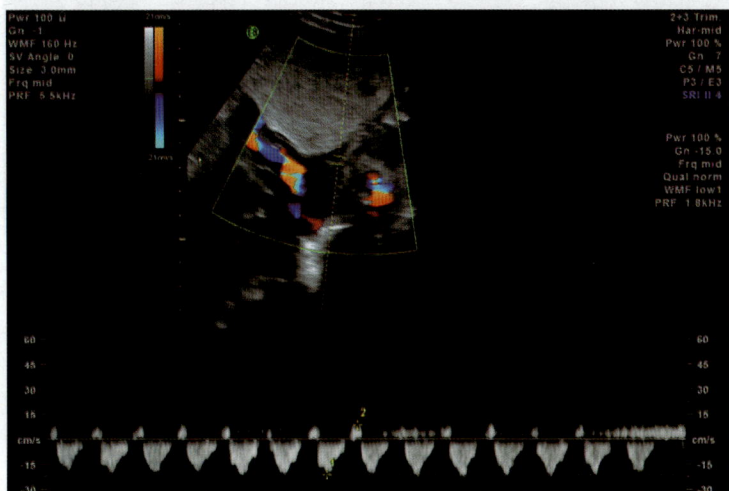

图 12-10　双胎输血综合征
显示供血儿脐动脉血流阻力增高，舒张期出现反向血流

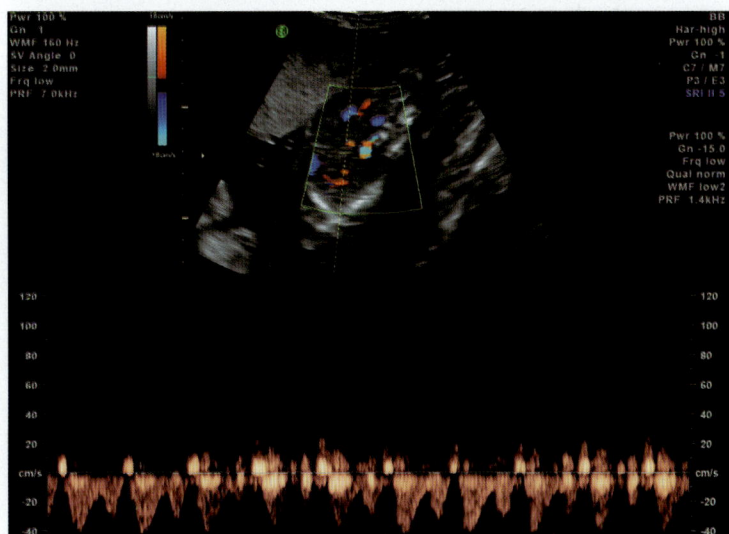

图 12-11　双胎输血综合征
显示供血儿静脉导管舒张末期出现反向血流

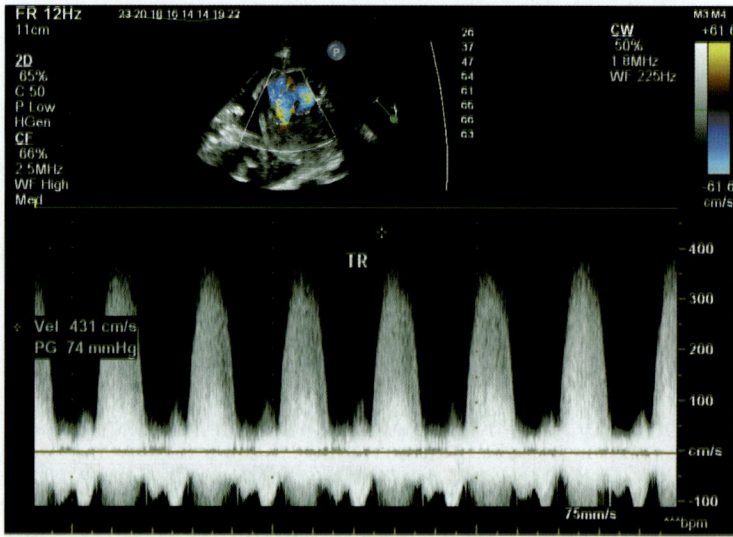

图 12-12　双胎输血综合征
显示受血儿出现三尖瓣反流

【预后】

妊娠20周之前发生的TTTS预后不良，严重病例中死亡率高达50%~90%。双胎之一或两个胎儿均可发生宫内死亡，如若双胎之一宫内死亡，则幸存儿出现神经系统后遗症的概率增加。

（孙立涛　郭振彬）

第十三章

胎儿附属物

胎儿附属物是指胎儿以外的组织，包括胎盘、胎膜、脐带和羊水。胎盘是胎儿与母体间进行物质交换的重要器官，是胚胎与母体组织的结合体。脐带是母体及胎儿气体交换、营养物质供应和代谢产物排出的重要通道。羊水具有保护胎儿和母体的双重功能，因此任何胎儿附属物的异常均可影响胎儿的正常发育。超声是诊断胎盘、脐带、羊水异常最敏感的工具，能为临床提供重要的诊断和治疗依据。

第一节　胎儿附属物的胚胎发育、解剖特点

（一）胎盘的胚胎发育

胎盘是由胎儿的丛密绒毛膜和母体的底蜕膜共同组成的圆盘状结构，绒毛膜由滋养层的胚外中胚层组成。胚胎发育至13～21周时，为绒毛膜分化最旺盛的时期。绒毛膜直接与子宫蜕膜相接，包在胚胎及其附属物的最外面，受精第2周末的绒毛由外部的合体滋养层和内部的细胞滋养层构成，称为初级绒毛干，第3周时，胚外中胚层渐渐伸入绒毛干内，此时称为次级绒毛干。当绒毛干内间质分化为结缔组织和血管时，形成三级绒毛干（图13-1），是胎盘的主要结构，此时滋养层和胚外中胚已发育成完善的绒毛膜。随着妊娠的发展，继续形成许多小绒毛，同时绒毛干末端伸抵蜕膜组织，将绒毛干固定于蜕膜上。与底蜕膜相接触部位的绒毛因营养丰富，数量逐渐增加，反复分支，形成丛密绒毛膜。

丛密绒毛膜是胎盘的胎儿部分，与蜕膜一起构成胎盘。绒毛之间有充满血液的间隙，称绒毛间隙。绒毛间隙是第2周时由合体细胞滋养层内的腔隙衍化而来。在滋养层细胞的侵蚀过程中，子宫螺旋动脉和子宫静脉遭到破坏，直接开口于绒毛间隙，故绒毛间隙内充满母体血液。母体血液并不直接与蜕膜组织相接触，也不与胎儿血液相通（图13-2）。在绒毛侵蚀底蜕膜过程中，固定绒毛的滋养细胞与底蜕膜共同形成蜕膜板或称底板，相邻绒毛间隙之间残留下的楔形的底蜕膜形成胎盘隔，但这种分隔不是完全的，故相邻绒毛膜间隙中的血液可以相互沟通。胎盘隔把胎盘的胎儿部分隔成15～30个不规则形状的胎盘小叶。在正常情况下，绒毛只深入到

子宫内膜功能层深部，若底蜕膜发育不良时，滋养层细胞可能植入过深甚至进入子宫肌层，造成植入性胎盘。

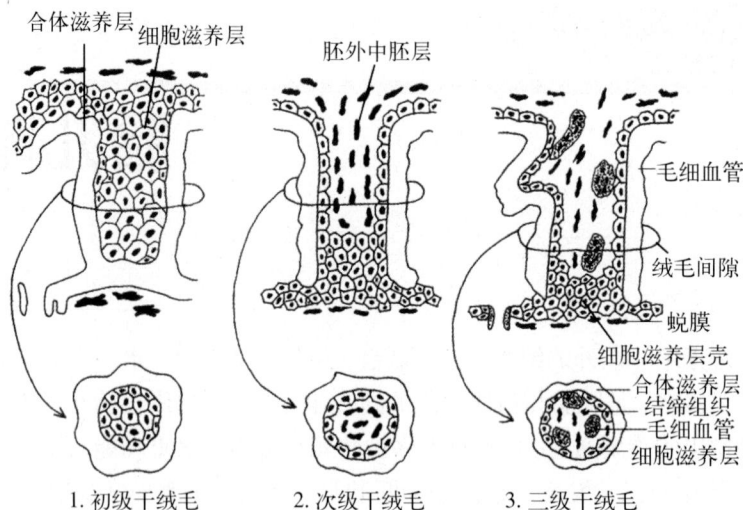

图 13-1　绒毛干的结构和演变

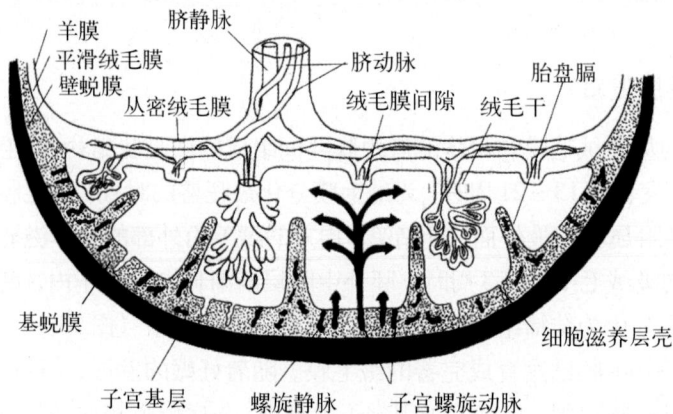

图 13-2　胎盘的结构与血循环模式图

（二）脐带的胚胎发育

孕 12 周左右，胚外体腔消失，羊膜将尿囊、尿囊管、卵黄囊及其周围的胚外中胚层、血管包裹形成脐带。人类脐带血管来源于尿囊动、静脉。尿囊动脉和静脉最终演变为脐动、静脉。左侧尿囊静脉变为脐静脉，右侧尿囊静脉退化。两条尿囊动脉则变成为脐动脉，覆盖在脐带表面的羊膜与脐带紧密地粘连在一起，不易分开。脐带内包绕脐血管的结缔组织是由胚外中胚层起源的胶胨样组织，称为华通胶，可保护脐血管免于受压迫。

脐带内含有两根脐动脉和一根脐静脉。脐静脉将胎盘中含氧量较高、营养丰富的血液送入胎体；脐动脉将胚胎含氧较低的混合血注入胎盘与母血进行物质交换。在整个孕期中，脐带长度与胎儿长度基本相同。脐带外观呈"螺旋"样，足月胎儿脐带长 40 ~ 60 cm，直径通常小于 2 cm。

（三）羊水的形成

羊水的来源主要有两个：羊膜上皮细胞的分泌及胎儿的排尿。妊娠早期，羊水的来源主要由羊膜上皮细胞分泌产生。妊娠 12 周起肾脏开始产生尿液，尿液排入羊水。随着妊娠的发展，胎儿排尿增加，妊娠 16 周后，胎儿尿液已是羊水的主要来源，呈弱碱性，含有脱落上皮细胞和一些胎儿的代谢产物，穿刺抽取羊水行细胞染色体检查或测定羊水中某些物质的含量，可早期诊断某些先天性疾病。羊水的吸收途径主要有三条：胎盘及脐带表面的羊膜上皮吸收、胎儿体表吸收和胎儿吞咽羊水。

第二节　正常胎儿附属物声像图特点

（一）正常胎盘的超声图像

超声观察的内容应包括胎盘所在位置、大小、数目、内部回声、成熟度、下缘与宫颈内口关系、胎盘后结构回声，以及胎盘内血流情况等。

1. 二维声像图　胎盘实质呈中等回声，细而均匀，胎盘后方由蜕膜、子宫肌层、子宫血管（主要为子宫静脉）形成的"胎盘后复合体"呈混合回声。于孕 8 周开始可以辨认（图 13-3）；孕 10 ~ 12 周其边缘可清晰显示，随孕周增加而长大。正常胎盘厚度约为孕周 ± 1.0 cm，成熟胎盘通常不超过 4.0 cm，中间厚，边缘薄。胎盘可位于子宫内的任何位置，故要多角度、多切面扫查，尤其是后壁胎盘不易完全显示时。必要时可经会阴部或经阴道部扫查，能清楚显示宫颈内口与胎盘的关系。

正常胎盘的超声图像分为三部分：

（1）胎盘绒毛膜板　胎盘的胎儿面，位于羊水与胎盘实质之间。

（2）胎盘基底膜　胎盘的母体面，位于胎盘实质与子宫肌层之间。

（3）胎盘实质　胎盘绒毛膜板与基底膜之间的胎盘组织。

根据上述三部分的不同阶段的声像特点，将胎盘成熟度分为四度：

0 度，胎盘刚发育，尚未成熟，常于孕 29 周前。表现为绒毛膜板直而清晰，光滑平整；胎盘实质均匀分布强回声点细微；基底膜分辨不清（图 13-4）。

Ⅰ 度，胎盘趋成熟，常见于孕 29 周 ~ 足月。表现为绒毛膜板出现轻微的波状起伏；胎盘实质出现散在的增强回声点（多为线状）；基底膜似无回声（图 13-5）。

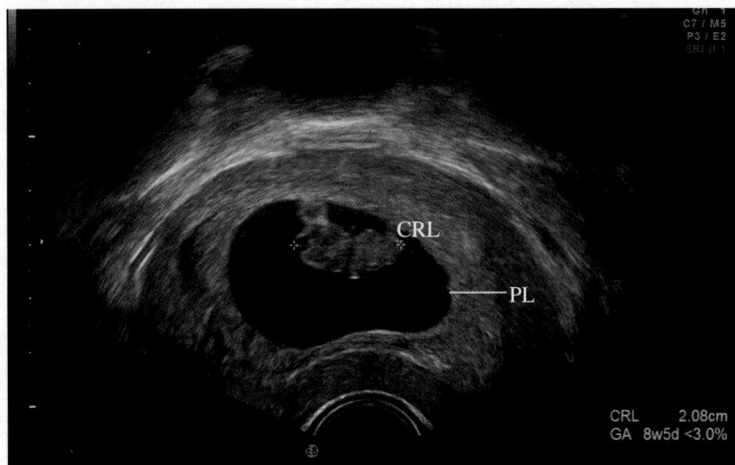

图 13-3　妊娠早期约 8 周时正常胎盘声像图
CRL：头臀长；PL：胎盘

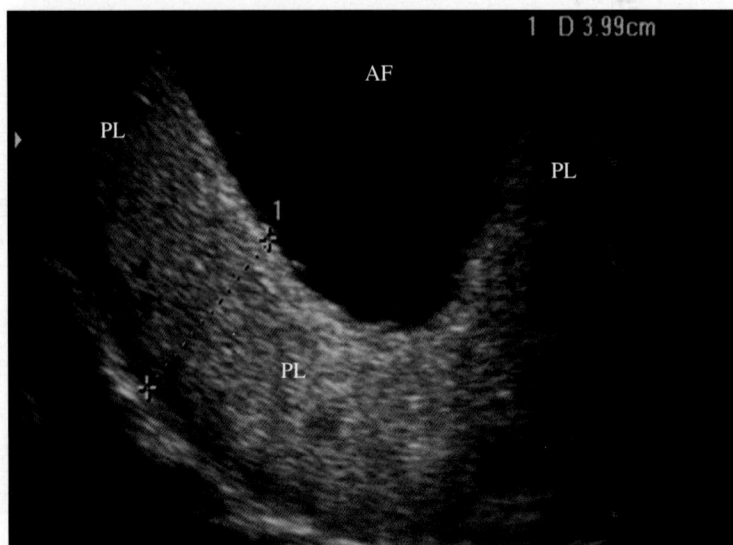

图 13-4　胎盘 0 度
AF：羊水；PL：胎盘

　　Ⅱ度，胎盘接近成熟或基本成熟，常见于孕 36 周后。表现为绒毛膜板出现切迹并深入胎盘实质内，未达到基底膜；胎盘实质逗点状增强回声点；基底膜出现线状排列的点状增强增强回声，其长轴与胎盘长轴平行（图 13-6）。

　　Ⅲ度，胎盘已成熟并趋向老化，常见于孕 38 周以后。表现为绒毛膜板深达基底膜（至少有两个切迹）；胎盘实质出现环状强回声和不规则的强回声点和光团，可伴声影；基底膜强回声点增大，可融合相连，可伴有声影（图 13-7）。

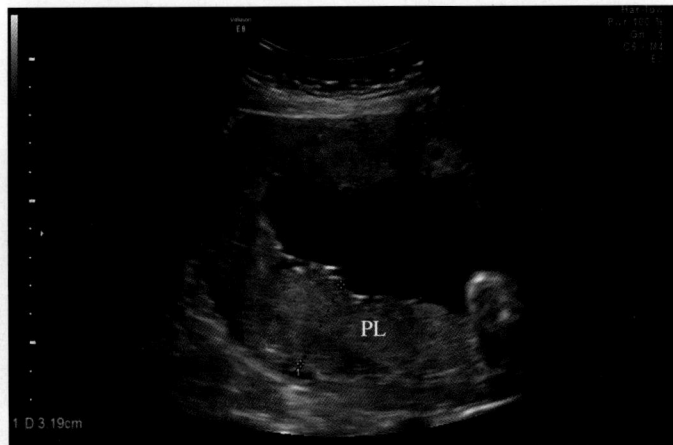

图 13-5 胎盘 I 度
PL：胎盘

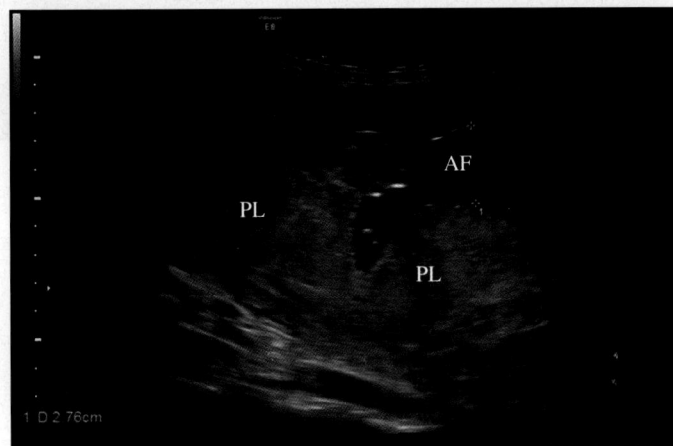

图 13-6 胎盘 II 度
AF：羊水；PL：胎盘

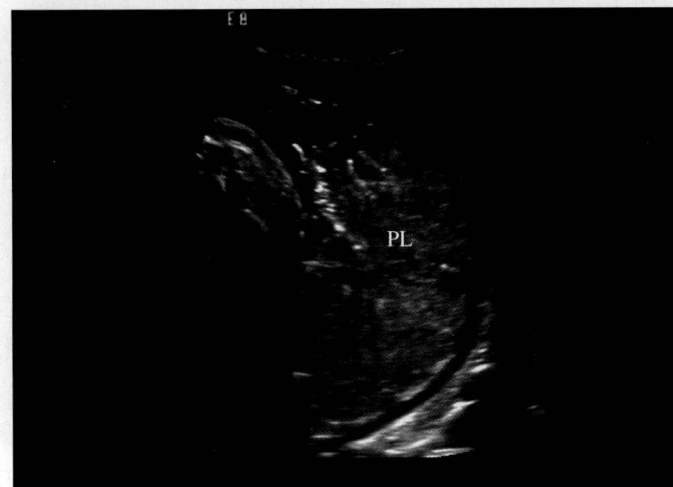

图 13-7 胎盘 III 度
PL：胎盘

2. 彩色多普勒　在整个妊娠过程中均可用多普勒超声来评估胎盘血流。在孕12～13周时，彩色多普勒血流显像和彩色多普勒能量图均较易显示胎盘内绒毛间血流。在孕16～18周时，CDFI在其低流速模式下能显示胎盘内小动脉（图13-8）。

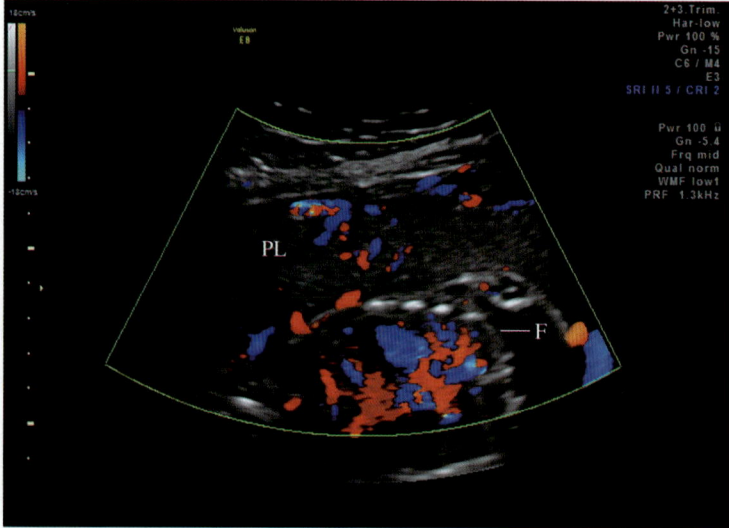

图13-8　中孕期胎儿胎盘的彩色多普勒表现
PL：胎盘；F：胎儿

在晚孕期，彩色多普勒血流显像显示胎盘已是一个血流十分丰富的器官，胎盘后和胎盘内广泛分布的动脉血流均能清晰显示（图13-9）。许多病理情况可表现为胎盘内动脉的多普勒血流速度异常。

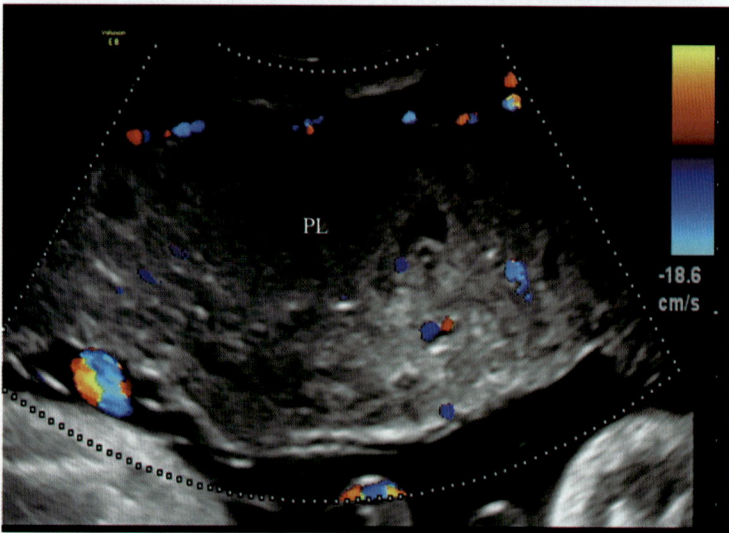

图13-9　晚孕期胎儿胎盘的彩色多普勒表现
PL：胎盘

3. 胎盘以下几种表现属正常范围

（1）绒毛膜板下或胎盘实质内的无回声区（即胎盘囊肿），常由于栓塞及其后发生的纤维蛋白聚集所致。小范围存在不影响胎盘功能。

（2）胎盘后静脉丛也称胎盘静脉窦　当胎盘位于子宫底与后壁时，胎盘后与宫壁之间可见一长条无回声区，界限较清楚，为胎盘的静脉丛，由静脉滞流所致（图13-10），CDFI可见其内有血液流动，尤其是病人仰卧位时因重力关系显示得很明显，应与胎盘后血肿区别，后者其内无血流信号。

（3）胎盘静脉池也称血池（maternal pool）　声像图显示为胎盘内低回声腔（图13-11）。仔细观察，内有血流信号，且总是从一个方向朝另一个方向缓慢流动。胎盘内母体血池一般无意义，但若范围大，将影响绒毛血液的交换。

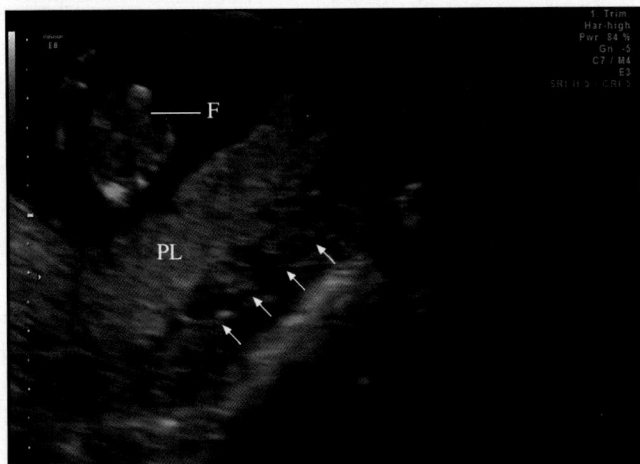

图 13-10　胎盘后静脉丛（↑↑）
F：胎儿；PL：胎盘

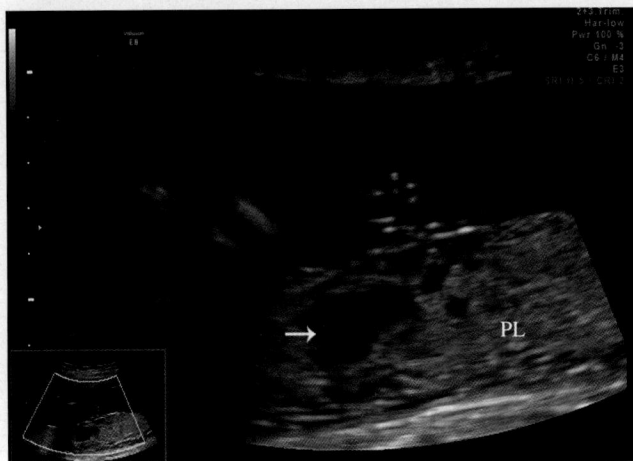

图 13-11　胎盘静脉池（↑）
PL：胎盘

（4）副胎盘（accessory placenta） 除了一个大的主胎盘，还可见另一个小的胎盘，完全与主胎盘分开，仅以血管相连。声像图上，显示两个分开的胎盘，一大一小，脐带总是与大胎盘相连。一般副胎盘不引起胎儿病理改变，但有时可能因副胎盘前置引起产前流血或两胎盘间相连血管前置导致分娩时发生破裂出血，或产后副胎盘残留导致产后流血。

（5）宫腔粘连皱褶（uterine shelf） 其实这不是胎盘变异，而是由于种种原因造成了子宫内壁局部不能随宫腔的增大而伸展，出现一个不完全皱褶样结构。最多见的是以前有过宫腔手术的病例，如刮宫、肌瘤剥出术等。若胎盘边缘附着在该处，则声像图表现为一强回声带状结构，一端与胎盘相连，一端与子宫壁相连。而且，也可两端均为胎盘边缘或两端均为宫壁。倘若向羊膜腔中央移动探头，该强回声带即消失。宫腔粘连皱褶无临床意义，但要与轮廓状胎盘及羊膜束带综合征相鉴别。

（二）正常脐带的超声表现

正常脐带有3条血管及包绕着血管的华通胶组成，足月胎儿脐带直径约1.2 cm（一般不超过2.0 cm），长40～60 cm。但超声不能测量脐带的长度。主要观察的内容包括：脐带内血管、有无脐带缠绕胎儿颈部、躯干和（或）肢体、脐带螺旋、脐带入口等。

1. 二维超声表现 在孕8周时可显示，脐带漂浮于羊水之中，显示为不规则的条状、圆形结构，内部无回声，内壁光滑。脐带纵切面见脐带呈螺旋状，两条脐动脉一条脐静脉，脐动脉直径小于脐静脉（图13-12）。

脐带的横切面可见三个血管断面，两个小的为脐动脉，一个大的为脐静脉，呈"品"字形（图13-13）。与胎盘相连处为蒂部，与胎儿相连处为根部，蒂部应附着在胎盘的中央或偏中央部位，根部应与胎儿腹部正中相连。

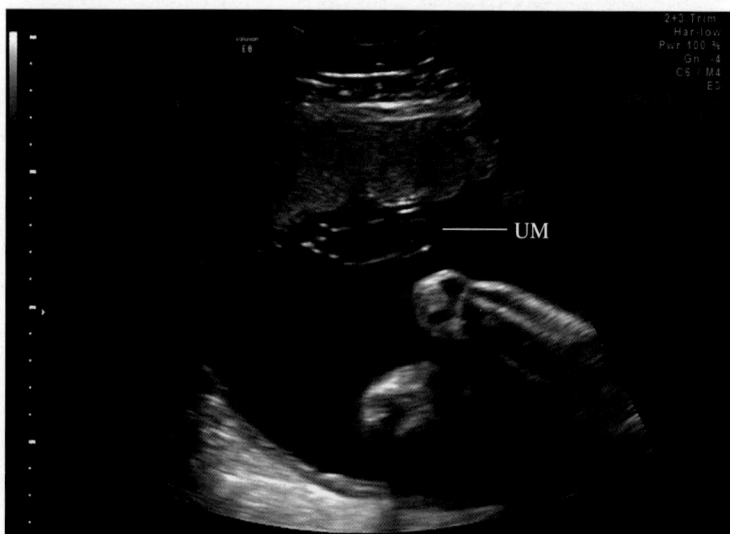

图13-12 纵切面显示脐带呈螺旋状
UM：脐带

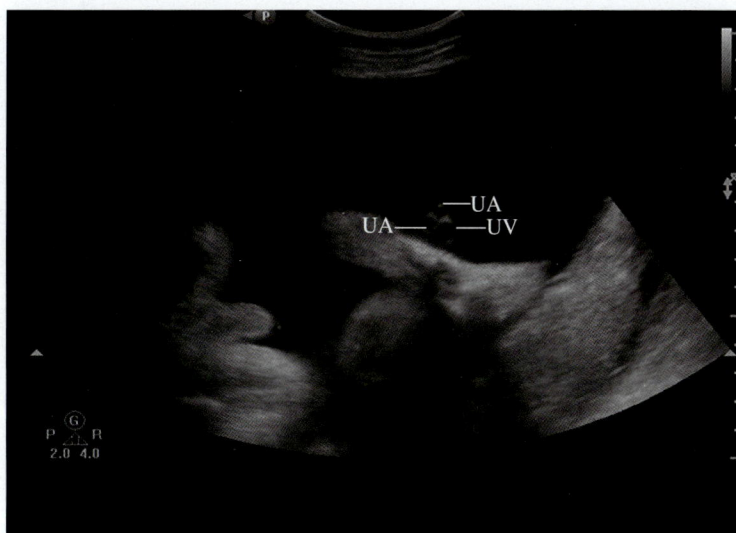

图 13-13 胎儿脐带横切面呈"品"字形
UA：脐动脉；UV：脐静脉

2. CDFI表现　能更清晰地显示脐动脉与脐静脉结构。由于两者血流方向相反，故呈现相互不同的颜色，显示为红、蓝、蓝，或蓝、红、红的三血管螺旋状排列（图 13-14）。

3. 频谱多普勒表现　孕早期只可测到脐动脉收缩期血流信号。孕中期可测到脐动脉与脐静脉的血流速度。在中晚期妊娠，可用脐动脉的多普勒血流参数来评估胎盘循环（图 13-15）。脐动脉的阻力指数（RI）、收缩期最大血流速度（S）与舒张期血流速度（D）的比值均是用来反映胎盘的血管阻力，正常情况下S/D、RI是随孕增大而降低的。通常晚孕期S/D比值低于2.5，异常的脐动脉多普勒血流参数常与胎儿宫内生长迟缓（intrauterine growth restriction，IUGR）、先兆子痫、羊水过少、小于7分的5分钟Apgar评分有关，需要新生儿监护。

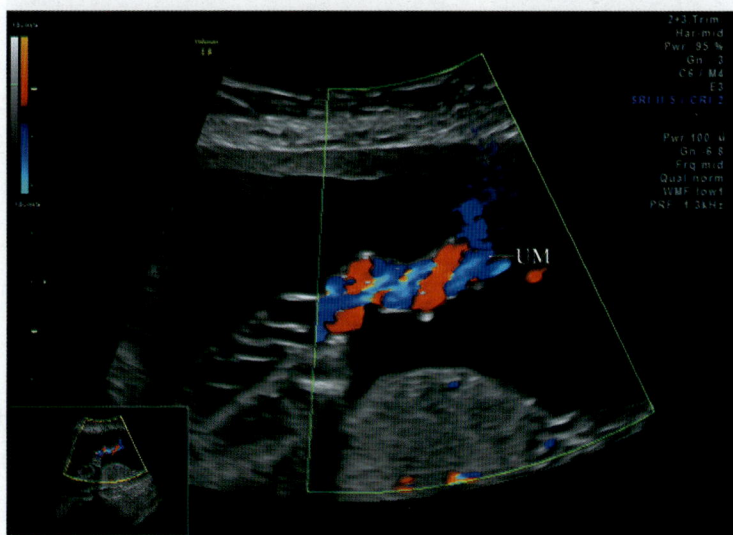

图 13-14 彩色多普勒显示胎儿脐带
UM：脐带

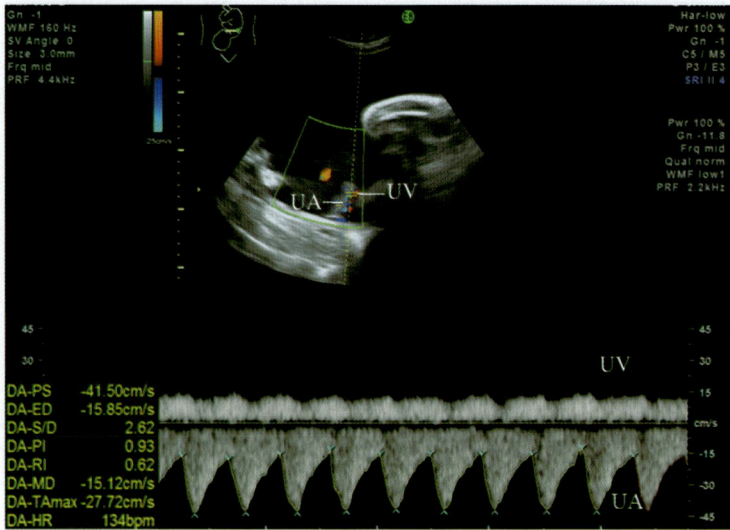

图 13-15　妊娠 32 周，胎儿脐动脉血流频谱
UA：脐动脉；UV：脐静脉

4. 三维超声表现　彩色多普勒血流显像或彩色多普勒能量图与三维超声成像相结合，可直观显示脐带的走行和分布。可显示的血管段更长（图 13-16）。

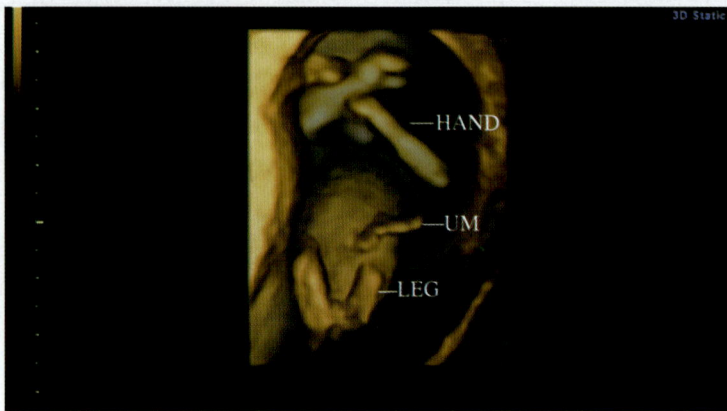

图 13-16　脐带三维声像图
HAND：手；UM：脐带；LEG：腿

（三）羊水

羊水（amniotic fluid）呈无回声液性暗区，胎儿及脐带位于其中。足月妊娠有时羊水内见少量点状浮动回声，可能是胎体脱落的皮脂、上皮细胞的回声。随着妊娠的进展，羊膜腔内的羊水越来越多。妊娠 10 周时，约 30 ml；20 周时，约 350 ml；36~38 周时，1000~1500 ml。以后又渐渐减少，40 周时，500~1000 ml。临床上，羊水量 500~2000 ml 为正常。但产前较难准确估测羊水量。超声判断羊水量主要有两种方法：

（1）羊水最大深度（单位：cm）　寻找宫腔内羊水最大暗区，暗区内不能有肢体或脐带，测量此暗区的垂直深度。最大深度≤2.0 cm为羊水过少，≥8.0 cm为羊水过多。

（2）羊水指数（amniotic fluid index, AFI）（单位：cm）　以母体脐部为中心，划分出左上、左下、右上、右下四个象限，分别测量四个象限内羊水池的最大深度，四个测值之和为羊水指数。羊水指数对晚期妊娠羊水过多和正常羊水量的测定是比较可靠的，而对诊断羊水过少是不准确的。

AFI正常范围：10~20 cm。

在孕37周前AFI≤8 cm，或孕37周后AFI≤5 cm，为羊水过少。

在孕37周前AFI≥24 cm，或孕37周后AFI≥20 cm，为羊水过多。

羊水测量时，需注意以下几点：①测量羊水的深度，探头应垂直于水平面，而不是垂直于孕妇的腹壁；②测量的羊水暗区内不能包括肢体或脐带；③全面观察羊水分布的宽度比单独测量羊水的最大深度更客观；④当可疑羊水过多或过少时，应用AFI测量来估计羊水量更客观；⑤在胎儿相对固定不活动时，羊水池深度也固定，测量值较准确；在胎动频繁时测量羊水深度，不可避免地会造成重复测量或遗漏测量。

第三节　胎盘异常

一、前置胎盘

正常情况下，胎盘附着于子宫体部的后壁、前壁或侧壁。如果孕28周后胎盘附着于子宫下段或覆盖在子宫颈内口，位置低于胎儿的先露部，称为前置胎盘（placenta previa）。前置胎盘是妊娠晚期出血的主要原因之一，如处理不当，能危及母儿生命安全。国内外文献报道，在所有妊娠中，晚期前置胎盘的发生率为0.5%~1%，在高龄孕妇、多胎妊娠及既往有剖宫产或流产史者，其发生率则明显增高。

【病理改变】

前置胎盘有完全性、部分性、边缘性和低置四种（图13-17）。完全性前置胎盘是指子宫颈内口全部被胎盘组织所覆盖；部分性前置胎盘是指子宫颈内口部分被胎盘组织所覆盖；边缘性前置胎盘是指胎盘附着于子宫下段，边缘刚达子宫颈内口但不超越宫颈内口；低置胎盘是指胎盘下缘距宫颈内口≤2 cm。

临床上，不同孕周胎盘位置与宫颈内口关系是变化的。早孕期胎盘面积相对很大，往往累及“子宫下段”。在中孕期（20周左右）被超声诊断前置胎盘及低置胎盘病例，到足月时期只有10%临床最终诊断为前置胎盘或低置胎盘。这种现象相当普遍，占人群的45%。原因是子宫峡部自中期妊娠起逐渐扩展成为子宫腔的一部分，至妊娠末期子宫峡部被拉长，形成子宫下段，胎盘位置相对上移，由原来的“前置胎盘”或“低置胎盘”变成正常位置的胎盘，这一现象称为“胎盘的移行”（placenta migration）。因此，中期妊娠疑有前置胎盘或低置胎盘者，在晚期妊娠一定要复查，明确是否为真正的前置或低置胎盘。妊娠末期子宫峡部形成子宫下段并被拉长，前置胎盘时附着于子宫下段或宫颈内口的胎盘不能相应地伸展，该处的胎盘从其附着处剥离，出现阴道流血。

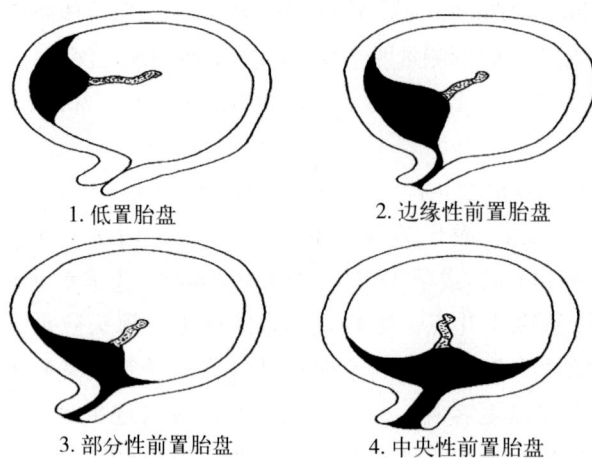

1. 低置胎盘   2. 边缘性前置胎盘

3. 部分性前置胎盘   4. 中央性前置胎盘

图 13-17 前置胎盘的病理分型模式图

【超声表现】

（1）完全性前置胎盘 纵向扫查时，可见胎盘完全附于宫颈内口，胎头强回声环与宫颈内口之间全部为胎盘的回声所填满。横向扫查时，可见子宫下段的前壁和后壁均附有胎盘（图13-18）。

（2）部分性前置胎盘 宫颈内口部分为胎盘组织回声所覆盖，胎头强回声环与绒毛膜板之间常存在羊水无回声区（图13-19）。

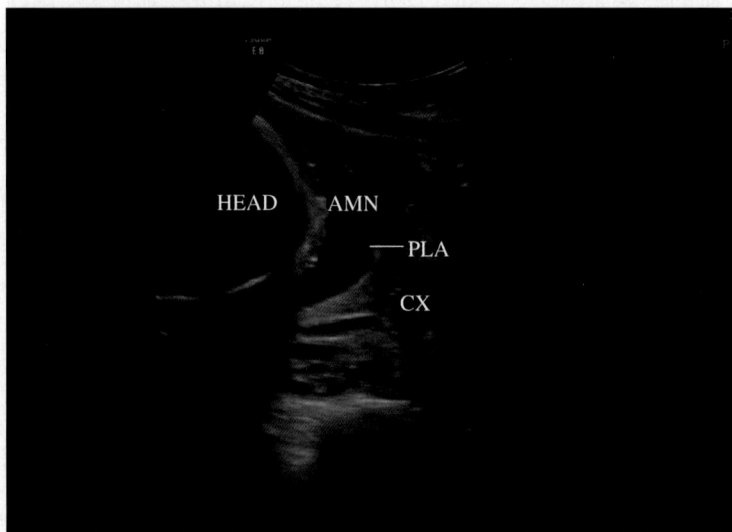

图 13-18 完全性前置胎盘

纵切面显示完全性前置胎盘。HEAD：胎头；AMN：羊水；PLA：胎盘；CX：宫颈

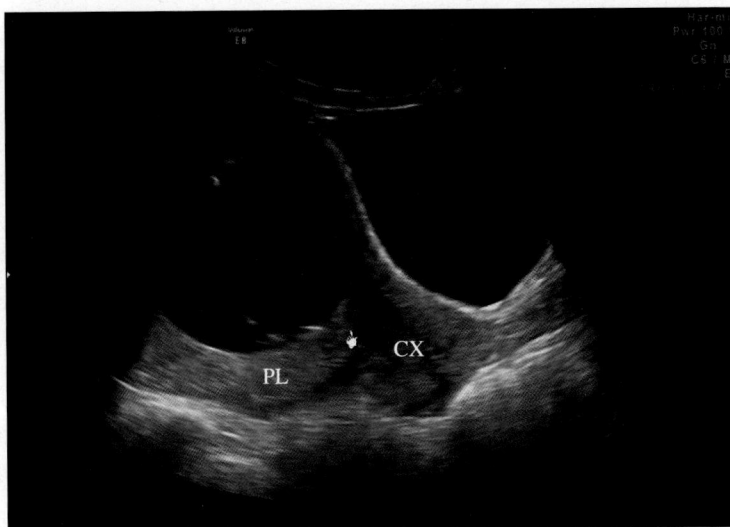

图 13-19 部分性前置胎盘
PL：胎盘；CX：宫颈

（3）边缘性前置胎盘 胎盘下缘紧靠宫颈内口的边缘，并未覆盖子宫内口。

（4）低置胎盘 胎盘下缘距离宫颈内口 2 cm 以内，经腹部超声常显示先露部与骶骨岬距离及先露与膀胱壁之间距离增大（＞1.6 cm）（图 13-20）。

扫查途径可经腹部、经阴道或会阴。经阴道超声由于其分辨力高以及离宫颈内口近，图像质量好，可准确地诊断前置胎盘。如果存在阴道壁水肿、胎膜早破及阴道出血较多等情况，可采取经会阴超声检查，因其可避免胎儿颅骨声影的干扰，较好地显示胎盘下缘与宫颈内口的关系，较经腹部超声诊断前置胎盘更准确。

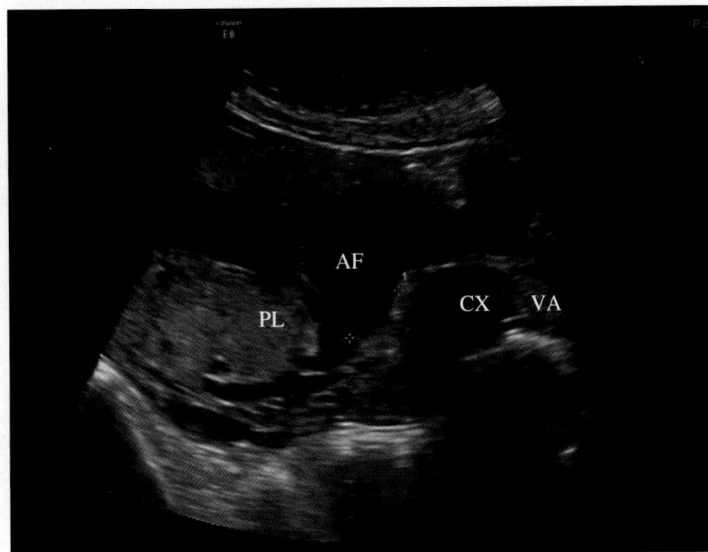

图 13-20 低置胎盘
胎盘下缘距离宫颈内口＜2 cm。PL：胎盘；AF：羊水；
CX：宫颈；VA：阴道

【操作技巧】

(1) 膀胱应适度充盈，若充盈过度，将造成宫颈内口上移假象，出现前置胎盘的假阳性。

(2) 侧壁胎盘易产生前置胎盘的假阳性，此时应采取经过宫颈内口的正中矢状切面以避免误诊。

(3) 子宫下段局限性收缩使该处肌壁明显增厚并向羊膜腔内突出，易产生宫颈内口上移的假象，或将收缩子宫肌壁误认为胎盘实质回声，从而产生前置胎盘的假阳性诊断。应注意观察该回声是否与胎盘下缘实质回声相延续，并将其与胎盘实质回声进行仔细比较，或间隔半小时待子宫收缩波消失后再次检查来确定。

(4) 胎盘附着于子宫后壁，因胎先露部遮住胎盘回声，经腹部超声不能充分显示胎盘与宫颈内口的关系，容易漏诊前置胎盘。此时应将孕妇臀部垫高，在腹部用手向上轻推胎先露，使后壁胎盘在羊水的衬托下显示清楚，或采取经会阴或经阴道超声扫查以免漏诊。

总之，前置胎盘的正确诊断要求了解宫颈内口与胎盘的关系，而且要注意随诊断时期不同二者关系会发生变化的情况，因此前置胎盘应以最后一次超声检查结果为准。

【预后】

前置胎盘处理不当，可引起产前大出血、胎儿窘迫、早产，甚至可能引起围生儿死亡、产妇休克、羊水栓塞。由于子宫下段蜕膜发育较差，位于子宫下段的前置胎盘易发生胎盘植入，使产后胎盘剥离不全而发生产后大出血。另外，产后也可因子宫下段收缩不良、胎盘剥离面血窦不易关闭，而发生产后出血。而且前置胎盘的剥离面接近宫颈内口，细菌易侵入胎盘剥离面，加上孕妇贫血、体质虚弱，容易发生感染。故一旦诊断前置胎盘，尤其是完全性前置胎盘，应在临床密切监护下等待胎儿成熟或更近足月时择期剖腹产。等待过程中一旦发生出血，应根据具体出血量等情况决定分娩时间，要注意以孕妇安全为主，尽量兼顾胎儿。

二、胎盘植入

植入性胎盘 (placenta accreta) 是指胎盘附着异常，表现为胎盘绒毛异常植入到子宫肌层。植入的基本原因是蜕膜基底层的缺乏，蜕膜部分或完全由疏松结缔组织替代。如果种种原因造成子宫蜕膜发育不良，如以往刮宫、剖腹产、经宫腔肌瘤剥除术内膜存在瘢痕，再次妊娠时，胎盘附着在子宫内膜受损或蜕膜发育不良的部位，绒毛便可侵蚀植入到子宫肌层。目前剖腹产率的上升增加了子宫瘢痕的上升几率，植入性胎盘的发生率也随之上升。前置胎盘、高龄孕妇及多产妇也可能是相对较易发生植入性胎盘的人群。

【病理改变】

病理上，胎盘植入肌层的程度常不一致。根据植入程度，胎盘植入通常分为三种类型（图13-21）：

(1) 植入较浅胎盘仅与宫壁肌层接触，又称胎盘愈着或胎盘粘连。

(2) 植入较深胎盘绒毛深达深部肌层，又称胎盘植入。

(3) 植入更深者胎盘绒毛穿透宫壁肌层、浆膜层，常侵入膀胱或直肠，又称胎盘穿透。

产前超声检查尚难以明确区分这三种类型的胎盘植入，通常需要经产后组织病理检查才能明确区分。

另外根据胎盘绒毛植入子宫的面积又可将其分为完全性与部分性两种：完全性植入胎盘是指整个胎盘母体面的绒毛都植入子宫肌层；部分性植入胎盘指部分绒毛植入子宫肌层，如剖腹产瘢痕处的胎盘绒毛植入。完全性者不出血，而部分性者反而出血多。

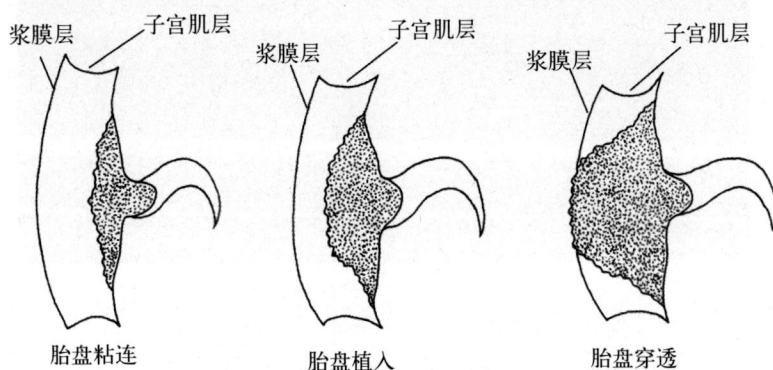

图 13-21　胎盘植入模式图

【超声表现】

正常情况下，胎盘后方可显示无回声的胎盘后血管（主要是子宫静脉）、低回声的子宫肌层、强回声的蜕膜界面等，如果出现下述一项以上超声特征，即应警惕胎盘植入可能。

（1）前壁胎盘合并前置胎盘（绝大部分有剖腹产史），随着孕周的增加胎盘不会向上"移行"。

（2）胎盘增厚。

（3）胎盘内出现多个大小不一、形态不规则液性暗区，为胎盘内静脉池，常称为"胎盘陷窝"或"硬干酪"现象。

（4）胎盘后方子宫壁肌层低回声带（正常厚 1～2 cm）变薄或消失。观察这一现象时，需移动探头使声束与肌层切线相平行（图 13-22）。

（5）植入性胎盘穿透肌层达浆膜层，而植入部位又在子宫前壁膀胱后方时，与子宫相邻的膀胱浆膜层强回声带消失，且有不规则无回声结构突向膀胱。

（6）CDFI 见胎盘陷窝内血流丰富，呈漩涡状。胎盘周围血管分布明显增多，且粗而不规则。宫旁血管充盈，子宫动脉阻力降低。胎盘后方子宫肌层内弓状动脉血流中断、消失，或呈不规则血管团。

【操作技巧】

关键在于仔细观察胎盘后方子宫肌层回声及厚度的变化，因胎盘的血流信号比子宫肌壁丰富，可以用彩色多普勒超声帮助区分胎盘植入的深度。

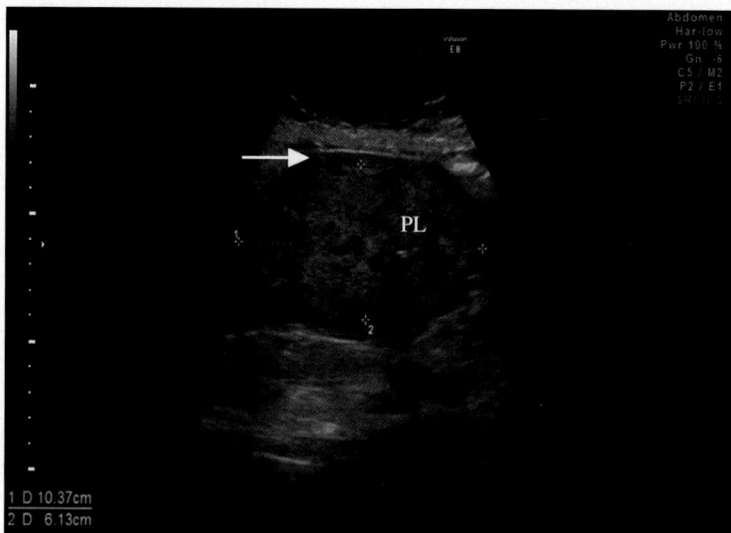

图 13-22　植入胎盘声像图

其后方子宫肌层（↑）明显变薄。PL：胎盘

【预后】

　　胎盘植入的主要并发症是胎儿分娩后胎盘难以剥离，引起威胁孕妇生命的产后出血，常须行子宫切除才能止血，本病也是孕产妇死亡的主要原因。若不及时行子宫切除及配合其他抢救措施，可很快发生弥散性血管内凝血（disseminated intravascular coagulation, DIC），甚至导致产妇死亡。因此，产前做出诊断非常重要。

三、胎盘血管瘤

　　胎盘血管瘤又称胎盘绒毛膜血管瘤（chorioangioma of palcenta），是胎盘非滋养细胞肿瘤中最多见的良性肿瘤，是胎盘内的血管畸形，起源于绒毛间胚叶组织或绒毛血管母细胞组织，形成肿瘤样结构。发病率为 0.01%~1.3%。

【病理改变】

　　胎盘血管瘤系发生在绒毛膜血管的良性肿瘤，由微小血管和纤维结缔组织构成，根据两者比例不同，分为血管瘤型、细胞型及退化型。胎盘血管瘤可以生长在胎盘的任何部位，但大多生长在胎盘子面，也有位于胎盘母面，多为单个，较少生长在胎盘实质内。肿瘤大小不一，差异很大。

【超声表现】

　　（1）超声检查可见胎盘胎儿面或母体面或胎盘边缘出现圆形或类圆形包块，边界清楚，位置通常邻近脐带入口。有包膜，边界清晰，回声大多低于胎盘，强回声较少见，含网状或条索状回声（图 13-23）。

　　（2）CDFI 见肿瘤内部血流丰富，可显示肿瘤内有高速或低速血流（图 13-24）。

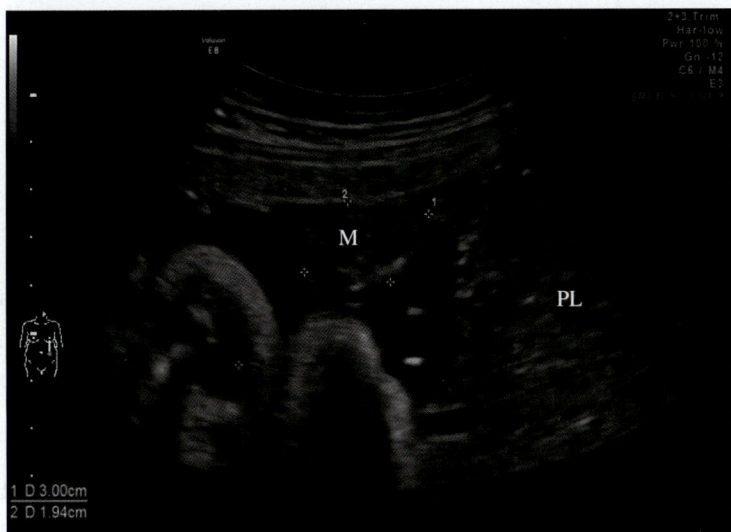

图 13-23　胎盘血管瘤二维声像图

M：胎盘血管瘤；PL：胎盘

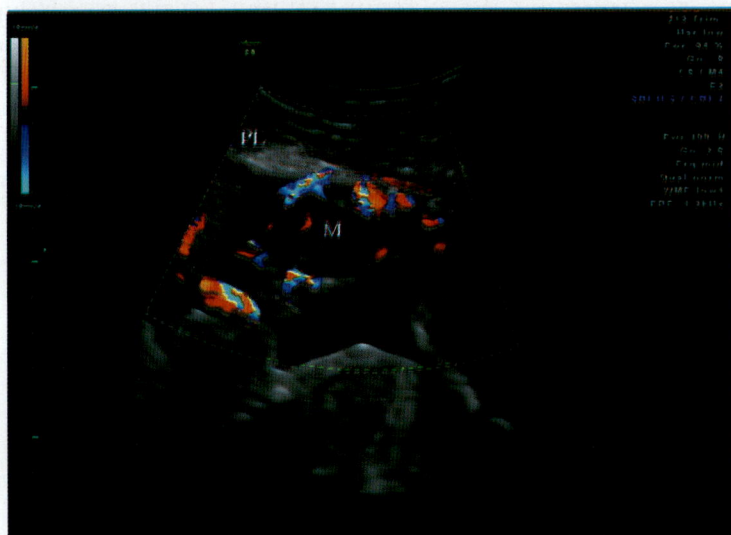

图 13-24　胎盘血管瘤彩色多普勒血流显像

PL：胎盘；M：胎盘血管瘤

（3）肿块较大者（≥5 cm），常合并羊水过多及胎儿宫内生长迟缓，须 2～3 周追踪观察 1 次。

【操作技巧】

彩色多普勒超声的应用对诊断胎盘血管瘤意义重大。

【预后】

胎盘血管瘤对妊娠结局的影响，主要取决于母子并发症及严重程度，而这些又与肿瘤的大小、生长部位及生长速度有关。

（1）肿瘤较大者，大多有羊水过多或围产儿预后不良。

（2）较大的胎盘血管瘤有破裂的可能，尽管发生率低，但可致胎儿死亡。

（3）生长在脐带处的胎盘血管瘤可导致脐血管的狭窄而致胎儿窘迫等。

四、胎盘早剥

胎盘早剥（placental abruption）是指正常位置的胎盘在胎儿娩出前部分或全部从子宫壁剥离，是妊娠晚期的一种严重并发症，往往起病急、进展快。通常有腹痛、阴道流血、子宫张力高等临产表现。国内报道，胎盘早剥的发生率为1/47~1/217，国外报道的发生率为1/55~1/150。

【病理改变】

胎盘早剥的主要变化是底蜕膜层出血，形成血肿，胎盘自宫壁剥离。若剥离面积小，血液很快凝固，可能不再继续出血。若剥离面积大，出血不止，血肿可能不断增大，进而使胎盘剥离面积继续扩大。

1. 胎盘早剥根据出血去向可分为显性、隐性及混合性三种类型（图13-25）。

（1）显性剥离　胎盘剥离所出血液经宫颈阴道向外流出，呈显性剥离或外出血，胎盘后方无明显血肿或血肿较小。

（2）隐性剥离　如果胎盘剥离后所出血液积聚在胎盘与子宫壁之间，无明显阴道流血，即为隐性剥离。

（3）混合性剥离　当出血到一定程度时，血液冲开胎盘边缘与胎膜而外流，此时既有阴道流血又有胎盘后较大血肿，形成混合性出血即混合性剥离。

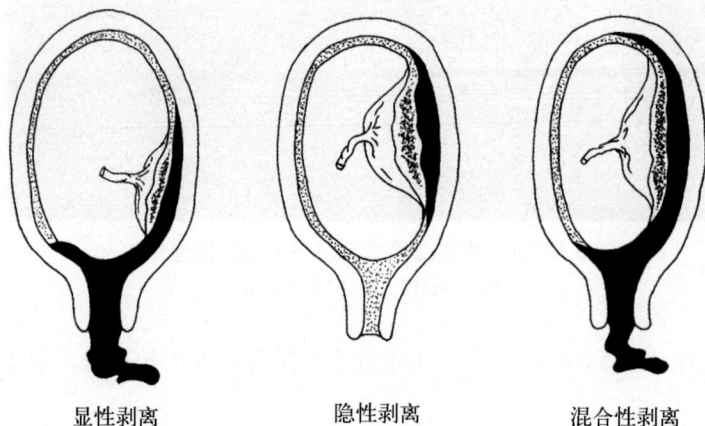

显性剥离　　　　　隐性剥离　　　　　混合性剥离

图13-25　胎盘早剥模式图

2. 根据出血程度分为轻型和重型两种类型。

（1）轻型　以外出血为主，一般胎盘剥离面积不超过胎盘的1/3，多见于分娩期。

（2）重型　以隐性出血和混合性出血为主，胎盘剥离面超过胎盘的1/3，同时在胎盘与子宫壁之间有较大的血肿，多见于重度妊娠高血压病。严重的胎盘早剥可引发子宫胎盘卒中、凝血功能障碍和 DIC 等。

【超声表现】

目前超声检查是惟一评估胎盘早剥准确实用的方法。

1.隐性剥离　受剥离部位积聚血液的影响，剥离区的胎盘增厚，向羊膜腔方向膨出，胎盘厚度 > 5 cm（图 13-26，图 13-27）。胎盘与子宫壁之间形成的血肿随胎盘剥离出血时间的不同而表现为多种形式的声像图：

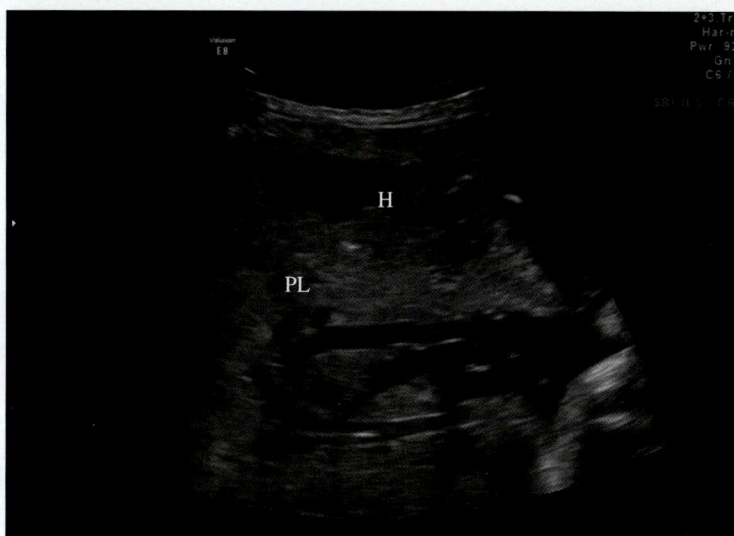

图 13-26　胎盘早剥

二维声像图显示胎盘与子宫壁间形成血肿。PL：胎盘；H：血肿

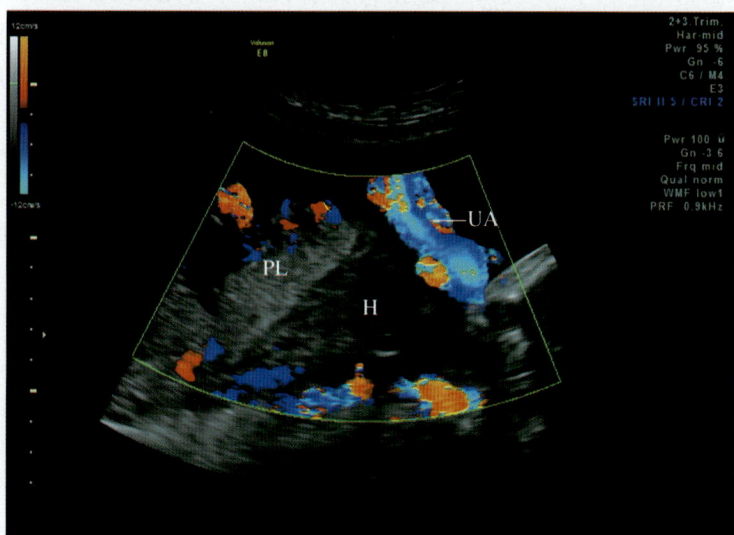

图 13-27　胎盘早剥

CDFI 显示胎盘早剥，胎盘后血肿无血流信号。UA：脐动脉；

PL：胎盘；H：血肿

（1）急性期10～48 h包块内部呈较为均匀的强回声。

（2）剥离出血后3～7天包块为等回声。

（3）1～2周后变为内部夹有强回声团的无回声。

（4）2周后血块的一部分变为无回声，此时较易识别胎盘与血肿分界线。随着孕周的增加，无回声区将渐渐缩小。

2. 显性剥离　显性剥离时胎盘后方无血液积聚，胎盘形态无变化，超声难以诊断。如血液破入羊膜腔，羊水内透声差，可见漂浮的低回声点或团块。如果剥离面积过大，可能出现胎心减慢甚至胎死宫内。

【操作技巧】

诊断胎盘早剥及其所形成的血肿时，要注意彩色多普勒超声的应用，血肿无血流信号，可以与胎盘其他肿块进行区别。另外，在严密监视的短时间内血肿很可能进行性增大，因此，动态观察也很有意义。

【预后】

本病预后取决于早剥的严重程度及孕周。轻型患者又已足月或是近足月，短时间内结束分娩，一般母子预后都较好。重型患者若抢救不及时，极易发生胎儿死亡，甚至危及母体。

五、轮状胎盘

轮状胎盘（circumvallate placenta）是胎盘形状发育异常，指胎盘的胎儿面中心内凹，周围环绕增厚的环。轮状胎盘的发生率不到1/6000。

【病理改变】

轮状胎盘的胎儿面中心内凹，周围环绕增厚的灰白色环，环是由于双折的羊膜和绒毛膜构成的，其间有退化的蜕膜及纤维。在环内，胎儿面为常见的外形，并附着于脐带上，可见到有大血管中断于环的边缘。卷起增厚的羊膜绒毛组织常合并胎盘出血和梗死。轮状胎盘分为完全型与部分型，区别在于是否形成完整的胎盘组织环。

【超声表现】

轮状胎盘的特征性声像图改变为胎盘边缘呈环状或片状突向羊膜腔，内部回声与胎盘实质回声相似，有出血或梗死者，内部可出现无回声或低回声区（图13-28）。

【操作技巧】

超声扫查时探头要对胎盘做放射状全面检查，有些情况（如后壁胎盘），由于胎体的影响，可能造成漏诊。

【预后】

部分型轮状胎盘不引起任何胎儿异常，而完全型轮状胎盘与胎盘早剥、早产、IUGR、胎儿畸形、围生儿死亡率增高有关。

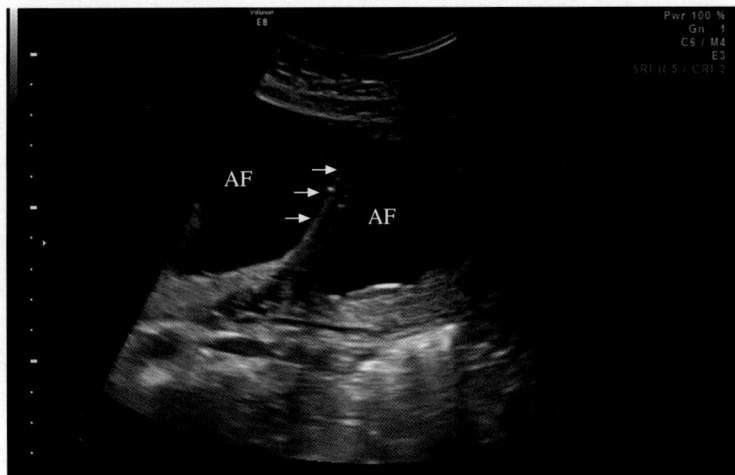

图 13-28　轮状胎盘

胎盘呈片状凸向羊膜腔（↑）。AF：羊水

六、帆状胎盘

帆状胎盘是指脐带附着于胎膜，血管经胎膜做扇形分布进入胎盘。在双胎中的发生率比单胎高 9 倍，而且此胎盘对母体本身无影响，主要是对胎儿的影响比较大，容易造成胎儿死亡。

【病理改变】

胎儿若蒂部附着在胎膜上，脐带血管通过羊膜与绒毛膜之间进入胎盘则为脐带帆状附着，这种胎盘即称为帆状胎盘，其脐带入口在胎盘边缘以外的游离胎膜内，称帆状脐带入口。由于膜内脐血管无华通胶保护，易并发脐带血管破裂和栓塞。存在帆状脐带入口的胎儿还可能并发 IUGR，特别是单绒毛膜双胎妊娠之一胎儿，如果出现此种情况，可因血液供应减少导致一胎 IUGR。此外，帆状脐带入口常发生血管前置。

【超声表现】

（1）仔细扫查整个胎盘的胎儿面，可见脐带附着于胎膜上 。

（2）CDFI 可见呈网络状分布的血流信号由脐带附着处向胎盘实质延伸（图 13-29）。

（3）帆状胎盘合并血管前置时，声像图上除可见脐带附着胎膜外，还可于宫颈内口处见一条带状低回声区，周围没有胎盘组织回声，孕妇改变体位，其位置不变，CDFI 可见其内有血流信号。

【操作技巧】

如果超声显示帆状胎盘脐带入口位于胎盘下段，则应警惕有无血管前置，注意这些扇形分布的胎膜血管是否位于宫颈内口上方。

【预后】

帆状胎盘若合并血管前置，应引起高度重视，因为血管前置是胎儿潜在的灾难，破膜以后，覆盖在宫颈内口的血管易破裂，使胎儿迅速失血和死亡。即使不破裂，前置的血管可能在分娩过程被胎先露压迫，导致循环受阻而发生胎儿窘迫，甚至胎儿死亡。

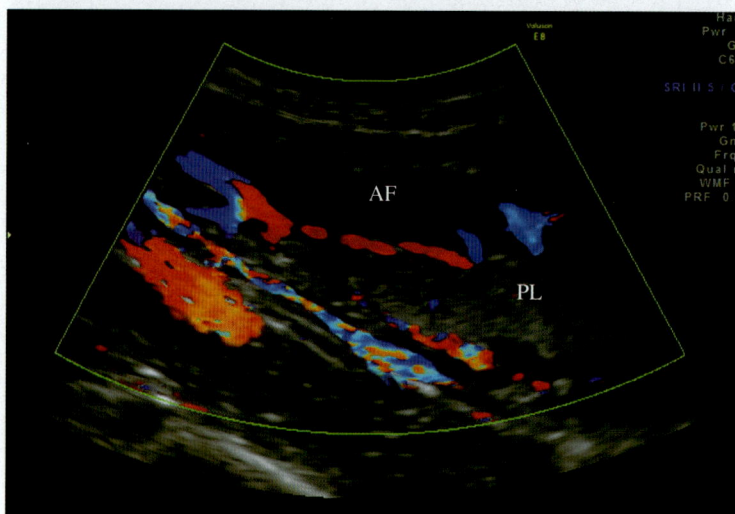

图 13- 29　帆状胎盘

CDFI 显示帆状胎盘。AF：羊水；PL：胎盘

七、膜状胎盘

膜状胎盘是胎膜几乎全部被功能性绒毛所覆盖，胎盘发育像一薄膜样结构，厚度仅有1～2 cm，占据整个绒毛膜的周边。发生率约为1/3000。膜状胎盘与前置胎盘及胎盘早剥的发生率增加有关。而且在分娩后，胎盘可能不容易分离，似中央性前置胎盘样出血，当出血不能得到有效控制时，须行子宫切除术。

超声显示胎盘覆盖面积广泛，可占据宫腔壁2/3以上，几乎所有子宫壁表面均有胎盘组织覆盖，且胎盘极薄，厚仅1～2 cm（图 13-30）。扫查时应注意有无前置胎盘。

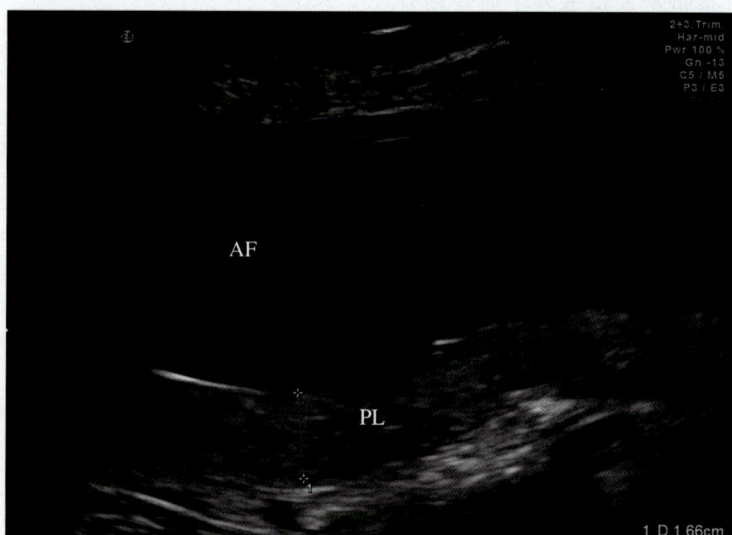

图 13-30　膜状胎盘

胎盘明显变薄，厚度仅为1.66 cm。AF：羊水；PL：胎盘

八、胎盘过大

正常胎盘重量为胎儿体重的 1/6，重量约为 500 g。当胎盘重量超过 800g 称之为巨大胎盘。胎盘增厚通常分为两类：非均质型和均质型，前者通常见于水泡状胎块妊娠、三倍体、胎盘出血、间质发育不良等，后者见于糖尿病、贫血、水肿、感染（绒毛炎）、非整倍体、Rh 因子不合、ABO 血型不合等。

【超声表现】

(1) 胎盘厚度 >5 cm，分布范围可很广（图 13-31）。

(2) 胎儿被压向一个角落，胎儿活动受限，多有宫内发育迟缓。

(3) 胎盘内回声较疏松，回声较强，看不清正常胎盘应有的结构。

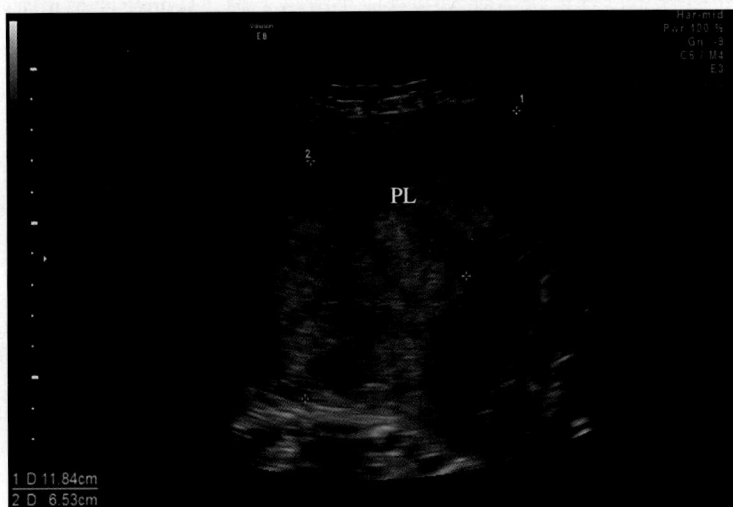

图 13-31　胎盘过大
胎盘厚度大于 5 cm。PL：胎盘

【操作技巧】

若胎盘黏附宫腔壁面积小，可能引起胎盘增厚现象，但围绕母体子宫表面行 360° 扫查后则能清楚显示胎盘是否肥厚。另外，当胎盘位于侧壁或宫底时胎盘可绕过侧壁或宫底，子宫前、后壁均有胎盘附着。这样，附于前壁的胎盘易显示，后壁部分胎盘则显示不良或困难，可能导致胎盘小的假象或者前壁与后壁均附着胎盘，因重叠显示胎盘特别厚，故在测量此种位置的胎盘时，应注意扫查角度，采用声束垂直于胎盘组织的切面进行测量，以免造成胎盘肥厚或胎盘小的假象。

第四节 脐带异常

一、边缘性脐带

7%的妊娠脐带入口为偏中央性（即位于胎盘边缘），如果脐带入口距离胎盘边缘在2 cm以内，即称为边缘性脐带。

【病因】

目前脐带附着异常的病因不明，国内外均有许多未经证实的假设或学说。Renirschke和Driscell认为，脐带附着的位置在胚胎发育早期可能正常，附着于血供丰富的底蜕膜，之后由于胎盘附着部位的子宫内膜发育不良，叶状绒毛膜为寻找血供丰富的部位单向生长，脐带"掉队"，同时由于附着部位营养不良导致绒毛膜萎缩变成平滑绒毛膜，从而使原来正常附着的脐带逐渐变为偏心至边缘甚至胎膜上。

【超声表现】

（1）超声检查只要有意识地去观察脐带入口，一般能显示。尤其前壁胎盘相对容易显示。

（2）只要显示脐带入口在距胎盘任何边缘2 cm以内，即可诊断边缘性脐带入口（图13-32，图13-33）。

【操作技巧】

有时胎盘表面的血管可能类似脐带入口，所以在扫查脐带入口时不仅应显示其在胎盘实质内部分，而且要用彩色多普勒超声追踪其进入羊水内的部分，如果脐带显示不清，可扫查整个子宫壁表面，或改变患者体位后再扫查，可能有帮助。

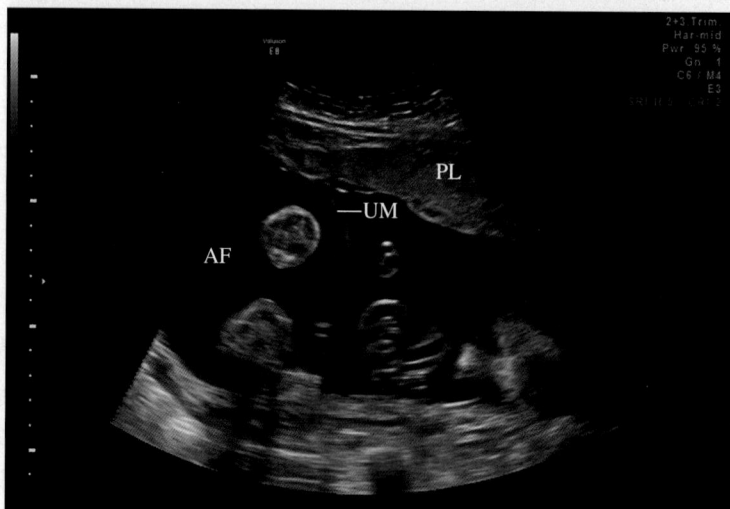

图13-32 边缘性脐带

脐带入口在胎盘边缘。AF：羊水；UM：脐带；PL：胎盘

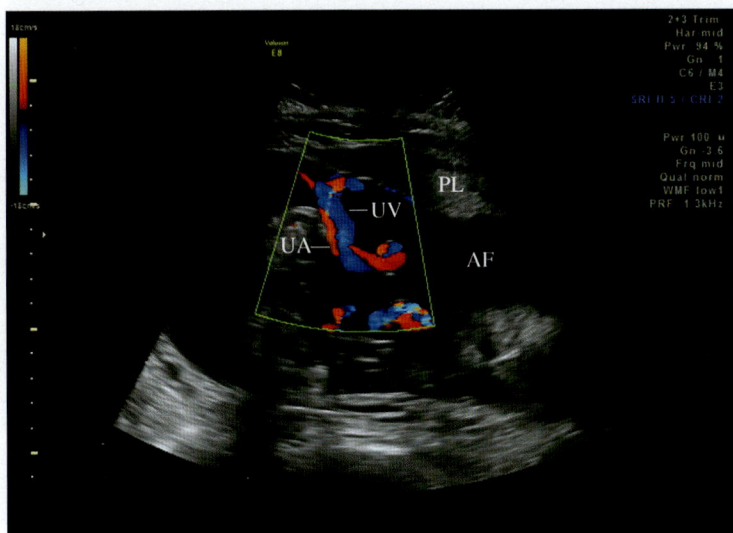

图 13-33　边缘性脐带

CDFI 显示边缘性脐带。AF：羊水；UA：脐动脉；UV：脐静脉；PL：胎盘

【预后】

边缘性脐带入口通常对母子无不良影响。

二、单脐动脉

单脐动脉（single umbilical artery, SUA）是指脐动脉只有一条，是脐带异常中最常见的一种。发生率约为1%，其中左侧缺失约占70%，右侧缺失约占30%。多胎较单胎发生率高。

【病理改变】

单脐动脉的病理机制可能是血栓形成导致最初的一根正常脐动脉萎缩所致，并非原始发育不全。有人发现，单脐动脉脐带内华通胶减少。单脐动脉可以是单发性的（58%~69%），但也可以合并其他部位的畸形（32%~42%）。合并畸形多为泌尿及心血管畸形，单脐动脉合并畸形的病例中染色体异常占23%，而且，大部分为左脐动脉缺失。但到目前为止，尚未发现单脐动脉与某种特定畸形存在明确的相关性。

【超声表现】

(1) 二维超声仅见一根脐动脉和一根脐静脉组成的"吕"字形结构（图 13-34）。

(2) 单脐动脉的管径稍宽，螺旋通常较正常脐带少，显得平直。

(3) CDFI 显示红－蓝两个圆形结构，频谱多普勒测定血管阻力与正常相似（图 13-35）。

【操作技巧】

由于脐动脉在进入胎盘前可能融合成一条脐动脉而形成脐带胎盘侧的正常变异，故单脐动脉应当在近胎儿侧确定诊断，如用CDFI在膀胱两侧壁只能显示一条血管则可确诊单脐动脉。另外，还应仔细扫查胎儿有无其他结构畸形或 IUGR。

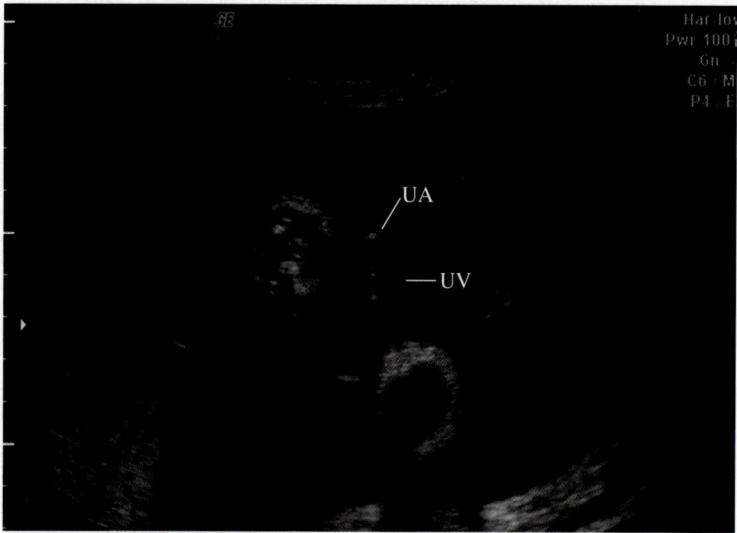

图 13-34　单脐动脉（横切面）

显示单脐动脉呈"吕"字形。UA：脐动脉；UV：脐静脉

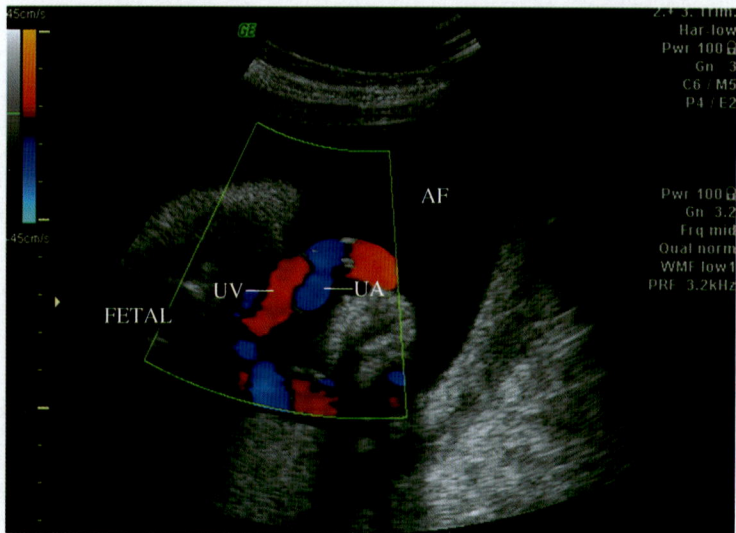

图 13-35　单脐动脉

CDFI 显示单脐动脉为红－蓝两血管的螺旋排列。AF：羊水；

UA：脐动脉；UV：脐静脉；FETAL：胎儿

【预后】

单发性单脐动脉预后很好；合并畸形者预后视畸形情况而定。合并畸形或见染色体异常标记（颈项透明层增厚、肠管强回声等），应建议抽羊水除外染色体异常。

三、脐带囊肿

脐带囊肿在早期妊娠时很可能是一种正常现象，大部分可自行消失，也可以持续存在整个妊娠期。然而在中晚期妊娠时脐带囊肿与胎儿畸形及非整倍体有关,有研究显示高达50%的病例存在脐带囊肿,因此如果于中晚期妊娠发现脐带囊肿宜行胎儿染色体检查,有研究发现囊肿持续存在者胎儿畸形的发生率较囊肿早期消失者明显增高。另外,囊肿位于脐带的胎儿端或胎盘端即囊肿位置相对脐带长轴呈偏心分布时,胎儿畸形的风险也明显增大。

【病理改变】

脐带囊肿分真性囊肿和假性囊肿两种,真性脐带囊肿囊壁有一层上皮细胞,包括脐肠系膜管或尿囊管。尿囊管囊肿是胚胎发育过程中,尿液聚集在尿囊内形成的囊肿,可与膀胱相通或不相通。脐肠系膜管或尿囊管囊肿发生在脐带的胎儿端,常合并胃肠道及泌尿生殖道畸形,这可能与它们存在胚胎发育上的联系有关,特别是尿囊管囊肿与脐膨出、开放性脐尿管有关。假性囊肿是指局部脐带增粗,呈囊肿样改变,无上皮覆盖,由于包绕脐带的华通胶局部水肿或局部蜕变形成的囊腔内黏液,较真性囊肿更常见,文献报道20%以上的脐带假囊肿合并染色体异常,其中尤以18 - 三体综合征为常见。

【超声表现】

(1) 脐带假性囊肿显示为局部脐带增粗,假性囊肿边界欠清晰、无张力,内有稀疏点状回声。

(2) 真性囊肿显示为脐带根部边界清晰,圆形或椭圆形,有一定张力的囊性无回声区,内部透声良好。与膀胱相通的尿囊囊肿会随膀胱的排空或充盈而缩小或增大,有时还能见到二者之间的交通通道(图13-36)。

(3) CDFI示囊肿内部无血流信号。

【预后】

发现有脐带假囊肿时,要特别仔细检查胎儿是否合并畸形,而对合并畸形者应进行染色体检查。通常,尿囊囊肿的预后均较好。

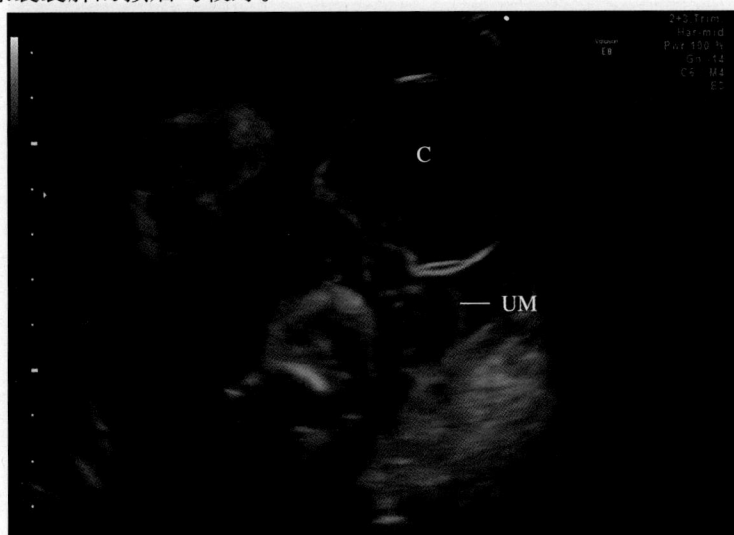

图13-36　脐带囊肿

胎儿脐带真性囊肿。C:囊肿;UM:脐带

第五节　羊水异常

一、羊水过多

凡在妊娠任何时期内羊水量超过2000 ml者，称为羊水过多（polyhydramnios）。凡可造成羊水产生过多或羊水吸收障碍的任何因素，都可导致羊水过多。包括消化道梗阻、口腔异常、中枢神经系统异常、肺部病变等。由于羊水过多的原因十分复杂，且大部分原因仍不明了，即特发性羊水过多约占 2/3。

羊水过多分慢性和急性两种，前者是指羊水量在中晚期妊娠即已超过2000 ml，呈缓慢增多趋势；后者指羊水量在数日内急剧增加而使子宫慢性膨胀。

【超声表现】

（1）声像图上可见大量无回声羊水显示，测量最大暗区深度（> 8 cm）或羊水指数大于正常值（孕37周前 AFI ≥ 24 cm，孕37周后 AFI ≥ 20 cm），见图 13-37。

（2）胎儿往往沉于羊水的底部且胎动频繁。

【操作技巧】

同羊水测量注意事项。

【预后】

围生儿的预后与羊水过多严重程度有关，尽管超声可以发现明显的胎儿结构异常，但是一些微小畸形或染色体异常超声仍难以发现，因此，当超声未发现严重结构畸形时，有羊水过多的胎儿，其预后仍应谨慎对待。如果发生早产、脐带脱垂及胎盘早剥，均可影响胎儿存活。羊水过多对母亲的威胁主要是胎盘早剥及产后出血，应尽可能防止这些并发症的发生。

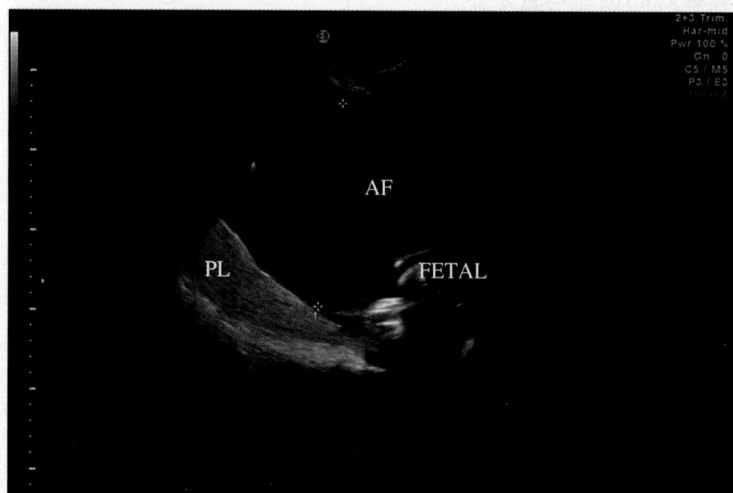

图 13-37　羊水过多

AF：羊水；PL：胎盘；FETAL：胎儿

二、羊水过少

羊水过少（oligohydramnios）通常是指妊娠足月时羊水量少于 300 ml。

研究发现，羊水过少与宫内缺氧、母体血容量减少及尿液生成减少有关。因此，凡能引起这三种情况出现的因素均可以导致羊水过少，如过期妊娠、胎儿泌尿系统畸形、肺发育不良、胎膜早破、药物等。

【超声表现】

（1）声像图显示羊水量少或无羊水，诊断方法与诊断羊水过多一样，即测量羊水指数、羊水最大深径。在孕 37 周前 AFI ≤ 8 cm，或孕 37 周后 AFI ≤ 5 cm，羊水最大深径 ≤ 2 cm 时为羊水过少（图 13-38）。

（2）严重羊水过少时，胎儿与胎盘、宫壁紧贴，体位强直且长期无改变，胎动极少或无胎动，姿势固定，且肢体明显聚拢。

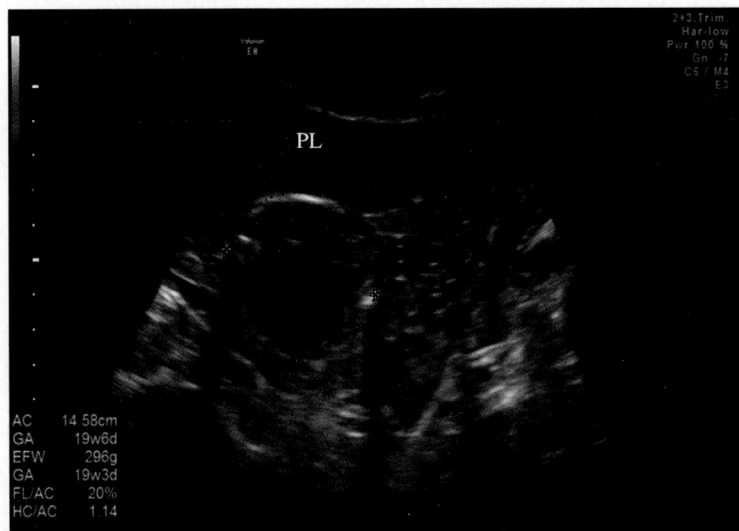

图 13-38　无羊水
妊娠 19 周 6 天，无羊水，胎儿紧贴胎盘（PL）

【操作技巧】

测量羊水时，不要将脐带无回声血管误认为羊水，彩色多普勒血流显像可以帮助区别。在无彩色多普勒超声仪的条件下，可提高增益，使脐带回声显示更加清楚，这样可避免将脐带误认为羊水而漏诊羊水过少。

【预后】

（1）羊水过少发生越早预后越差，产后新生儿常因肺发育不全、呼吸窘迫综合征而死亡。

（2）合并的畸形越严重，预后越差。

（3）合并严重宫内生长迟缓胎儿死亡率明显增高。

（4）胎膜早破有时细菌从破口进入羊膜腔引起宫腔感染。

（5）严重羊水过少胎儿在宫内长期受压，体位强直，可出现胎儿骨骼肢体的畸形，包括面部也可因受到挤压而出现特殊面容。

对尚未足月的胎儿可采取反复羊膜腔内注射生理盐水改善预后，但临床效果有限，仍处于实验阶段。

（孙立涛　郭振彬）

参 考 文 献

1　Yagel S, Silverman NH, Gembruch U. Fetal cardiology (second edition). Informa Healthcare, Inc. 2009.

2　Charles HR, Martin JW. Fetal medicine: basic science and clinical practice. Elsevier Health Sciences, 2008.

3　Dario P, Paolo V. Ultrasound of congenital fetal anomalies. CRC Press, 2007.

4　Kuldeep S.Ultrasound imaging of fetal anomalies. Jaypee Brothers Publishers, 2007 .

5　David AN, McGahan JP,Pretorius DH. Diagnostic imaging of fetal anomalies.Lippincott Williams & Wilkins, 2003.

6　Richard J, Bui TH. Textbook of fetal ultrasound. Informa Health Care, 1999，103-128.

7　Drose JA. Fetal echocardiography (second edition). Saunders, Elsevier Inc, 1998.

8　张桂珍，耿 斌. 实用胎儿超声心动图学. 北京: 中国医药科技出版社,2004.

9　李胜利. 胎儿畸形产前超声诊断学. 北京: 人民军医出版社，2004.

10　严英榴,杨秀雄,沈 理. 产前超声诊断学. 北京: 人民卫生出版社,2003.

11　邹仲之. 组织学与胚胎学（第五版 规划教材）. 北京: 人民卫生出版社，2002.

12　高英茂. 组织学与胚胎学（七年制规范化教材）. 北京: 人民卫生出版社，2001.

13　吴雅峰. 胎儿心血管超声诊断. 北京: 人民卫生出版社, 2001.

14　Kwak DW, Sohn YS, Kim SK, et al. Clinical experiences of fetal ovarian cyst: diagnosis and consequence. J Korean Med Sci, 2006, 21(4): 690-694.

15　Woodward PJ, Sohaeg R, Kennedy A, et al. From the archives of the AFIP: a comprehensive review of fetal tumors with pathologic correlation. Radiographics, 2005, 25(1):215-242.

16　Hedrick HL, Flake AW, Crombleholme TM, et al. Sacrococcygeal teratoma: prenatal assessment, fetal intervention, and outcome. Pediatr Surg, 2004, 39(3): 430-438.

17　Ghi T, Perolo A, Banzi C, et al. Two-dimensional ultrasound is accurate in the diagnosis of fetal craniofacialmal-formation.Ultrasound Obstet Gyneco 1, 2002, 19(6): 543-551.

18　Font GE , Solari M. Prenatal diagnosis of bowel obstruction initially manifested as isolated hyperechoic bowel . J Ultrasound Med ,1998 ,17 (11) :721-723.

19　Bermejo E, Martinez-Frias ML. Congenital eye malformation: clinical-epidemiological analysis of 1, 124, 654 consecutive births in Spain .Am J Med Genet，1998,75:497-504.

20　Rivera MJE , Leis MMT, Garcia-Cavazos RJ ,et al . Usefulness of ultrasonographic markers in chromosomal abnormalities. Gynecol Obstet Mex ,1997, 65 (4) :394-399.

21　StVil D , Shaw KS , Lallier M, et al . Chromosomal anomalies in new borns with omphalocele. J Pediatr Surg , 1996 ， 31 (6) :831-834.

22　Nyberg DA, Sichler GK, Hegge FN, et al. Fetal cleft lip with and without cleft palate: US classification and correlation with outcome. Radiology, 1995,195:677-684.

23　Rypens FF, Avni EF, Abehera MC, et al. Areas of increased echogenicity in the fetal abdomen: diagnosis and significance . Radiographics, 1995, 15: 1329-1344.

24　戴常平,伍颖恒. 86 例胎儿淋巴水囊瘤超声表现及预后分析. 中国妇幼保健, 2008, 23 (1): 60-61.

25　何晓红. 胎盘血管瘤的临床特点及病理分析. 中华妇产科杂志，2004, 39(4):227.

26　李胜利，欧阳淑媛，陈琮瑛，等. 胎儿颜面部的产前超声研究. 中华超声影像学杂志, 2003, 12(6): 355-358.

英汉词汇对照

A

abdominal circumference, AC	腹围
accessory placenta	副胎盘
adrenal gland	肾上腺
alveolar process	牙槽突
amniotic fluid	羊水
amniotic fluid index, AFI	羊水指数
anal atresia	肛门闭锁
anencephaly	无脑畸形
anomalous pulmonary venous drainage，APVD	肺静脉异位引流
anophthalmia	无眼畸形
arachnoid cyst	蛛网膜囊肿
arhinia	无鼻
atrial septal defect，ASD	房间隔缺损

B

bladder	膀胱
biparietal diameter，BPD	双顶径

C

cardiothoracic ratio	心胸比例
cavity of septum pellucidum, CSP	透明隔腔
cerebellomedullary cistern	小脑延髓池
cerebellum	小脑
chorioangioma of palcenta	胎盘血管瘤
circumvallate placenta	轮状胎盘
cleft lip，cleft palate	唇腭裂
coarctation of aorta，COA	主动脉缩窄
color Doppler flow imaging, CDFI	彩色多普勒血流显像
corpus callosum	胼胝体
crown-rump length，CRL	头臀长
cystic hygroma of the neck	颈部水囊状淋巴管瘤

D

diaphragm	膈肌
disseminated intravascular coagulation, DIC	弥散性血管内凝血
double outlet of right ventricle，DORV	右室双出口

duodenal atresia and stenosis　　　　　　　　十二指肠闭锁与狭窄

E

encephalocele　　　　　　　　脑膨出
endocardial cushion defect，ECD　　　　　　心内膜垫缺损
esophageal atresia　　　　　　食管闭锁

F

femur　　　　　　　　股骨
fertilization　　　　　　受精
fetal breathing movement, FBM　　　　　胎儿呼吸样运动
fetal cardiac tumor　　　　　胎儿心脏肿瘤
fetal intra-abdominal cyst　　　　胎儿腹腔内囊肿
fetal movement, FM　　　　胎动
fetal ovarian cyst　　　　胎儿卵巢囊肿
fibula　　　　　腓
foot　　　　　足

G

gallbladder　　　　　胆囊
gestational sac, GS　　　　妊娠囊
gyrus cinguli　　　　扣带回

H

hand　　　　　手
head circumfrence，HC　　　　头围
heart　　　　　心脏
hiccup　　　　　呃逆
holoprosencephaly　　　　前脑无裂畸形
humerus　　　　　肱骨
hydrocephalus　　　　脑积水
hypoplastic left heart syndrome，HLHS　　　左心发育不良综合征
hypoplastic right heart syndrome，HRHS　　右心发育不良综合征

I

intradecidual sign, IDS　　　　蜕膜内征
intrauterine growth restriction，IUGR　　　胎儿宫内生长迟缓

J

jejunal and ileal atresia　　　　空肠与回肠闭锁

K

kidney	肾

L

lung	肺脏

M

mandibular	下颌骨
maternal pool	胎盘静脉池
medullaoblongata	延髓
meningocele	脑膜膨出
micrognathia	小下颌畸形

N

neck transparent layer，NT	颈项透明层
non-septated hygromas	无分隔水囊瘤
nuchal translucency	颈后皮肤皱褶

O

oligohydramnios	羊水过少
oocyte	卵子

P

penis	阴茎
persistent truncus arteriosus，PTA	永存动脉干
placental abruption	胎盘早剥
placenta accreta	植入性胎盘
placenta migration	胎盘的移行
placenta previa	前置胎盘
plexus choroid	脉络丛
premaxillary protorusion	颌骨前突
proboscis	啄鼻
pulmonary valve stenosis，PS	肺动脉瓣狭窄

R

radius	桡骨

S

sacrococcygeal teratoma	骶尾部畸胎瘤
schizencephaly	脑裂畸形
scrotum	阴囊
septated cystic hygromas	有分隔水囊瘤
single atrim, SA	单心房
single umbilical artery, SUA	单脐动脉
single ventricular, SV	单心室
sperm	精子
spina bifida	脊柱裂
spine	脊柱
stomach	胃
swallowing movement	吞咽运动

T

telencephalon	端脑
testis	睾丸
tetralogy of Fallot, TOF	法洛四联症
thalamus	丘脑
tibia	胫骨
total anomalous pulmonary venous drainage, TAPVD	完全型肺静脉异位引流
transposition of the great arteries, TGA	完全性大动脉转位
tricuspid atresia, TA	三尖瓣闭锁

U

ulna	尺骨
umbilical artery	脐动脉
umbilical cord	脐带
umbilical vein	脐静脉
uterine shelf	宫腔粘连皱褶

V

venous duct	静脉导管
ventricular septal defect, VSD	室间隔缺损
ventriculomegaly	脑室扩张

Y

yolk sac ,YS	卵黄囊

图书在版编目(CIP)数据

胎儿畸形产前超声检查技术／田家玮，孙立涛主编.—北京：科学技术文献出版社，2011.2

ISBN 978-7-5023-6765-7

Ⅰ．①胎…　Ⅱ．①田…　②孙…　Ⅲ．①畸胎－超声波诊断　Ⅳ．①R714.53

中国版本图书馆 CIP 数据核字(2010)第 203505 号

出　版　者	科学技术文献出版社
地　　　址	北京市复兴路 15 号（中央电视台西侧）／100038
图书编务部电话	(010) 58882938, 58882087（传真）
图书发行部电话	(010) 58882866（传真）
邮购部电话	(010) 58882873
网　　　址	http://www.stdph.com
E-mail	stdph@istic.ac.cn
策　划　编　辑	刘新荣
责　任　编　辑	刘新荣
责　任　校　对	赵文珍
责　任　出　版	王杰馨
发　行　者	科学技术文献出版社发行　全国各地新华书店经销
印　刷　者	北京时尚印佳彩色印刷有限公司
版（印）次	2011 年 2 月第 1 版第 1 次印刷
开　　　本	787 × 1092　16 开
字　　　数	362 千
印　　　张	18
印　　　数	1~4000 册
定　　　价	108.00 元